Tarun Dhull
Virendra Rajpurohit
T Karthikeyan

Tratamento fisioterapêutico da dor não traumática do ombro

Tarun Dhull
Virendra Rajpurohit
T Karthikeyan

Tratamento fisioterapêutico da dor não traumática do ombro

Fisioterapia

Imprint

Any brand names and product names mentioned in this book are subject to trademark, brand or patent protection and are trademarks or registered trademarks of their respective holders. The use of brand names, product names, common names, trade names, product descriptions etc. even without a particular marking in this work is in no way to be construed to mean that such names may be regarded as unrestricted in respect of trademark and brand protection legislation and could thus be used by anyone.

Cover image: www.ingimage.com

This book is a translation from the original published under ISBN 978-620-6-77214-9.

Publisher:
Sciencia Scripts
is a trademark of
Dodo Books Indian Ocean Ltd. and OmniScriptum S.R.L publishing group

120 High Road, East Finchley, London, N2 9ED, United Kingdom
Str. Armeneasca 28/1, office 1, Chisinau MD-2012, Republic of Moldova, Europe
Printed at: see last page
ISBN: 978-620-7-95425-4

Conteúdo

Dr. Tarun Dhull, BPT, MPT, PhD (em curso)
Bolseiro de doutoramento
Escola Superior de Fisioterapia
Universidade Global Maharaj Vinayak,
Jaipur,
Rajasthan,
Índia
tarundhull@gmail.com
+91-8901468798

RECONHECIMENTO

Antes de mais, gostaria de agradecer a Deus Todo-Poderoso pela Sua orientação ao longo da minha carreira. Este projeto foi uma grande experiência de aprendizagem para mim.

É com imenso prazer que reconheço a minha profunda gratidão ao Prof. Guia é o Dr. Virendra Rajpurohit Guia e Dr. Mali Ram Sharma Diretor oficial, meu co-orientador académico e modelo a seguir Faculdade de Fisioterapia Maharaj Vinayak Global University, Jaipur, Rajasthan, Índia, pelo seu apoio atempado, orientação constante e encorajamento inabalável ao longo do meu estudo.

Os meus sinceros agradecimentos ao meu atual Chefe e Professor Associado do Departamento de Fisioterapia da Universidade de Gurugram, em Gurugram Haryana, Índia, que me inspirou e encorajou a dar um apoio constante para completar a minha tese em termos de recolha de dados e análise da tese.

Tenho o dever de agradecer sinceramente à minha querida esposa, Sra. Pooja Dhull, aos meus filhos, aos meus pais e à minha sogra pelo seu amor, apoio, motivação e orações que tornaram esta viagem abençoada.

Os meus agradecimentos especiais e sinceros aos meus sujeitos, pelo seu precioso tempo e apoio, sem os quais este estudo não poderia ter sido bem sucedido.

CAPÍTULO 1

INTRODUÇÃO

1.1 DOR

O sintoma de doença mais comum que nos acompanha desde tenra idade é a dor. Trata-se de um mecanismo de defesa que reage a estímulos nocivos no organismo. A dor é caracterizada como uma experiência subjectiva sensorial e emocional. Está relacionada com o relaxamento que invoca e está também centrada no estudo psicológico do fenómeno. Para cada pessoa, a dor é individual. Dependendo da relação entre a patologia e o corpo, a dor influencia a nossa perceção passada da dor e das perturbações psicossomáticas. A dor continua a ser uma experiência grosseira. A sensação de dor pode ser causada por uma inflamação do recetor da dor na pele, nas articulações e em vários órgãos internos. A causa da dor pode danificar tanto os nervos periféricos como o cérebro e a medula espinal do nosso sistema nervoso. Também pode haver dor nos tecidos, mas o doente reage a ela (dor psicogénica). O mecanismo da dor é um fenómeno complexo.

Nos seres humanos, a dor é uma questão importante que afecta a qualidade de vida. Num estudo realizado em 1995 por Harris e outros, dois terços (80 milhões) dos trabalhadores a tempo inteiro responderam que as suas condições eram dolorosas. A dor de cabeça, a dor no joelho, a dor no ombro e a dor no pescoço foram os tipos de dor mais comuns registados. A Pain International Association (1979) descreve a dor como "uma sensação sensorial e emocional desagradável associada a danos nos tecidos em circunstâncias reais ou possíveis". É uma experiência subjectiva, pessoal e comportamental afetada por factores físicos e psicossociais (Pope e outros 1980; Vass Eljen e outros 1995).

A perceção da dor depende da intensidade do estímulo, da sensibilidade individual e da tolerância à dor. Os estímulos mecânicos, térmicos ou químicos respondem aos receptores da dor. A ativação nociva destes receptores contribui para o processamento do sinal elétrico. As fibras nervosas levam este impulso para a coluna vertebral e para o córtex. Atualmente, sabe-se que estamos magoados por alguma coisa. A tristeza está correlacionada com as circunstâncias do corpo, não só na sua natureza somática, mas também multidimensional. Por isso, a sua experiência subjectiva, que é determinada pelo sistema nervoso central, também é importante para além do mecanismo fisiológico da dor. Inclui os aspectos mentais: a dor e a atitude do discurso da dor. Para compreender plenamente os princípios do tratamento da dor, é importante estudar a fisiologia da dor.

A dor é um fenómeno emocional e sensorial. A componente emocional varia de indivíduo para indivíduo e de tempos a tempos na mesma pessoa. Este facto deve ser tido em conta no tratamento da dor. Deve-se confiar no sofrimento do doente. O médico tem a responsabilidade de atenuar o seu sofrimento. A dor não aliviada pode também causar danos físicos. Em primeiro lugar, o espasmo muscular, a sensibilização e o recrutamento periférico e central e o espasmo muscular intensificam a experiência da dor. A dor aguda não aliviada pode levar a dor crónica e a alterações anatómicas e genéticas do sistema nervoso a longo prazo. O mais importante para as aplicações clínicas em termos de dor nociceptiva e neuropatia pode ser classificado de algumas formas. Para além do reconhecimento do tipo de dor, a dor também tem de ser quantificada. Estão disponíveis vários sistemas de rotulagem, como a escala numérica, mas há que ter em conta a pessoa que quantifica o seu sofrimento.

Síndrome da dor miofascial

"Myo" para músculo é um termo grego. "Fáscia" significa o revestimento exterior duro do músculo que o suporta. Dor miofascial é o termo que designa a dor muscular e a fáscia. Uma condição de dor crónica comum é a síndrome da dor miofascial. O termo "síndrome da dor miofascial" é utilizado para descrever um estado agudo ou crónico de dor que afecta os músculos esqueléticos e o tecido conjuntivo que os envolve. A presença de pontos-gatilho miofasciais (MTrPs) contribui para a dor miofascial. Os MTrPs são nódulos discretos, hiperirritáveis e duros numa faixa apertada de músculos esqueléticos sensíveis, palpáveis e fisicamente sensíveis. Um potencial traumatismo, lesão, uso repetitivo, tensão ou postura e hipertonia muscular associada ao desporto podem desenvolver pontos de gatilho miofasciais.

A dor espontânea no tecido circundante pode estar associada a MTrPs activos, o que também induz dor referenciada em áreas distantes do corpo. A compressão isquémica exacerba o desconforto identificável no doente e induz também sintomas espontâneos de tensão muscular, dor e fadiga no músculo.

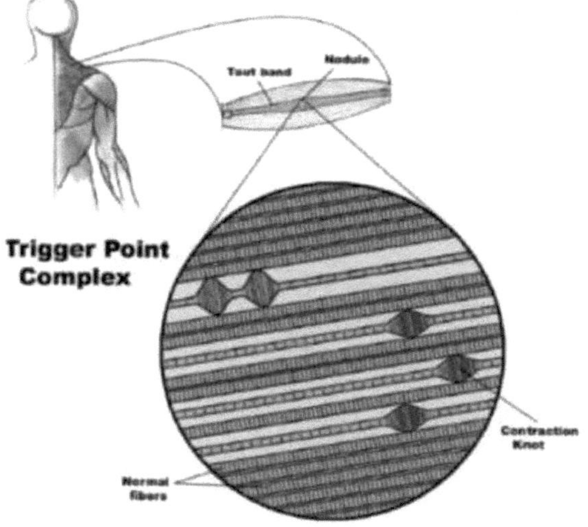

A dor miofascial (DMP) constitui a principal causa de desconforto, bem como a complicação de outras complicações, como uma falha na realização de uma cirurgia lombar, uma crise cervical, uma utilização excessiva ou uma síndrome de esforço repetitivo, para uma proporção significativa do espetro da dor, tanto aguda como crónica. A MPS é uma forma muito diferente de dor muscular e não é um tubo confundido com fibromialgia. Após uma lesão, é normal que surja a chamada dor nos tecidos moles. A MPS pode ser intermitente e moderada, ou enfraquecedora, ou totalmente incapacitante. Pode ser aguda, mas mesmo que se prolongue por anos, pode ser tratada eficazmente.

Os MTrP latentes são definidos como nódulos detectáveis manualmente que não causam sintomas, exceto dor local ao longo do nó durante a compressão química do MTrP. Os PTM activos e latentes estão também associados a desconforto, fadiga muscular, rigidez dos músculos, disfunção muscular e restrição da mobilidade (ADM) e disfunção autónoma. Os PTM latentes provocam menos sintomas.

As síndromes de dor associadas a pontos de ativação miofasciais individuais foram bem identificadas.

As interações dos pontos-gatilho miofasciais musculares individuais e a interação dos pontos-gatilho
miofasciais
em grupos musculares funcionais causam síndromes de dor geográficas e comuns, em particular nos casos crónicos. As sequências posturais significativas das unidades musculares defeituosas dos pontos-gatilho miofasciais influenciam a distribuição global e a propagação da dor e devem ser compreendidas para que o tratamento seja bem sucedido. Por exemplo, uma postura redonda, com a cabeça virada para a frente, tem consequências importantes para a postura da mandíbula, para o estado dos músculos da face e do pescoço, para
os músculos do ombro e da testa e para a zona lombar. A mandíbula é posteriormente reposicionada, afectando os músculos pterigoide, masseter e temporal. A posição do ombro para a frente está associada ao encurtamento dos músculos peitorais grandes e pequenos e ao stress contínuo dos músculos
antagonistas, trapezoidais e reumóides.

Muitos autores indicam que as perfusões intramusculares diminuem com contracções musculares constantes e de baixa intensidade (4, 5). A isquémia, a hipoxia e a síntese insuficiente de adenosina trifosfato (ATP) são concebíveis para aumentar a acidez, a acumulação de cálcio e, em seguida, as contracções do sarcófago. Estas contracções conduzem à isquemia e à hipoxia, um círculo vicioso que pode levar ao desenvolvimento de PTM. Podem ser libertadas diferentes substâncias sensibilizantes que causam simultaneamente dor local e/ou referida com sensibilidade muscular.

A hipótese dos pontos-gatilho integrados de Travell e Simons foi introduzida em 1999 para explicar o mecanismo da sensibilização periférica. A presença de um funcionamento aberrante da plataforma aumenta o número de eventos que contribuem para o crescimento e a continuidade do MTrP. Uma elevada concentração de acetilcolina, que flui através do retículo sarcoplasmático abrindo os canais de cálcio, é descarregada durante a atividade aberrante da plataforma. Quando o cálcio se liga à troponina nestas fibras, a fibra muscular contrai-se. O trifosfato de adenosina é adequado para alterar a conformação da fibra muscular e bombear eficazmente o cálcio de volta para o retículo sarcoplasmático, o que relaxa as fibras musculares. Em conclusão, a ausência de ATP preserva a contração a longo prazo (3).

O aumento da procura de ATP, a diminuição do comprimento do ATP, o potencial polarizado da membrana e a restrição do fluxo capilar contribuem para um défice de energia que pode resultar na libertação de subprodutos metabólicos e de substâncias neuroactivas (por exemplo, P, bradicinina e serotonina) (8). Atualmente, os factores psicológicos e a depressão são mais considerados. Estes factores podem levar à ocorrência e manutenção de MTrPs (9). A inspeção física, tal como demonstrado pelo Manual de Pontos de Gatilho de Travell e Simons (1983), é atualmente o padrão de ouro para o diagnóstico de MPS. Inclui a) palpação de uma banda fina; b) identificação de nódulos sensíveis (MTrP) e c) replicação da dor sintomática durante os MTrP.

No entanto, a qualidade do diagnóstico depende da perícia clínica, da experiência, da formação e das competências de palpação do examinador (3). Mora-Relucio et al. (2016)

reiteraram que o diagnóstico pode ser afetado por uma série de critérios subjectivos. Foram apresentadas provas aceitáveis de reprodutibilidade relativamente à fiabilidade entre exames para a classificação e a posição dos MTrP entre os profissionais especializados. A fiabilidade dos profissionais principiantes foi substancialmente inferior. Uma análise sistemática de Tough et al. (2007) estabeleceu 19 critérios de diagnóstico diferentes, dos quais dois dos quatro critérios mais comuns se sobrepõem à norma prescrita. No entanto, apenas uma minoria de fisioterapeutas combinou os dois critérios diagnósticos mais comuns para a SPM.

Embora o manual de pontos de gatilho seja considerado o padrão de ouro atual, continua a haver uma grande diferença nos critérios de diagnóstico utilizados na prática clínica.

Outros critérios de diagnóstico amplamente utilizados são a dor identificável que pode ser aliviada por intervenção miofascial, dor regional, ponto sensível sem banda tensa ou banda tensa sem ponto sensível, dor relacionada com o movimento, dor espontânea e ADM mínima. Outro critério de diagnóstico é a resposta de contração local (RLT) que pode ser provocada pela palpação da banda tensa ou por agulha na RLT é uma das caraterísticas mais significativas observadas durante a avaliação clínica que indica a existência de MTrP activos, o que pode ser importante para o diagnóstico de MPS. O RLT é um reflexo medular caracterizado por uma contração involuntária da banda tensa.

O ponto de gatilho miofascial

A síndrome da dor miofascial é caracterizada pela presença de um ponto de gatilho que se distingue pelas seguintes caraterísticas: (1) sensibilidade requintada numa banda muscular tensa; (2) dor na cintura referida que é provocada pela estimulação dos pontos de gatilho; contração ou contratura local da banda tensa; a SPM é diagnosticada no exame físico através da descoberta destes pontos de gatilho miofasciais. O tratamento requer a inativação do ponto de gatilho miofascial para aliviar a dor instantaneamente e ter uma janela de tempo para fazer os ajustes biomecânicos necessários que irão fortalecer continuamente.

Os factores do doente que contribuem para a MPS e que a mantêm devem ser eliminados ou corrigidos. Estes envolvem disfunção postural, mau funcionamento da articulação da coluna vertebral, rotação pélvica, duração irregular da carga, ergonomia do trabalho e da regeneração e causas médicas sistémicas, incluindo insuficiência nutricional ou hormonal.

Um ou mais pontos-gatilho miofasciais são designados por miofasciais quando a totalidade ou parte da dor de uma pessoa é crónica. Quando os pontos de gatilho miofasciais são controlados individualmente, desenvolvem-se síndromes de um só músculo. A dor provocada por um estímulo miofascial é uma mistura de dor muscular local e da dor da zona da dor. Uma pessoa com MPS pode queixar-se da dor sentida na zona de dor referida, mas pode ser ineficaz no tratamento da dor referida apenas. Os pontos-gatilho miofasciais podem localizar a dor. No trapézio superior, por exemplo, os pontos-gatilho miofasciais relacionam a dor à parte superior das costas e ao pescoço.

As zonas distraídas também podem ser detectadas através de pontos-gatilho miofasciais, como o padrão de referência do braço e da mão para o músculo infra-espinhoso. A MPS é o produto de estímulos miofasciais em muitos músculos que afectam uma região ou aparecem como uma dor comum em três ou quatro secções do corpo. A distribuição dos estímulos miofasciais e, por conseguinte, da dor miofascial, é desencadeada em unidades musculares disfuncionais e nos músculos da região da dor, designados por pontos de desencadeamento miofasciais.

Definição de pontos-gatilho
Simons et al. (1998) e Travell e Simons (1992, respetivamente) são a definição clássica e
mais utilizada de pontos de gatilho. Travel e Simons descrevem os pontos de gatilho como
a sensibilidade requintada num nódulo numa banda tensa tangível (músculo). Os pontos de
gatilho podem gerar a dor referida de forma aleatória ou por compressão digital. A
definição clínica foi estabelecida de que os pontos de gatilho são áreas de sensibilidade
profunda localizadas numa banda muscular tensa. Apresentam uma resposta local à
pressão digital ou ao agulhamento a seco (fasciculação muscular), ou um sinal de salto
(movimento de todo o corpo). Simons et al. (1999) também forneceram no seu texto
mapas corporais de pontos-gatilho comuns e das suas zonas de referência.
Foi demonstrado que os pontos de acupunctura da medicina tradicional chinesa para o
alívio da dor têm uma forte semelhança com estes locais (Melzack et al., 1977).
Existem dois grandes tipos de estímulos. As causas activas são aquelas que podem ser
responsáveis pela queixa apresentada. Podem também estar associadas a menos sintomas,
como a fadiga, a parestesia ou a mudança de temperatura, que podem incluir desconforto.
Os pontos de gatilho latentes para encurtamento muscular ocorrem, enquanto a dor só
ocorre quando é aplicada uma pressão externa. Estes pontos de gatilho podem ser
causados por diferentes factores, incluindo má postura, uso repetitivo ou desequilíbrio dos
músculos.
Em suma, os pontos de gatilho são diagnosticados com base em pontos sensíveis locais
numa banda muscular apertada, sinais identificáveis e uma reação local à palpação ou à
inserção de uma agulha. No entanto, há uma série de precauções a ter em conta na
estimativa dos resultados, nomeadamente a ausência de um padrão de ouro para
determinar os pontos de gatilho. Esta falta de avaliações estruturadas torna os estudos de
validade quase impossíveis, apesar de terem sido realizados testes de fiabilidade. Os
achados mais comuns nos indivíduos de Wolfe et al. (1992) foram sensibilidade local e
músculos tensos. Foram estudados pacientes com dor miofascial crónica ou fibromialgia.
No entanto, foi difícil analisar com precisão as bandas tensas, as contracções musculares e
os pontos de gatilho activos.
A fiabilidade da avaliação de três pontos-gatilho identificados por Travell e Simons foi
fraca num ensaio cego com fisioterapeutas que sofriam de dores lombares (Nice et al.,
1992) e problemas tão simples como o posicionamento do doente, a técnica de palpação e
a quantidade forçada foram significativamente afectados. A fiabilidade não foi melhorada
quando apenas os terapeutas que referem a utilização de exames de pontos-gatilho na sua
prática de rotina voltaram a analisar o estudo. Num estilo mais recente et al. (1997)
verificaram que a fiabilidade intra-avaliador e intercomunicador é baixa, com dois
examinadores muito qualificados para determinar a existência de doentes assintomáticos e
o número de pontos-gatilho.
Numa investigação conduzida por Gerwin et al. (1997), verificou-se que a formação
intensiva de quatro clínicos resulta numa maior fiabilidade no reconhecimento dos pontos-
gatilho. Num estudo de Hsieh et al. (2000), a localização de pontos de gatilho em
examinadores não treinados foi considerada pouco fiável e em examinadores qualificados
apenas ligeiramente mais precisa. Além disso, Hsieh et al. (2000) concluíram que a banda
de aperto e as respostas de contração local não podiam ser medidas com precisão. Quando
foi realizado um treino completo, o teste da dor referida não tinha fiabilidade, mas sem
isso não era exato. A existência de uma sensibilidade local e o desenvolvimento de dor

reconhecida demonstraram ser bastante fiáveis, mas pouco fiáveis para as reacções de contração e o desenvolvimento de dor (Njoo e Van der Does, 1994).

Os bloqueios de pontos-gatilho com anestesia local de curta duração são amplamente utilizados para proporcionar um alívio prolongado e muitas vezes permanente de qualquer dor miofascial ou visceral [5,16,35]. Surpreendentemente, a estimulação breve e intensa dos pontos-gatilho pode mesmo diminuir ou abolir estas dores durante dias, semanas ou mesmo permanentemente através de agulhas secas [35], frio intenso [35], injeção de solução salina normal [33,34] e estímulos eléctricos transcutâneos [24]. Estes resultados de estimulação extrema, designados por analgesia por hiperestimulação [22], aproximam-se do impacto da acupunctura na nevralgia acrática e noutras dores crónicas, quando a dor breve e intensa ocorre através de agulhas giradas à mão ou através dos electrociclos.

Estudos bem controlados sugerem que o alívio da dor é substancialmente superior à indução por placebo. Assim, é evidente que uma estimulação intensa dos pontos de gatilho ou dos pontos de acupunctura conduzirá a um alívio duradouro da dor. De facto, Fox e Melzack consideram que a acupunctura e a estimulação eléctrica transcutânea são igualmente eficazes no alívio da dor lombar crónica. Os pontos de gatilho e os pontos de acupunctura para a dor são outra semelhança: encontram-se frequentemente dentro das áreas de dor referida, mas muitos encontram-se a uma certa distância delas. Além disso, certos pontos de gatilho tendem a correlacionar-se espacialmente com os pontos de acupunctura, e ambos podem estar relacionados com os mesmos padrões de dor. O objetivo deste estudo foi, portanto, avaliar a correlação dos pontos de acupunctura insanos para a dor mencionados por Travell e Rinzler, Kennard e Haugen, Sola e Kuitert, Sola e Williams.

DISTRIBUIÇÃO DOS PONTOS DE ACTIVAÇÃO

Na prática médica ocidental, os pontos de gatilho são utilizados há muito tempo para detetar e gerir a dor causada por doenças. A aplicação de pressão no ponto de gatilho evoca dor por parte das estruturas miofasciais ou viscerais, bem como dor referida. Travell e Rinzler identificaram vários padrões espaciais de dor associados aos pontos de gatilho numa análise clássica da dor miofascial. Sola e Kuitert anneal e Williams encontraram outros pontos e analisaram a dor miofascial do cotovelo, braço e pescoço. Outros exemplos são Bonica, Livingston, Kraus e outros. Existem vários outros.

Os pontos de gatilho estão associados a estruturas viscerais. O ponto de Mc-Bumey é um local bem conhecido de sensibilidade na apendicite aguda e uma ligeira pressão no ponto desencadeia dor local, bem como dor abdominal difusa à distância. Do mesmo modo, os doentes com doença cardíaca desenvolvem frequentemente dor referida no ombro, no peito e no braço. O exame de doentes cardíacos efectuado por Kennard e Haugen revelou um padrão comum de pontos de gatilho no ombro e no peito. A pressão sobre os pontos de gatilho produz geralmente uma dor intensa que por vezes persiste durante várias horas. É importante notar que os indivíduos que não sofrem de doença cardíaca têm uma distribuição quase idêntica dos pontos de gatilho. Nestes indivíduos, a pressão nos pontos-gatilho provoca uma dor que se prolonga por vários minutos ou que pode mesmo aumentar durante vários segundos após a remoção da pressão.

Fisiologia dos pontos-gatilho

O ponto de gatilho miofascial não demonstrou quaisquer alterações bioquímicas claras ou estáveis. Os principais fenómenos clínicos podem ser explicados pela plasticidade documentada do sistema nervoso em resposta a estímulos nocivos. Até muito recentemente, Hub-bard e Berkoff documentaram uma atividade eléctrica espontânea na atividade miofascial (SEA) que não tinha sido observada no músculo adjacente não dorido, a existência do ponto de gatilho miofascial em si não tinha sido compreendida. Indicaram que a atividade das fibras fusiformes musculares intrafusais era produzida através de estudos farmacológicos preliminares, com um impedimento da fentolamina, o bloqueador alfa-adrenérgico. Chen et al. verificaram que, no modelo do coelho, a fentolamina diminuía significativamente a SEA do ponto de gatilho.

A SEA está dividida numa área da banda estreita designada por zona de ativação por estes autores. A anomalia eléctrica provém da placa terminal do motor, o que prova as descargas eléctricas típicas do funcionamento da placa terminal. Uma teoria atual é que a placa de extremidade do motor é instável e consistente com um aumento da libertação de acetilcolina aproximadamente mil vezes. Esta libertação levará a um aumento prolongado e anormal da atividade da placa motora e, em certos aspectos, a um movimento simpático, a atividade anormal sustentável é modulada.

Ternura

Um ponto muito sensível numa faixa espessa é a principal caraterística do ponto de gatilho miofascial. Este ponto de rotação suave demonstra hiperalgesia, que é uma reação intensa a uma estimulação dolorosa normal, e alodinia, que é uma reação a uma estimulação normal não dolorosa. O músculo é fornecido com terminações nervosas aferentes que são sensíveis à pressão e à estimulação química, estimulando os neurónios do corno dorsal. Os neurónios do corno dorsal recebem informação de vários locais do músculo (áreas receptivas) e de vários tecidos profundos, incluindo qualquer outro músculo ou víscera. Os estímulos nocivos periféricos, incluindo os neurónios do corno dorsal, são sensibilizados a estímulos nocivos no músculo nociceptivo, tal como na pele e noutros tecidos.

A substância P é um neuropeptídeo que modula os neurónios nociceptores, activando-os. A libertação da substância P pode potenciar a ativação dos nociceptores do corno dorsal, contribuindo para a sensibilidade dos neurónios do corno dorsal pela ação das aferências nociceptivas. As duas caraterísticas principais, sensibilidade e dor referida, são a capacidade do sistema nervoso de modular a atividade nociva dos aferentes. A sensibilidade é também uma expressão da sensibilidade; este desconforto é uma expressão de uma ação ativa em locais remotos.

A dor referida não é diferente da causa miofascial, mas é bem conhecida clinicamente em todos os procedimentos médicos, como a dor anginosa no pescoço e abaixo do cérebro. Estas considerações têm um impacto funcional direto na MPS, uma vez que propõem intervenções que funcionam através da inibição do feedback da dor e dos pontos de gatilho miofasciais. A inativação por injeção de um anestésico local de pontos de gatilho miofasciais num músculo pode alterar o comportamento de pontos de gatilho miofasciais remotos, mostrando a importância destes factores moduladores.

Resposta de contração local: A resposta de contração local (RLT) é uma indicação simples, ativa ou latente, de um ponto de gatilho miofascial. É desencadeada por uma estimulação mecânica do ponto de ativação. A única coisa que se contrai, e não todo o músculo, é a faixa apertada na qual se encontra o ponto sensível. O LTR desencadeia uma explosão de atividade eléctrica de alta amplitude. A interrupção do nervo proximal diminui substancialmente, mas não elimina o LTR. Os LTRs estão ligados a reflexos ao nível da medula espinal em cordões apertados do músculo esquelético do coelho. O LTR é um reflexo da espinha dorsal que requer um nervo periférico intacto.

Pode ser activada através da inserção de uma agulha num ponto de gatilho miofascial, numa banda apertada na região do ponto de gatilho, embora desactivada. O LTR é um símbolo da agulha que toca a zona de ativação.

Diagnóstico

O exame físico é utilizado para diagnosticar a MPS. O passado dá o contexto da questão da dor, mas é necessário recorrer a um teste físico para determinar a causa miofascial. A causa miofascial é caracterizada pelo aparecimento da banda tensa e pela dor referida a partir da sensibilidade muscular básica. Há uma resposta local confirmatória de tique-taque. A restrição de movimentos em torno de uma articulação ou de uma parte do corpo, como o pescoço ou a cauda, é altamente sugestiva. Faz parte do protocolo de diagnóstico uma análise geral das causas potenciais que podem explicar os sintomas do doente. A MPS não é um diagnóstico de exclusão. Ele se baseia antes em resultados positivos.

Por conseguinte, a dor no ombro deve incluir os factores de diagnóstico diferencial padrão para as disfunções locais do ombro, incluindo a síndrome da coifa dos rotadores, a bursite, o disco cervical e as perturbações intracapsulares, por exemplo, a artrite degenerativa e o capping. Os pontos de gatilho miofasciais tornam estas condições mais complicadas. Todos os músculos que possam causar dor na zona do ombro devem ser investigados em pormenor para detetar causas miofasciais.

Fiabilidade do exame dos pontos de gatilho

A análise da fiabilidade das seis caraterísticas físicas fundamentais dos estímulos miofasciais revelou um grau intermédio de concordância elevado para todas as caraterísticas estudadas. O grau de concordância entre as várias caraterísticas e os músculos, no entanto, foi variado. Enquanto a concordância alcançada foi importante, algumas caraterísticas, incluindo a sensibilidade e a replicação da dor comum, apresentaram um grau de concordância muito elevado, o LTR mostrou um nível de concordância constantemente inferior. Todas as caraterísticas de um ponto de ativação miofascial não devem ser identificadas através do exame manual de cada músculo testado. Alguns músculos são mais difíceis de analisar do que outros e alguns atributos dos pontos de ativação são mais difíceis de evocar do que outros. A utilização do medidor de limiar de pressão ou do algómetro conduziu a tentativas de quantificação da medição da sensibilidade. No entanto, no caso da algometria, a banda apertada que caracteriza o ponto de gatilho miofascial tem de ser identificada, pelo menos manualmente.

OS ELEMENTOS-CHAVE DA ANAMNESE QUE SUGEREM UM DIAGNÓSTICO DE DOR MIOFASCIAL

Qualquer doente em que não seja possível identificar uma patologia bem definida para a sua dor deve ser considerado como tendo síndrome miofascial. O diagnóstico clínico da dor miofascial depende do facto de o médico tomar consciência deste diagnóstico como causa potencial das queixas de dor. A probabilidade de um aspeto miofascial é evidente em doentes com uma lesão muscular recentemente induzida ou com sintomas de esforço repetitivo. Uma avaliação clínica cuidadosa da dor miofascial pode ser útil num doente com dor focal que não é facilmente esclarecida por artrite, bursite, tendinite, aprisionamento neuropático, radiculopatia ou doença óssea local.

Tem sido normalmente efectuada toda uma série de estudos, por vezes dispendiosos, antes de um diagnóstico de dor miofascial poder ser tido em conta nas condições médicas actuais, especialmente nos EUA. Uma síndrome de dor miofascial que não é compreendida evoluirá nos doentes que já têm uma causa estabelecida para a dor músculo-esquelética (por exemplo, artrite reumatoide), uma vez que toda a sua dor resulta do seu diagnóstico primário. A dor miofascial tem propriedades fisiológicas que ajudam a ter em conta este diagnóstico. A dor é geralmente caracterizada por uma sensação de sonho profundo, muitas vezes com uma sensação de rigidez na região envolvida, e por vezes é caracterizada como rigidez articular.

A utilização do(s) músculo(s), os factores de stress psicológico, a ansiedade, o frio e os desequilíbrios posturais exacerbam a dor miofascial. A irradiação de um ponto de gatilho em parestesia pode ser definida de forma a simular sintomas de doença cervical ou radical cervical. A fraqueza muscular, secundária à dor, pode ocorrer ao longo do tempo com enfraquecimento dos sintomas, má coordenação, diminuição da resistência à função, cansaço e perturbação do sono. Foram identificados os sintomas de tonturas, zumbidos e falta de equilíbrio em doentes com dor miofascial que afecta os músculos do pescoço e da face.

OS ELEMENTOS-CHAVE DO EXAME FÍSICO DA SUSPEITA DE DOR MIOFASCIAL

No caso da artrite, tendinite e bursite, os reumatologistas estão bem treinados, mas normalmente não têm experiência no diagnóstico da síndrome da dor miofascial. As síndromes dolorosas miofasciais podem ecoar uma variedade de outras doenças, e a identificação de pontos de gatilho miofasciais não exclui outras doenças. Ao longo da história e dos testes físicos, um diagnóstico qualificado e conhecedor é, como sempre, um pré-requisito. A pesquisa de pontos de gatilho miofasciais não faz parte do exame físico normal e a delimitação segura de problemas de dor miofascial requer formação e experiência adequadas. Dado que o músculo esquelético representa cerca de 40% do peso do corpo e contém cerca de 400 músculos individuais, é vantajoso ter uma compreensão da posição dos pontos de gatilho activos nos músculos.

Se o examinador aprender os padrões de dor referida caraterísticos de determinados pontos-gatilho, este estudo é auxiliado e grandemente reduzido. Um ponto de gatilho é o aspeto que define a dor miofascial. Trata-se de um foco estabelecido da sensibilidade de focalização de um músculo. Não é raro que a palpação de um ponto de gatilho desencadeie um flanger involuntário, que por vezes parece ser excessivo em termos de exercício de pressão, muitas vezes referido como o "sinal de salto". Uma palpação intensa de um ponto de gatilho pode frequentemente provocar uma dor numa distribuição referida que reproduz os sintomas do doente. Em particular, a dor referida não obedece a uma raiz nervosa (ou seja, não é dermatética) de um ponto de gatilho.

Em vez disso, segue-se uma distribuição mais difusa denominada "miótomo". Para provocar dor referida, é frequentemente necessária uma pressão firme durante um período mínimo de 5 segundos sobre o local do gatilho. A palpação mostra a induração das fibras musculares relacionadas, também designada por "banda tensa", de uma forma semelhante a uma corda. O estalido desta banda também resulta numa resposta de contração localizada do músculo envolvido devido a uma pressão transversal súbita que é perpendicular à direção das fibras musculares. Apenas os músculos relativamente superficiais podem produzir esta resposta de contração de forma reprodutível. Tanto o processo de dor referido como a resposta de contração local podem ser induzidos de forma mais experimental através do agulhamento do ponto de gatilho. É importante referir que os pontos-gatilho têm implicações práticas no que diz respeito à restrição da amplitude e das limitações do movimento (provavelmente secundária à inibição da manifestação da dor), que está normalmente relacionada com a exaustão fácil do músculo em causa.

Uma vez que os pontos-gatilho latentes são comuns na população em geral, é importante reconhecer a diferença entre pontos-gatilho activos e latentes até que a dor de um doente seja atribuída a uma região muscular sensível. Só com um teste hábil de pontos de gatilho é que um músculo é "amarrado" e considerado sensível. Para garantir o sucesso do tratamento das síndromes dolorosas miofasciais, é importante efetuar uma análise exaustiva das possíveis causas e problemas que possam ter contribuído para a sua ocorrência. O descondicionamento, a má postura, as pressões mecânicas recorrentes, os factores de stress psicológico, a inadequação mecânica (por exemplo, a desigualdade no comprimento das pernas) e as perturbações nas articulações, o sono não reparador e as deficiências vitamínicas são amplamente citados como predisponentes para a formação de pontos de gatilho.

FIABILIDADE DO DIAGNÓSTICO

Os critérios de diagnóstico para definir os pontos de gatilho não estão bem validados. Para definir um intervalo de nodularidade longitudinal (ou seja, a banda tensa), as instruções padrão para identificar um ponto de gatilho mostram que deve ser feita uma palpação suave na direção das fibras musculares. Se a banda tensa puder ser "quebrada", pode ser detectada uma contração muscular local (ou seja, a resposta de contração). A reação do doente a estas manobras é um aspeto crucial para um ponto de ativação das recomendações de diagnóstico estabelecidas. Sob forte pressão sobre a banda tensa, a queixa de dor é geralmente extremamente dolorosa.

O padrão de dor referida pode reproduzir uma pressão contínua durante > 5 segundos. Se a dor não for suficientemente compreendida pelo doente, é mais provável que a deteção de uma região muscular sensível possa ser um gatilho latente; este é um achado muito comum em indivíduos saudáveis. Tal como em todos os aspectos do teste clínico, é importante que uma avaliação qualificada dos pontos de gatilho miofasciais tenha capacidade e experiência. Infelizmente, esta capacidade não é ensinada regularmente na maioria dos cursos de medicina. O diagnóstico correto e profissional de um ponto de gatilho ativo requer tanto a palpação manual como a participação suficiente do doente.

A deteção de um ponto de gatilho ativo é, portanto, um diagnóstico baseado principalmente em conhecimentos subjectivos. A fiabilidade entre avaliadores tem-se revelado altamente dependente da perícia e da experiência em estudos de fiabilidade diagnóstica entre os vários observadores. Por exemplo, Gerwin et al. registaram 0,74 em kappa de quatro examinadores bem qualificados ao identificarem pontos-gatilho específicos no tronco alto. Por outro lado, Hsieh et al. verificaram que a avaliação dos pontos de gatilho no tronco baixo apresentava uma fiabilidade fraca entre examinadores treinados e não treinados.

Não existe informação disponível na literatura reumatológica sobre a deteção de pontos-gatilho miofasciais. Verificou-se uma baixa fiabilidade entre as classificações num estudo que comparou quatro reumatologistas com experiência em fibromialgia com quatro médicos com experiência em dor miofascial. Num segundo estudo em reumatologia, três examinadores cegos testaram a sensibilidade (como a palpação e a algometria) com os indivíduos com fibromialgia ou miofascial e controlos saudáveis. Os reumatologistas, em particular, mostraram mais dificuldade em distinguir experimentalmente as bandas rectas, as contracções musculares e os pontos-gatilho desencadeados (por oposição aos pontos-gatilho latentes). As discriminações entre pessoas saudáveis e pessoas com dor miofascial ou fibromialgia, utilizando a palpação e a algometria, são razoavelmente exactas.

Síndromes de pontos de gatilho miofasciais

Dor de cabeça

Em função da zona afetada, a síndrome dos pontos de gatilho pode ser agrupada. A dor de cabeça, que está intimamente ligada aos pontos-gatilho miofasciais, é uma queixa comum. As dores de origem tumoral podem resultar de pontos de gatilho miofasciais nos músculos do ombro, do pescoço ou da face. Os sintomas de dor de cabeça também são causados pelas dores de cabeça ou pela dor de cabeça sinusal, a partir de pontos de gatilho em diferentes partes da cabeça e do pescoço. As cefaleias podem ser contínuas ou latejantes; unilaterais, bilaterais ou circunferenciais, ou vertexais, occipitais ou retro-orbitais (em forma de faixa à volta da cabeça). É provável que o sistema vascular do trigémeo seja estimulado se a dor muscular estimular um recetor de dor do nervo periférico no nervo trigémeo ou na medula espinal cervical superior (que é a entrada do nervo trigémeo com dor).

Este mecanismo contribui para as cascatas de neuropeptídeos, bem como para a libertação de péptidos vasoactivos (por exemplo, substâncias P e calcitonina em proteínas geneticamente ligadas), e para o aparecimento de fenómenos de enxaqueca como a fotofobia, a diaforese, as náuseas e as tonturas. Isto pode contribuir para a precipitação de fenómenos de enxaqueca por pontos de gatilho musculares. Na experiência do autor, a causa mais comum de cefaleia miogénica é a dor de gatilho muscular. Os pontos de gatilho mais elevados fazem com que a dor mencionada seja detectada na têmpora e acima e atrás da orelha no lado da cabeça. A comunidade funcional do músculo trapézio contém os músculos antagónicos que flexionam e rodam a coluna vertebral.

As suas funções incluem a extensão do pescoço contra a resistência e a rotação lateral e a assistência à flexão lateral. Em ligação com o trapézio, existem frequentemente pontos de gatilho miofasciais musculares nos músculos esternocleidomastóideos que flectem e rodam o pescoço. A dor de cabeça da composição contém os occipitais, o vértice da cabeça, a região super orbital e a testa e a face oposta e a têmpora, o lado da cabeça e a orelha ou alguma combinação destes. O splenius capitis e o cervicis fazem igualmente parte do complexo muscular funcional do trapézio e do esternocleidomastóideo. O extensor do pescoço está em sinergia com os músculos do trapézio, agoniza o trapézio superior contralateral e é antagónico ao papel flexor dos esternocleidomastóideos.

Estes músculos, juntamente com o trapézio e o esternocleidomastóideo, também são susceptíveis de ter pontos de gatilho activos. A dor referida do esplénio da cabeça e do colo do útero aumenta a dor de cabeça ao longo do lado da cabeça, do vértice do couro cabeludo e da zona retro-orbital. O efeito dos pontos de gatilho miofasciais destes e de outros músculos anteriores e posteriores do pescoço é sempre uma dor de cabeça crónica.

Dores nos ombros e no pescoço

O resultado direto dos pontos de gatilho musculares pode ser a dor no pescoço e no ombro. A dor na
parte de trás do pescoço surge nos músculos cervicais posteriores e suboccipitais com pontos de gatilho. Os pontos de gatilho nestes músculos provocam dores de cabeça, mas também estão presentes dores locais. Os músculos profundos do multífido paraespinhal aplicam-se à parte superior do pescoço, ao ombro e à omoplata para a dor. Estes músculos podem estar disfuncionais e é provável que se desenvolvam pontos de gatilho miofasciais. Em situações de anormalidade postural ou de limitação de movimentos desencadeada por

pontos de gatilho nos músculos que movimentam a mandíbula ou nos músculos que regulam a flexão, a contração, a rotação ou a flexão lateral da cabeça, este desenvolvimento ocorre. A escápula do lavatório contribui para a extensão do pescoço (caraterística da ativação muscular bilateral) e para a elevação do ombro e rotação da escápula.

No ângulo do pescoço e das costas, medialmente à omoplata e na parte posterior das costas, sente-se a dor dos pontos de gatilho do elevador da omoplata. O papel do elevador da omoplata é sinérgico com o do trapézio superior na elevação do ombro e é antagónico à direção da força de rotação do trapézio. A fossa glenoide é rodada para baixo pelo elevador da omoplata e o trapézio roda-a para cima. A pressão do ponto de gatilho parece espalhar-se entre os músculos que movem a omoplata. Uma vez que os pontos-gatilho miofasciais se propagam através de unidades musculares funcionais, a dor dos pontos-gatilho propaga-se através de músculos sobrepostos que partilham o papel ou o poder de uma parte do corpo. As lesões nos músculos da coifa dos rotadores, como o supra-espinhoso ou o infra-espinhoso, afectam principalmente um só músculo.

Todo o complexo da coifa dos rotadores parece tornar-se ativo secundariamente. Um ponto de gatilho doloroso é normalmente seguido de um ponto de gatilho no latissimus dorsi no músculo redondo maior da coifa dos rotadores, com o qual partilha a adução e a rotação interna do úmero. Através da sua regulação do úmero e da força exercida pelo redondo maior, actua sobre a omoplata. Inferiormente, permite-lhe ajudar no movimento lombar e pélvico, ligando-se às seis vértebras torácicas inferiores e a todas as vértebras lombares. Nestes movimentos, a disfunção mecânica pode levar à criação ou à perpetuação de pontos de gatilho nos principais efectores de movimento e de estabilização lombares e pélvicos.

Estes incluem os músculos iliocostal, quadrado lombar e iliopsoas. O exame da dor na zona do ombro deve ser seguido de uma avaliação da zona lombar e da pélvis. A epicondilite lateral é uma síndrome de dor típica dos pontos de gatilho do antebraço. A tendinite é normalmente causada por esta doença. Pode incluir uma entesopatia do extensor radial longo e curto do carpo e da fixação proximal do extensor digitorum. Os pontos de gatilho no ventre do próprio músculo rodeiam os pontos de gatilho de fixação. A remoção dos pontos de gatilho musculares e dos pontos de gatilho de fixação por inativação manual ou por injeção permite obter alívio da dor.

Dores nas costas e na anca

Em várias áreas da região lombar e pélvica, ocorrem pontos de gatilho. A incapacidade aguda (e crónica) de se endireitar devido a dores nas costas é frequentemente o resultado de pontos de gatilho no músculo quadrado lombar. Este músculo é um extensor da cintura e o seu flexor lateral. A pressão dos pontos de gatilho do quadrado lombar faz-se sentir à volta da região lombar e é mais grave quando o doente está de pé, com as costas sem apoio, quer esteja sentado ou de pé. Também se pode sentir desconforto na virilha, nos testículos, nas costas e na anca, ou pode ser sentida como ciática. A dor é agravada ao torcer, rodar e levantar. Com base na localização da dor quando o doente está de pé, esta dor é diferenciada da dor na articulação da anca. Não há dor nas costas, mas sobretudo dor na anca, nas virilhas ou na zona da articulação sacro-ilíaca, onde a dor tem origem na articulação da anca.

Quando o doente está sentado ou reclinado, a dor do Quadratus lumborum continua e aumenta com a tentativa de movimento. A zona lombo-pélvica da anca necessita de cuidados com o músculo ilicpsoas. Se, após a libertação dos pontos de gatilho dos músculos extensores, a amplitude de movimento reduzida induzida pelos pontos de gatilho do iliopsoas se mantiver, a dor nas costas e nas coxas continuará e, devido à restrição de flexão agora dominante no iliopsoas, resultará numa disfunção postural de flexão-extensão.

Dor miofascial e pontos de gatilho

Várias designações diferentes têm sido usadas para descrever a dor miofascial, incluindo mialgia, fibromialgia, reumatismo não articular e outras que têm contribuído para a incerteza no conceito de um diagnóstico clínico; no entanto, embora possa haver alguma variação na interpretação dos sintomas das síndromes ou doenças acima descritas, uma caraterística distintiva da dor miofascial é o facto de estar apenas associada à dor regional. Na descrição e classificação das síndromes que apresentam pontos sensíveis associados a dores musculares, registaram-se recentemente maiores progressos. Fibromialgia e dor miofascial são os termos mais utilizados na definição de tender points. O Colégio Americano de Reumatologia desenvolveu e decidiu os critérios básicos para a classificação da fibromialgia em 1990 (Documento de Consenso sobre a Fibromialgia; Declaração de Copenhaga, 1992) no 2º Congresso Mundial sobre Dor Miofascial e Fibromialgia, que estabeleceu as diretrizes para o diagnóstico clínico da fibromialgia.

As condições incluem o seguinte: dor generalizada acima e abaixo da cintura em ambos os lados do corpo, dor esquelética axial e dos pontos sensíveis definidos para produzir dor à palpação digital

(Wolfe et al., 1990). Embora até à data não existam estudos laboratoriais ou radiográficos de diagnóstico associados à dor miofascial, descobertas recentes sugerem níveis substancialmente elevados de substância P em doentes com fibromialgia com líquido cefalorraquidiano (LCR) (Russell et al. 1994; Viceroy et al. 1988). Não foi efectuada uma análise histológica definitiva dos músculos subjacentes às TrPs ou pontos sensíveis (Fassbender 1975; Kalyan-Raman et al. 1984; Bengtsson et al. 1986; Larsson et al. 1988; Yunus et al. 1989).

Ao contrário da fibromialgia, os sintomas de dor miofascial também envolvem pontos sensíveis; no entanto, estes pontos são geográficos, tipicamente unilaterais, estão correlacionados com o músculo esquelético nas síndromes de dor miofascial e incluem pontos de gatilho (pontos que causam dor referida quando palpados). A dor do ponto de gatilho miofascial pode resultar de um início súbito do músculo afetado com atividade muscular isotónica ou isométrica após tensão ou sobrecarga aguda, ou de um início progressivo de sobrecarga muscular crónica, como má postura ou trabalho repetitivo (Fricton e Kroening 1982; Simons e Travell 1983; Rachlin 1994).

Estes pontos de gatilho na população adulta são muito comuns e podem contribuir para o desenvolvimento de pontos de gatilho adicionais, dor crónica, tempo perdido no trabalho e uma qualidade de vida reduzida quando não tratados (Rasmussen et al. 1991). Muitos dos pontos sensíveis da fibromialgia mencionados são também pontos de gatilho em síndromes de dor miofascial. Estes envolvem os músculos do trapézio, supra-espinhoso e cervical. A dor miofascial e a fibromialgia podem coexistir ou uma pode dificultar o diagnóstico clínico da outra (Travell e Simons, 1983).

Além disso, tanto os indivíduos com síndroma de dor miofascial como com síndroma de fibromialgia encontraram pontos sensíveis e pontos de gatilho em conjunto (Bengtsson et al. 1986; Durette et al. 1991; Wolfe et al. 1992) e foi demonstrado que uma percentagem significativa (> 50 por cento) de indivíduos saudáveis normais apresenta sintomas de dor referida a partir de pontos sensíveis musculares (Sola et al. 1955; Sola et al.

No entanto, Simons sugeriu critérios maiores e menores para o diagnóstico da dor miofascial, com base em resultados clínicos. Os critérios primários incluem queixa de dor regional ou sensação alterada na distribuição prevista da dor referida do ponto de gatilho miofascial (TrP), banda tensa palpável num músculo acessível, sensibilidade requintada do local num ponto ao longo do comprimento da banda tensa e, quando observável, algum grau de redução da amplitude de movimento. A queixa clínica de dor ou a alteração da sensibilidade, a reprodução por pressão sobre o ponto sensível, a reação local de contração por palpação transversal ou a injeção de agulha no ponto sensível da 9ª banda tensa e a dor aliviada pelo alongamento do músculo ou pela injeção do TrP são requisitos menores (Simons 1990). No músculo ou tecido sobrejacente ao músculo que não tem TrP, no entanto, a banda tensa palpável ou o nódulo associado aos pontos de gatilho também foi estabelecido (Njoo et al. 1994).

É possível identificar as TrP miofasciais como activas ou latentes. As TrP activas causam dor em repouso ou em resposta à atividade muscular e têm um padrão de dor referida, enquanto as TrP latentes causam dor apenas à palpação e são incapazes de induzir dor referida (Simons 1975; Simons e Travell 1983). No entanto, após uma contração ou alongamento intenso do músculo envolvido (Simons 1975), as PT latentes podem ser induzidas a tornar-se operacionais. O padrão de dor local ou referida produzido pela palpação do ponto-gatilho é consistente e caraterístico dos músculos envolvidos (Travell e Rinzler 1952; Bonica 1957; Kraus 1970; Simons e Travell 1983), e os padrões miotomais ou dermatomais não correspondem aos padrões de dor referida (Travell e Simons 1983; Rachlin 1994).

No início da idade adulta, os pontos-gatilho latentes afectam quase metade da população (Sola e Kuitert, 1955), e o trapézio e o elevador da escápula são os músculos mais comuns em que se localizam os pontos-gatilho latentes (Sola e Kuitert 1955; Sola et al. 1955). A inflamação localizada no local do ponto de gatilho, bem como em locais de dor referida (Travell e Simons 1983) são outros resultados clínicos associados ao ponto de gatilho.

Relativamente a uma dor específica do trapézio superior (TrP), a dor está relacionada com o processo mastoide unilateralmente a partir do trapézio superior e superiormente em torno da parte póstero-lateral do pescoço, o que constitui uma causa significativa de desconforto no pescoço ou de dor de cabeça (Winter 1944; Long 1956; Jensen et al. 1993; Sandrini et al. 1994; Sakai et al. 1995). A dor referida pode estender-se à parte lateral da cabeça, à parte posterior da órbita, ao ângulo da mandíbula e ao occipital (1952 por Travell e Rinzler; 1983 por Travell e Simons). Os nervos espinais das vértebras cervicais 2-4 e o nervo trigémeo que tem convergência de aferentes cervicais superiores (C1-C3) fornecem inervação sensorial a estas áreas de dor referida (Kerr e Olafson 1961; Kerr 1972; Abrahams et al. 1979; Sessle et al. 1986; Marfurt e Rajchert 1991).

Embora a investigação indique uma associação entre os pontos-gatilho miofasciais e o envolvimento muscular, os mecanismos de ativação dos TrP ou os mecanismos da dor referida ainda não foram determinados. Os pontos-gatilho miofasciais têm sido identificados através da palpação digital, da algometria de pressão e da eletromiografia. A algometria de pressão demonstrou ser uma medida fiável para a deteção de pontos sensíveis, com uma fiabilidade significativa inter e intra-avaliadores (Merskey e Spear 1964; Reeves e outros 1986; Fischer 1987; Airaksinen e Pontinen 1989; Scudds e outros

1989; Smythe e outros 1991; Delaney e McKee 1993; Tunks e outros 1995). O tratamento bem sucedido dos pontos de gatilho alivia frequentemente os sintomas de dor referida, incluindo sensibilidade palpável e edema.

A pressão digital prolongada sobre o ponto-gatilho e a inserção de uma agulha na pele (acupunctura) ou na fáscia sobrejacente ao ponto-gatilho ou nas fibras musculares superficiais fazem parte do tratamento destes pontos-gatilho. Além disso, a injeção de solução salina ou de anestésico local na pele, na fáscia ou no músculo também tem sido útil para reduzir a dor (Travell e Simons 1983; Wreje e Brorsson 1995). Outros tratamentos podem envolver calor, frio ou estimulação eléctrica na região do ponto de gatilho. O alívio sustentado dos sintomas envolve normalmente um programa de alongamento e reforço muscular, conforme indicado (Travell e Simons 1983; Rachlin 1994).

Nesta tese vamos falar sobre a dor no ombro e o seu tratamento através do agulhamento seco.

A dor no ombro é um problema de saúde muito normal. Um estudo recente indica que a incidência de síndroma de dor no ombro hemiparético após uma lesão cerebrovascular [AVC] varia entre 1 e 72% (1). Existe um risco acrescido de desenvolver dor crónica em doentes internados num centro de reabilitação com esta doença. Este problema causa um desconforto substancial no período agudo de reabilitação, diminui a atividade e impede grandemente o progresso da recuperação. Os principais sintomas são dores musculares generalizadas persistentes em repouso e após esforço muscular, sensação de rigidez muscular, perturbações do sono e exaustão. A sua evolução é sempre imprevisível e pode incluir vários mecanismos de dor.

Vários estudos demonstraram que as terapias múltiplas ajudam, mas é necessária uma avaliação mais sistemática da eficácia dos métodos terapêuticos físicos e não físicos. A existência multifatorial desta incapacidade de longa duração, que envolve frequentemente uma matriz de factores psicológicos, fisiológicos e sociais, é um desafio importante. A dor é causada por várias causas possíveis. Estas podem incluir: dor talâmica, luxação da articulação primária ou secundária, agravamento de lesões anteriores da coifa dos rotadores, sobrecarga gravitacional de toda a articulação parética, aumento do sobretom piramidal e síndromes complexos de dor regional.

Para estas pessoas, a incapacidade a longo prazo e a dor crónica têm um efeito enorme, sendo necessário tomar medidas precoces para evitar a criação de problemas a longo prazo. Uma série de estudos demonstrou que a prevenção é predominantemente a base para a gestão ideal da síndrome.

É possível que a fase aguda seja a fase em que a dor é mais suscetível de cuidados preventivos. No entanto, tem sido difícil evitar a longo prazo a dor no ombro decorrente da hemiparesia, e não há consenso sobre os métodos de intervenção a utilizar. Vários tratamentos foram tentados para tratar a dor no ombro hemiparético, mas não tiveram um efeito conclusivo no alívio dos sintomas. Tanto os métodos não farmacológicos [por exemplo, o recondicionamento físico] como os farmacológicos estão envolvidos no tratamento. Normalmente, os doentes são tratados com medicamentos psicotrópicos, como a amitriptilina ou anti-inflamatórios não esteróides, num esforço para aliviar o desconforto e potencialmente melhorar o humor, o sono e a cooperação fisioterapêutica.

A equipa multidisciplinar deve evitar lesões na perna afetada, incluindo os doentes e os prestadores de cuidados. Para evitar o desconforto, podem ser utilizados apoios de espuma ou cintas de ombro. Embora ainda não haja um consenso geral sobre a sua utilidade ou inutilidade final, as fundas sobre o braço devem ser evitadas.

Em geral, os programas de gestão consistem nos seguintes elementos: a. Quando o doente está sentado, apoio externo para o membro superior afetado; b. Posicionamento cauteloso na cama; c. Alongamentos estáticos posicionais e cinesia numa base regular; e restrição periódica da omoplata para preservar a simetria postural. Uma vez que o tratamento precoce conduz a melhores resultados, recomenda-se o tratamento físico precoce. O agulhamento a seco dos pontos de gatilho [TrPs] da síndrome da dor miofascial [MPS] nos músculos afectados é um tipo de fisioterapia que se acredita ser bem sucedido.

Nesta investigação, como um passo inicial nos programas de recuperação, explorámos o impacto do agulhamento seco profundo na dor hemiparética do ombro em sobreviventes de AVC.

Tal como definido no "modelo de dor neuropática", o raciocínio para o procedimento centrou-se no sucesso amplamente documentado do agulhamento seco na dor neuropática. Um fenómeno digno de nota, denominado hipersensibilidade tátil progressiva, foi identificado por Woolf. Os sinais do ombro hemiparético transportados pelas fibras C periféricas podem ser interpretados como dor. Em 5-84 por cento dos sobreviventes de AVC, a dor no ombro hemiparético é relatada, estando frequentemente associada a alterações na dinâmica funcional devido a paresia ou fraqueza. A dor no ombro é um problema de saúde importante com uma prevalência de 25 por cento na população em geral. Tekavec et al referem que a síndrome da dor subacromial é a condição mais prevalente.

Com custos anuais por doente estimados em V4.139 nos cuidados de saúde primários e custos diretos para o tratamento de perturbações do ombro nos Estados Unidos superiores a 7 mil milhões de dólares, o peso social da dor no ombro é substancial. A primeira escolha terapêutica para as pessoas com dores no ombro é o tratamento conservador; no entanto, o método de tratamento mais eficaz é incerto. Embora sejam necessários mais estudos, é provável que o exercício terapêutico demonstre o mais elevado nível de evidência para o tratamento de perturbações de dor no ombro, incluindo a síndrome de dor subacromial. De facto, o Guia de Prática Clínica para a síndrome da dor subacromial da Associação Ortopédica Holandesa recomenda o exercício como primeira opção terapêutica, mas também que a inativação dos pontos de gatilho (TrPs) no ombro deve ser considerada.

As TrPs são caracterizadas como pontos sensíveis hiper-sensíveis que são dolorosos, evocam dor referida e geram disfunções motoras em bandas tensas dos músculos esqueléticos. Estudos anteriores demonstraram que as TrPs activas reproduzem os sintomas sofridos por indivíduos com síndrome de dor subacromial nos músculos do ombro.

Meta-análises recentes indicam que a TrP-DN pode ser benéfica imediatamente após e a médio prazo para a dor no pescoço e no ombro. No entanto, nenhuma pesquisa estudou os efeitos a longo prazo do TrP-DN em pacientes com dor no ombro. O nosso objetivo foi realizar um ensaio clínico aleatório para comparar a eficácia a um ano da inclusão de TrP-DN na dor e incapacidade num programa de exercícios para pessoas com síndrome de dor subacromial.

São recomendados vários procedimentos para o tratamento de TrP activas, sendo os métodos mais utilizados o tratamento manual de TrP activas, as injecções de TrP e as agulhas secas (DN). A terapia manual dirigida às TrP activas nos músculos do ombro pode ser utilizada com sucesso para aliviar o desconforto e melhorar a funcionalidade em pessoas que sofrem de dores no ombro e de dores no ombro TrP-DN I. Terapia manual.

As perturbações da coifa dos rotadores são consideradas como uma das causas mais comuns de dor e incapacidade no ombro, tanto no tratamento primário como secundário, especialmente quando a condição do ombro resulta da síndrome do impacto subacromial. Após a publicação do seu artigo em 1972, Charles Neer deu a definição de síndrome do impacto do ombro. Atualmente, o termo "impacto do ombro" é um grupo de palavras que define principalmente a dor na zona do ombro devido ao "impacto" mecânico do rotador ao passar por baixo do ligamento coracoacromial.

Se o impacto esquerdo da coifa dos rotadores não for tratado, o tendão rompe-se parcial ou totalmente. Este é também um diagnóstico clínico e o exame inicial é fundamental para reconhecer uma perturbação do ombro na lista diferencial como causa específica da dor no ombro. A deteção precoce e o tratamento subsequente também são importantes, pois podem levar a um menor risco de progressão do impacto, causando desconforto, diminuição da atividade e rupturas rotacionais parciais ou mesmo completas para que os doentes se tornem cada vez mais mórbidos.

As melhorias nas modalidades de imagem tornaram mais compreensível o mecanismo patológico e as causas especiais da impactação do ombro. As radiografias simples são úteis como sistema de medição inicial do ombro na maior parte das doenças do ombro, mas são tipicamente normais no início e requerem a complementação com outros métodos de imagem, como a ultrassonografia e a ressonância magnética, para as perturbações da mangueta rotativa, incluindo o impacto do ombro. Estão disponíveis várias opções de tratamento, dependendo da fase da doença e dos factores particulares do doente; no entanto, deve existir um plano de tratamento claro.

Na maioria dos casos, uma tentativa de solução conservadora seria inteiramente suficiente para resolver os sintomas, mas, em alguns casos, existem diferentes opções de cirurgia que corrigem a causa dos sintomas de impacto, ou seja, o acrómio, a coifa rotativa ou os dois.

PATOLOGIA

Três ossos, a omoplata, as clavículas e o úmero, formam a cintura escapular. Existem também três articulações principais no ombro, as articulações esternoclavicular, acromioclavicular e glenoumeral. A articulação glenoumeral é a mais móvel dentro do corpo e depende, no seu amplo movimento, dos estabilizadores estáticos e dinâmicos. Os músculos à volta do ombro, incluindo a braçadeira de rotação, estão ligados aos estabilizadores dinâmicos.

A patologia do impacto subacromial envolve tipicamente um mecanismo mecânico repetitivo persistente, em que o tendão da articulação da coifa em rotação é regularmente espremido e se verifica um microtrauma sob o arco coracoacromial. Com o braço afastado ou rodado, a largura do espaço muda subacromialmente e a braçadeira é cada vez mais comprimida. Em 90 graus de abdução com 45 graus de rotação interna, o supra-espinhoso está na parte frontal inferior do acrómio em contacto mais próximo.

Os doentes com impacto parecem rodar os braços para fora de modo a que a braçadeira cubra a parte mais larga da região subacromial para aliviar os sintomas. O tendão supra-espinhoso no impacto do ombro é o músculo da manga rotativa mais frequentemente envolvido. O seu fornecimento de sangue provém principalmente das artérias circunflexas umeral anterior e supraescapular. Existe uma zona avascular ou "crítica" no tendão supra-espinhoso perto da sua inserção na tuberosidade superior. Normalmente, existe aqui um "impacto" e verificou-se que esta zona se desenvolve numa área de idade avançada.

Fases da dor no ombro:

A fase 1 identificou a fase do tendão da articulação da coifa dos rotadores, com inflamação aguda, edema e hemorragia. Esta fase é tipicamente reversível com cuidados cautelosos em doentes mais jovens, com menos de 25 anos.

A fase 2 afecta os pacientes com idades compreendidas entre os 25 e os 40 anos e representa uma continuação mais irreversível do processo referido na fase 1. Quando o tendão incha, o problema é ainda mais perpetuado pelo aumento da fricção. Nesta fase, surgem fibroses e tendinites no tendão da coifa rotativa.

A fase 3 inclui normalmente doentes idosos com mais de 40 anos de idade. O principal fator nesta fase é o facto de o tendão do rotador da manga, sob a forma de rupturas parciais ou totais da manga, ter sido realmente perturbado mecanicamente. Alterações na arca coracoacromial, por exemplo, também estão a ocorrer neste momento, o que também pode reduzir a espacialidade sob o acromial. Para além do impacto subacromial, os impactos sub-coracóides e a impressão interna são também causas menos comuns de dor no ombro. Uma causa relativamente pouco comum de dor anterior do ombro é o impacto sub-coracoide.

Os sintomas surgem quando o coracoide e a tuberosidade inferior do úmero lesam o subescapular. Em tarefas que envolvem flexão para a frente, adução e rotação interna, apresenta-se normalmente com dor na articulação anterior do ombro. Em doentes com um coracoide proeminente, parece ocorrer numa flexão para a frente e numa rotação interna do ombro. A síndrome do impacto interno ou pós-superior é ambígua, com algumas explicações propostas. Envolve instabilidade inicial anterior do ombro ou micro instabilidade, contração pós-abcesso ou discinesia escapular. Exemplos envolvem: No entanto, este tipo particular de impacto ocorre quando o braço é retirado em extensão e rodado externamente, causando contacto interno entre a mangueta do rotor posterior e o aspeto pós-relacionado da glenoide.

CLASSIFICAÇÃO

É possível que os processos envolvidos na síndrome do impacto sejam multifactoriais. No entanto, a própria dor no ombro é classificada como primária e secundária, sendo que a dor primária no ombro está associada a um compromisso mecânico entre a coifa dos rotadores devido a causas intrínsecas, extrínsecas ou a uma mistura das duas, nem sempre totalmente clara na interação exacta entre as duas. As causas do próprio tendão estão relacionadas com um problema secundário a procedimentos agudos ou crónicos.

A causa mais comum de falha é a mangueta degenerativa e ocorre tipicamente em idosos após um procedimento repetitivo persistente previamente descrito. As causas agudas incluem um incidente traumático ou uma tendinite calcificante, ambos podendo afetar a manga giratória e provocar roturas parciais ou totais. Quando o membro superior é sujeito a uma força violenta, ocorrem as falhas traumáticas da manga, e a manga giratória suporta então uma laceração traumática. Em alguns casos, os tendões podem convulsionar a sua fixação artificial. A tendinite cálcica do ombro é um processo que geralmente envolve a deposição de cálcio nos tendões da manga rotativa e pode causar dor aguda no ombro.

A patogénese não é totalmente clara, mas a massa calcificada que ocorre no interior do tendão pode contribuir para o impacto do arco subacromial e subsequentes problemas da coifa dos rotadores. A forma do acrómio, a fixação do ligamento coracoacromial e as alterações na articulação acromioclavicular têm sido implicadas como causas de dor primária no ombro por causas extrínsecas. Em particular, no que diz respeito ao acrómio, Bigliani dividiu-o em três tipos, com a incidência de impacto a aumentar gradualmente do acrómio de tipo 1 para o de tipo 3.

O tipo 1 refere-se à forma plana do acrómio, o tipo 2 representa um acrómio mais curvo que é paralelo à cabeça do úmero e um acrómio de tipo III é aquele em que a ponta do acrómio é em gancho e pode também influenciar a elevação do braço da coifa dos rotadores. Verificou-se que os doentes com um acrómio de tipo 3 têm um risco acrescido de serem impingentes. Algumas causas extrínsecas incluem osteófitos que são secundários à osteoartrite sob a articulação acromioclavicular, bursite subacromial e, entre outras, um ligamento coracoacromial espessado. Todos estes factores diminuem o espaço subacromial e podem contribuir para o impacto da braçadeira e para a falha.

Qualquer gatilho que contribua para a disfunção do movimento glenoumeral e/ou escapulotorácico pode também levar ao impacto subacromial. O ato de lançar pode subsequentemente levar ao processo patológico delineado por Neer em atletas onde é necessária uma operação aérea repetida. O impacto secundário está tipicamente associado à instabilidade glenoumeral resultante da atividade aérea repetida. Ludewig et al. efectuaram uma investigação para analisar a translação do úmero em doentes com dor no ombro. Concluíram que as variações cinemáticas encontradas na sua análise eram consistentes com potenciais diminuições do espaço subacromial e poderiam, por conseguinte, levar ao desenvolvimento ou progressão dos sintomas de dor no ombro.

Struyf et al. analisaram a literatura sobre a localização da escápula entre ombros não afectados e com dor no ombro. Descobriram variações entre estes grupos, embora a literatura sobre a posição de repouso da escápula fosse inconsistente. A maioria dos investigadores concordou que a omoplata se inclina para trás e roda tanto para cima como para fora durante a elevação do ombro. No entanto, observaram que havia uma diminuição do movimento escapular para cima, uma diminuição da inclinação posterior e uma diminuição da rotação externa em pacientes com dor no ombro.

AGULHAMENTO SECO PARA A SÍNDROME DA DOR MIOFASCIAL (DOR NO OMBRO)

Estão disponíveis vários serviços de fisioterapia para o desconforto no ombro. A desativação dos pontos-gatilho miofasciais (MTrP) foi destacada em vários estudos como uma técnica eficaz no tratamento da dor no ombro, tendo sido registada uma diminuição do número de MTrPs após uma fisioterapia personalizada eficaz. Atualmente, no tratamento da dor no ombro, nenhum estudo se concentrou na redução da dor nocturna. O agulhamento seco profundo (DDN) em muitas síndromes de dor é reconhecido como uma técnica importante direcionada para o tratamento dos MTrPs.

O objetivo da intervenção com agulhas secas profundas (DDN) no ponto de gatilho (inserção repetida de agulhas) é desativar (remover a fonte periférica de entrada nociceptiva persistente) o ponto de gatilho através da rutura mecânica dos nós de contração que esticam o sarcómero da contratura e alterar o ambiente químico do ponto de gatilho como uma região que acumula múltiplos nociceptores sensibilizados.

O agulhamento a seco pode ser uma excelente solução terapêutica para as dores nos ombros, mas depende efetivamente da causa das dores nos ombros. É evidente que há muitas causas para a dor no ombro. Para outros, quando tentam descobrir o que está errado, isso pode parecer assustador. No entanto, um desequilíbrio dos músculos à volta do ombro é uma das causas mais comuns de dor no ombro relacionada com o movimento. Trata-se da "dor funcional do ombro". A dor é atribuível a uma caraterística inadequada do ombro. Um equilíbrio preciso entre mobilidade e estabilidade requer um movimento eficiente do ombro. Infelizmente, certos músculos à volta do ombro, enquanto outros músculos estão inibidos e frágeis, são susceptíveis de se tornarem hiperactivos e de sofrerem cãibras. O ponto de gatilho miofascial pode ser causado por este desequilíbrio da função muscular. A dor no ombro também é causada por pontos de gatilho miofasciais. Além disso, o desequilíbrio da função muscular exerce uma pressão anormal sobre a articulação do ombro, o meio das costas e a coluna vertebral.

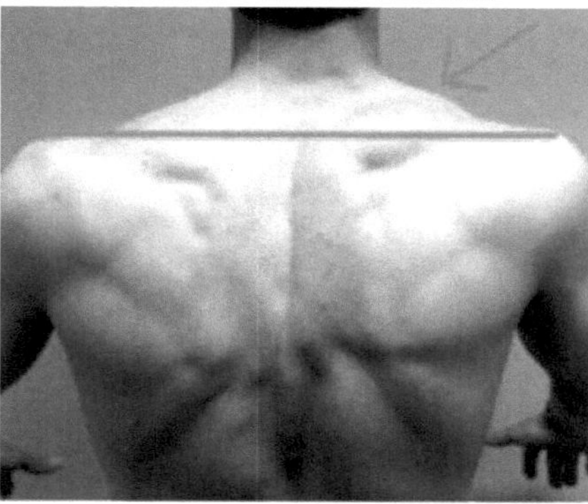

O desequilíbrio dos músculos do ombro leva a um encolher de ombros à direita. Isto pode causar dores no ombro e no pescoço.

Por vezes, com movimentos vigorosos do ombro e nós dolorosos nos músculos à volta do ombro e da omoplata, os indivíduos com esta forma de dor no ombro sentem uma dor surda em repouso, fadiga e dor. O repouso do ombro após o exercício pode evitar alguma da dor, mas a dor regressa quando a pessoa volta à atividade diária. Durante semanas ou anos, o desequilíbrio muscular pode continuar. Em última análise, a disfunção crónica do ombro conduz a alterações degenerativas das articulações e da postura em resposta ao longo do tempo a este stress anormal.

Dentro de uma banda esticada de fibras musculares esqueléticas, os pontos de gatilho são pontos isolados, focais e hiperirritáveis que geram dor local e/ou referida quando estimulados. O agulhamento a seco refere-se a um processo em que o ponto-gatilho é inserido com uma agulha fina para provocar uma resposta de contração e aliviar a dor. O agulhamento a seco refere-se a um procedimento no local do desconforto miofascial em que uma agulha fina é inserida na pele e no músculo. A agulha pode ser deslocada, rodada e/ou deixada no local durante 30 minutos, num movimento para cima e para baixo. Para controlar a dor miofascial, o objetivo é ativar os pontos de gatilho miofasciais subjacentes, os músculos e os tecidos conjuntivos.

O agulhamento seco pode ser realizado com agulhas de acupunctura ou agulhas hipodérmicas normais, mas sem a injeção de medicamentos (por exemplo, um estético, corticosteróides). O agulhamento seco é proposto para o tratamento de disfunções do músculo esquelético, da fáscia e do tecido conjuntivo; redução da dor periférica crónica; e redução das deficiências da estrutura e da função do corpo. A base fisiológica do agulhamento a seco depende dos objectivos do tecido visado e do tratamento. Os pontos de gatilho são os alvos mais observados. Dentro de uma banda esticada de fibras musculares esqueléticas, os pontos de gatilho são pontos isolados, focais e hiperirritáveis que geram dor local e/ou referida quando estimulados.

Os pontos-gatilho estão associados a isquemia e hipóxia locais, a uma diminuição drástica do pH, a dor local e de referência e a padrões alterados de atividade muscular. A ressonância magnética e a elastografia podem ser utilizadas para obter imagens dos pontos de gatilho. A fiabilidade da identificação manual dos pontos-gatilho ainda não foi desenvolvida. Ao provocar a contração e o subsequente relaxamento da banda tensa através de um reflexo da medula espinal, acredita-se que o agulhamento seco profundo inactive os pontos de gatilho.

Esta reação de contração local é caracterizada por uma contração ou ondulação muscular transitória, percetível ou palpável, e tem sido correlacionada com o alívio da atividade eléctrica espontânea; a redução de vários químicos relacionados com o sistema nociceptivo, inflamatório e imunitário; e o relaxamento da banda tensa. Pensa-se que o agulhamento seco profundo dos pontos-gatilho reduz o desconforto local e referido, aumenta a amplitude de movimentos e diminui a irritabilidade dos pontos-gatilho.

História e teoria do agulhamento seco do ponto de gatilho

O agulhamento seco moderno do ponto de gatilho surgiu com o trabalho de Karel Lewit da Checoslováquia. No seu trabalho clássico, explorou os efeitos a curto e a longo prazo do agulhamento a seco em 241 pacientes com 312 pontos dolorosos de MTrP no tratamento da dor miofascial. Em 86% dos casos em que a posição mais dolorosa foi ocupada pela agulha, registou um efeito analgésico imediato sem hipestesia. Popularizou a palavra "efeito de agulha", em que o efeito analgésico da agulha é diferente do efeito do medicamento injetável. Este facto é semelhante à investigação publicada por Kelly 40 anos antes (1941). No tratamento da dor miofascial, Kelly observou que as injecções de anestésicos locais não tinham melhor efeito do que a aplicação de soro fisiológico normal.

Para alguns, o agulhamento seco do ponto de gatilho pode parecer intercambiável com a Acupunctura Tradicional Chinesa (ATC); no entanto, as duas são distintas. A TCA baseia-se na ideia de que uma força vital ou energia chamada "Qi" (pronuncia-se "chee"), que circula entre os órgãos através de canais chamados meridianos, regula o funcionamento do corpo humano. Estes meridianos são redes de canais na pele e nos tecidos mais profundos do corpo com acupontos (locais receptores nociceptivos polimodais e únicos de alta densidade perto de estruturas neurovasculares e/ou vasos linfáticos).

A TCA indica que existem 12 meridianos primários, cada um correspondendo às principais funções ou órgãos do corpo. Em teoria, estes canais de meridianos fornecem vias migratórias para realizar várias funções fisiológicas para mastócitos, fibroblastos e outras células; o Qi deve fluir através de cada meridiano com a força e consistência corretas para manter uma homeostase óptima. Por isso, se um acupunctor sentir algum fluxo ou qualidade irregular de Qi em torno de um meridiano, o acupunctor agulhará o respetivo ponto de acupunctura, potencialmente normalizando o fluxo de Qi do corpo. Esta filosofia é utilizada pelos acupunctores para tratar não só distúrbios músculo-esqueléticos, mas também problemas de fertilidade, cessação do tabagismo, alergias, depressão e outros distúrbios que não são músculo-esqueléticos e neuromusculares.

Um modelo mais atual e alternativo para a acupunctura reconhece que as fibras nervosas A-delta são estimuladas através da injeção de uma agulha na pele (não necessariamente num MTrP), libertando assim péptidos opióides dos cornos dorsais dos interneurónios. Estes péptidos inibem a transmissão da informação nociceptiva transmitida à medula através das aferências sensoriais do grupo IV do corno intradural dos MTrP. Com a inserção da agulha secundária a uma corrente de lesão monofásica de baixa intensidade que é produzida em função da diferença de potencial elétrico entre a agulha e a pele, as fibras A-delta são também estimuladas. A combinação da estimulação mecânica e eléctrica das fibras A-delta é, possivelmente, o que impulsiona a resposta inibitória à dor relatada pela TCA.

Embora existam muitas teorias de prática que variam entre os institutos de acupunctura, toda a TCA se baseia na ideia taoísta de yin e yang.42 O taoísmo refere-se a uma "estrutura filosófica fundada por Lao-tzu e Chuang-tzu que promove uma vida simples e honesta e a não interferência no curso dos acontecimentos naturais. "Na filosofia e religião chinesas, yin e yang referem-se a dois princípios. A TCA incentiva os diagnósticos relacionados com os meridianos, como "deficiência de yin-yang nos rins, transbordamento de água" ou "calor húmido na bexiga".

Embora os acupunctores tradicionais chineses realizem normalmente uma anamnese multissistémica, o foco da sua avaliação é a forma, o revestimento e a cor da língua, bem como a cor do rosto e a potência, ritmo e consistência do pulso. A consistência destes marcadores é considerada um indicador do estado de saúde do paciente. Durante uma sessão, normalmente são necessários entre quatro e dez pontos de acupunctura, deixando as agulhas entre 10 a 30 minutos.

Os acupunctores tradicionais chineses também aumentam a sua prática com vários tratamentos adjuvantes, incluindo a utilização de corrente eléctrica entre as agulhas, moxabustão (queima de ervas logo acima da superfície da pele), massagem, ventosas e preparações à base de ervas. Um curso normal de acupunctura tem a duração de 6 a 12 sessões durante um período de três meses, seguido de um tratamento de "manutenção".

Vários académicos observaram que a sua utilização é validada pela base empírica da neurofisiologia da dor e pelos mecanismos do agulhamento seco. Este método baseia-se num modelo diferente da acupunctura e é tipicamente dividido em três esquemas comuns: 1) um modelo radicular; 2) um modelo de sensibilização segmentar da coluna vertebral; e 3) um modelo de ponto de gatilho.44 O modelo radicular é um modelo de ponto de gatilho.

"De acordo com esta regra, a saúde e a integridade das estruturas inervadas dependem do fluxo livre de impulsos nervosos que proporcionam um efeito regulador ou trófico.48 Numa série de neurónios eferentes, quando este fluxo livre de impulsos é inibido," desenvolve-se uma maior irritabilidade aos agentes químicos.

O segundo modelo é chamado de modelo de sensibilização segmentar da coluna vertebral, e foi desenvolvido por Andrew Fischer. Ele indicou que a compressão da raiz nervosa, o estreitamento do espaço foraminal e o entorse do ligamento supra-espinhoso são frequentemente causados por espasmos musculares paraespinhais. Por conseguinte, Fischer afirma que os bloqueios de reinjecção, o agulhamento seco e/ou húmido, a penetração (injeção) de pontos dolorosos e pontos de gatilho, os bloqueios somáticos, as estratégias de pulverização e alongamento e os exercícios de relaxamento são a terapia mais eficaz para a dor músculo-esquelética. Fischer afirma que a utilização da agulha e a infiltração de anestésico local é desejável para obter um alívio a longo prazo da dor muscular e a normalização da sensibilidade.

O modelo de sensibilização segmentar da coluna vertebral e o modelo radicular são diferenciados por muitas diferenças principais. Estas variações incluem, mas não estão limitadas a: 1) o uso de agulhas de injeção por Fischer vs. as agulhas de acupunctura de Gunn; 2) a identificação por Fischer dos MTrPs vs. Gunn que minimiza o seu significado; e 3) a introdução de novas pesquisas no modelo de Fischer vs. Gunn que não foi criado muito depois da sua criação em 1973.

O modelo do ponto de gatilho é o último e o mais utilizado modelo de agulhamento seco. Este modelo nasceu do estudo e das descobertas de Janet Travel (1901-1997). Para aliviar as perturbações visuais, motoras e autonómicas que podem ocorrer secundárias aos pontos-gatilho miofasciais, os clínicos que aderem a este modelo visam explicitamente os pontos-gatilho miofasciais. Em contraste com outras abordagens tradicionais, o modelo dos pontos-gatilho defende que a inativação dos PTM através de agulhamento seco é o meio mais rápido e eficaz de reduzir a dor.

Embora o mecanismo real do agulhamento a seco continue a ser debatido, a reação de contração localizada normalmente evocada com o agulhamento a seco pode perturbar o ruído da placa terminal motora, causando um efeito analgésico. Esta reação de contração localizada ajuda a relaxar as ligações actina-miosina que limitam as bandas apertadas quando combinadas com o alongamento. Para além disso, o agulhamento a seco dos MTrPs ajuda a normalizar

Os defensores do modelo do ponto-gatilho concordam que apenas uma faceta de um plano de cuidados do doente pode ser o tratamento dos PTM: o alongamento, a mobilização articular, a reeducação neuromuscular, o reforço e outras medidas semelhantes também devem ser utilizadas. É este modelo de agulhamento seco do ponto de gatilho que o resto deste comentário irá explorar.

Técnica de agulhamento seco do ponto de gatilho

Uma técnica correta de DN começa com a deteção e remoção dos doentes, onde são induzidos efeitos adversos. Técnica de DN A DN não deve ser administrada nos seguintes casos: 1) doentes com fobia a agulhas; 2) doentes sem autorização, 3) doentes com história irregular de reacções a agulhas ou intravenosas, 4) doentes em emergências médicas e 6) doentes com cuidados anticoagulantes ou com trombocitopenia, e 7) doentes com região ou membro linfoide. A DN não deve ser administrada como:

As contra-indicações relativas incluem, mas não se limitam a, taxas de hemorragia não controladas, enfraquecimento grave do sistema imunitário (por exemplo, cancro, VIH, hepatite, etc.), doença vascular, diabetes mellitus, amamentação, doentes frágeis, alergia epilética, alergia ao látex e a metais.

As contra-indicações relativas adicionais incluem o estado psicológico alterado, considerações anatómicas, agulhamento próximo de um local operatório nos quatro meses seguintes ao serviço e resistência reduzida (deve ser tomada extrema prudência em relação à pleura e aos pulmões, aos vasos sanguíneos, nervos, órgãos, articulações, implantes protésicos, implantadores eléctricos, etc.).

Um candidato perfeito para DN deve ter as seguintes qualidades: 1) um diagnóstico de fisioterapia que possa progredir com a DN de forma razoável; 2) a capacidade de compreender o que é feito e porquê; 3) a capacidade de interagir adequadamente com a sua própria resposta aos cuidados; 4) a capacidade de permanecer nos cuidados; e 5) a capacidade, em conformidade com as diretrizes clínicas, de consentimento informado. É importante ter o consentimento informado assinado pelo paciente até que os sinais, as contra-indicações e as precauções sejam investigados. Isto segue-se a uma discussão sobre a indicação e a intenção do tratamento, uma breve descrição geral do procedimento e uma discussão aberta sobre os riscos envolvidos.

A terapia começa com a colocação do doente numa posição confortável para expor os músculos a tratar. As posições podem ser supina, prona ou deitada de lado, e podem ser utilizadas almofadas e parafusos para o posicionamento dos doentes. Tendo em conta a possibilidade de síncope, não se recomenda a realização da DN numa posição sentada. Idealmente, o médico deve ver o rosto do doente de modo a obter informações diárias durante a operação, mas é adequado manusear o doente de forma suscetível. A desinfeção de rotina da pele visivelmente limpa antes do agulhamento não é necessária, de acordo com o trabalho de vários académicos.

As diretrizes de tratamento actuais na Índia sugerem o tratamento da pele com álcool isopropílico a 70 % antes da tricotomia, bem como a utilização de luvas durante a operação. O ponto de gatilho é definido pelos métodos de palpação anteriormente mencionados. O método da pinça é utilizado para levantar suavemente a pele. Para além disso, a palpação plana pode ser utilizada para verificar se a pele está frouxa. É introduzida uma agulha de filamento de alta qualidade, limpa, descartável e forte, diretamente através da pele ou por meio de um tubo guia.

A profundidade de penetração da agulha deve ser adequada à utilização da MTrP. As técnicas diferem quando a agulha penetra na pele e é posicionada no músculo; o profissional pode utilizar movimentos lentos e constantes de punção ou de pistonagem para dentro e para fora do músculo (designados por "nading dinâmico"), colocar a agulha in situ ou rodar a agulha durante várias voltas para extrair a fáscia ou os tecidos moles. Baldry sugere que se mantenha a agulha in situ durante 30 a 60 segundos para os "respondentes normais" e durante 2 a 3 minutos para os "respondentes pobres".

Os autores consideram que o agulhamento dinâmico é, na maioria dos casos, preferível ao agulhamento estático (não incluindo a estimulação eléctrica intramuscular), embora não exista consenso sobre qual a melhor técnica.

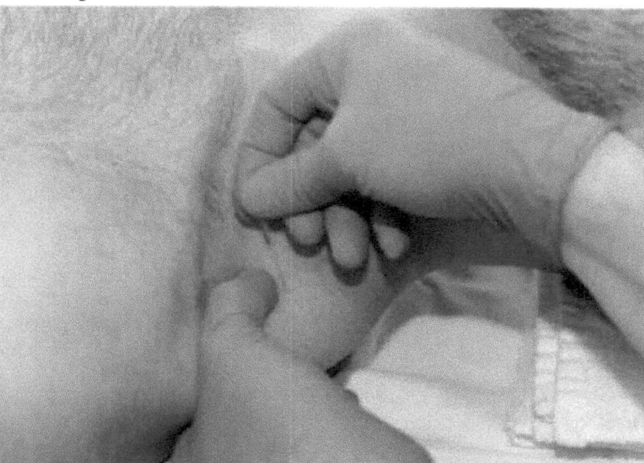

Quando é utilizada uma técnica estática, a estimulação eléctrica intramuscular (EIE) também pode ser aumentada. A eletroterapia tem demonstrado um relaxamento dos músculos e uma melhoria da circulação sanguínea local, pelo que também pode diminuir o tónus muscular e desfrutar de um melhor recrutamento motor utilizando o modo combinado com agulha seca. Embora haja muito pouca investigação para apoiar estes parâmetros, normalmente a EIE (frequentemente com forma de onda quadrada bifásica assimétrica) é utilizada ao nível motor do músculo com a frequência ao nível que pode produzir contracções musculares repetitivas à mesma frequência que é geralmente tolerável entre 2 e 4 Hz.

Se se pretende minimizar a dor neuropática, sugerem-se frequências entre 80 e 100 Hz que podem aumentar a libertação de ácido gama-aminobutírico, galanina e dinorfina, que podem, em última análise, atuar modulando a resposta à dor. Embora a DN deva ser acompanhada por todas as precauções e contra-indicações normais, devem ser observadas contra-indicações específicas quando a electroestimulação é administrada através de agulhas secas. As contra-indicações incluem, mas não incluem: 1) o paciente não conveniente ou fóbico que tem o potencial de estimular ou agulhar a coluna vertebral; 2) nenhuma agulha deve ser fixada ao redor da medula espinhal; 3) o paciente injetado; 4) a parte média ou inferior das costas, pélvica e abdômen na gravidez; 5) o seio carotídeo ou a laringe crônica próxima; As contra-indicações são: e

6) na região de desnervação sensorial. As contra-indicações acima enumeradas estão associadas à estimulação eléctrica para todos e não se referem exclusivamente ao agulhamento seco.

A severidade dos cuidados deve ser igual à tolerância do doente e ao seu aspeto patológico, independentemente dos procedimentos utilizados. O tecido deve ser comprimido com um cotonete após a retirada da agulha durante 5 a 10 segundos ou 30 a 60 segundos em caso de hemorragia, para garantir que a hemastase é suficiente.

Tenha em atenção que as agulhas são diferentes em tamanho e peso. Para a maioria dos músculos, é adequada uma agulha de 0,30 - 50 mm. O 0,30 é o tamanho da agulha e o 50 é o comprimento da agulha. O quadrado lombar é frequentemente utilizado numa agulha de 60 mm, enquanto o psoas ou outros músculos com profundidade semelhante são utilizados numa agulha de 750 a 70 mm. As agulhas de calibre de tecido mais pequeno têm um antebraço de .20 a 25 mm, uma face/cabeça de 24 mm e mãos ou pés de 25 mm. As agulhas de menor calibre são utilizadas para tecidos mais pequenos. Note-se que estas são, de facto, recomendações e não normas; a escolha do tamanho e do comprimento da agulha deve ser deixada ao critério do profissional de tratamento.

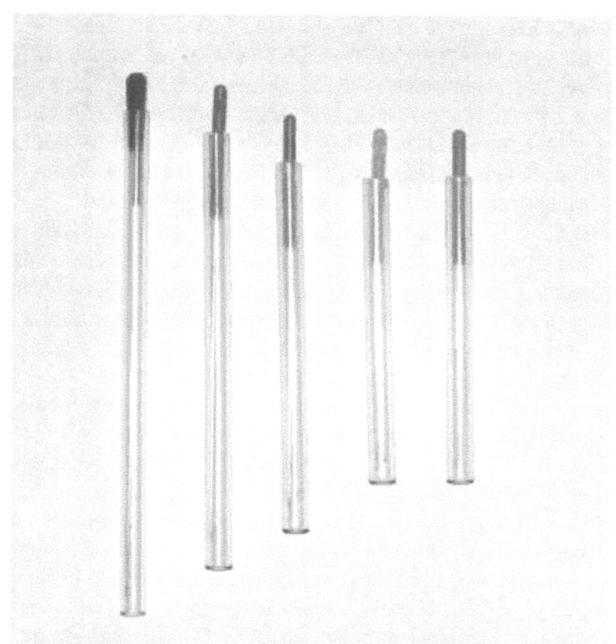

O agulhamento seco do ponto de gatilho é o mesmo que a acupunctura?

Uma comunidade específica não detém nem tem direito a uma determinada técnica no seio dos profissionais ou das disciplinas. No fim de contas, estas limitações seriam prejudiciais para os doentes, nomeadamente em medicina. Os quiropráticos, por exemplo, podem não ter uma área exclusiva de competências de manipulação; os fisioterapeutas e os médicos osteopatas utilizam frequentemente esta competência, uma vez que também eles possuem os conhecimentos necessários para utilizar eficazmente esta capacidade. Nenhum deles tem um tratamento natural ou homeopático à base de plantas, mas utilizam-no individualmente para melhorar os resultados dos doentes.

Tanto um carpinteiro como um cirurgião utilizam um martelo; deverá um possuir o instrumento, para excluir o outro? A grande disparidade entre as duas profissões está relacionada com a sua ideologia, raciocínio e tomada de decisões; a única coisa que têm em comum é a ferramenta.73 Acupunctura versus agulhamento seco é o mesmo argumento: Os acupunctores tradicionais chineses e os físicos que utilizam as mesmas agulhas para a DN. Mas, tal como um cirurgião, apesar de utilizar o mesmo dispositivo, um fisioterapeuta diagnostica e processa a dor e a disfunção de forma totalmente diferente de um acupunctor, que tem um processo de pensamento muito diferente do do carpinteiro.

É também imperativo que os fisioterapeutas esclareçam explicitamente que não praticam acupunctura para evitar mal-entendidos por parte do doente. Isto também é feito através dos formulários de consentimento e durante as interações com o paciente.

Definição de competência clínica

Embora DN não seja um sinónimo de acupunctura, os acupuncturistas afirmam frequentemente que os fisioterapeutas podem não ter experiência suficiente para conduzir a tecnologia em segurança. Os acupuncturistas têm de completar 3000 horas de formação antes de obterem uma licença da Associação Americana de Acupunctura e Medicina Oriental; afirmam que qualquer coisa menos do que isso constitui um perigo para o público em geral. Este argumento é, no entanto, inerentemente falho. Os acupunctores não ganham horas apenas pelos resultados da acupunctura. É preciso passar muito tempo a estudar anatomia, fisiologia, diagnóstico e a pesquisar a filosofia do Oriente e do Ocidente muito antes de qualquer paciente ver uma agulha inserida num aluno.

Os fisioterapeutas de nível de entrada necessitam de uma formação semelhante e aprofundada. O currículo de nível de entrada do fisioterapeuta abrange anatomia, histologia, fisiologia, biomecânica, cinesiologia, neurociência, farmacologia, patologia e ciências clínicas. Uma boa parte dos conhecimentos fundamentais sobre a utilização anatómica, fisiológica e biomecânica das agulhas secas está a ser ensinada como parte da formação de base ou do nível de entrada para fisioterapeutas.

Atualmente, não existe uma norma profissional que especifique a competência inicial antes de ser permitida a utilização de uma agulha seca. Até à data, cada Estado tem sido obrigado a identificar as suas próprias necessidades. Os Estados adoptaram uma vasta gama de políticas.

Em certos países, as agulhas secas são manuseadas da mesma forma que qualquer outro instrumento que um terapeuta utilizaria, mas os profissionais limitam-se a fazer aquilo para que foram educados e qualificados. Alguns países exigem que os terapeutas sejam pré-utilizadores do procedimento durante um determinado número de anos. No entanto, para que outros sejam considerados "competentes", o fisioterapeuta tem de obedecer às práticas e às leis do seu respetivo estado, independentemente da exigência. O fisioterapeuta deve cumprir este ato de prática e as leis.

Preocupações com o reembolso

Atualmente, não existe um código CPT para o agulhamento a seco. Parece que os códigos CPT 20552 e 20553 são suficientes (ambos para injectores de gatilho). No entanto, este código requer a administração de um medicamento injetável de acordo com as diretrizes da Medicare. Os códigos CPT 97780-97781 (códigos de acupunctura) não são suficientes porque o agulhamento seco não é acupunctura. A Declaração Oficial da APTA de 2014 intitulada "Physical Therapists Billing for Dry Needling" (Fisioterapeutas que facturam agulhas secas) aconselha os profissionais a reverem a cobertura regulamentar do pagador para determinar se o regulamento estabelece o código a utilizar para a comunicação.

É óbvio que o tema do reembolso da agulha seca não tem resposta e é muito diferente de um estado para outro. Além disso, é óbvio que as políticas de DN de terceiros pagadores mudam facilmente. Os terapeutas são também aconselhados a rever periodicamente estas políticas para avaliar corretamente a tecnologia.

5 coisas que deve saber sobre o agulhamento seco terapêutico

1. A agulhagem a seco pode ajudar a reduzir a dor e a dor.

Pode considerar esta técnica terapêutica quando tiver agulhas finas e estéreis que não requerem muito, ou mesmo desconforto, quando prescritas pelo seu médico. Um fisioterapeuta especialmente qualificado utiliza uma pequena agulha para aliviar a sensibilidade e a inflamação e/ou a cicatrização.

2. Como é que o agulhamento seco funciona com a tensão muscular crónica?

O músculo esquelético desencadeia um ponto de gatilho. Pode chamar-se-lhe um nó e pode causar mais dores do que apenas o músculo em que se encontra. A síndrome da dor miofascial é outro termo para um ponto de ativação. As bandas apertadas do esqueleto dentro de um grupo muscular mais vasto podem ser sensíveis a um ponto de gatilho noutras partes do corpo quando se entra em contacto com ele e se inflige dor.

Para aliviar o desconforto e/ou aumentar o movimento, o terapeuta utiliza agulhas secas para libertar o ponto de gatilho como parte de um plano de recuperação mais alargado. O agulhamento seco pode aliviar a tensão no músculo e melhorar a dor. Quando a agulha atinge o ponto de ativação, pode ocorrer uma contração, o que pode ser uma indicação de que a terapia funciona.

3. Onde é que os pontos de ativação ocorrem frequentemente?

No pescoço, nas costas e nos braços. Os corredores apanham-nas frequentemente nas pernas. Mas há muitas doenças que o agulhamento seco pode ajudar, incluindo

- Dor no ombro.
- Dores de cabeça.
- Dores no joelho.
- Tendinite de Aquiles.
- Ciática.
- Fascite plantar.
- Dores na anca e nos glúteos.

4. O agulhamento seco terapêutico promove a cura.

A tecnologia também pode ajudar em problemas musculares, como lesão de manguito giratório e ausência de pontos-gatilho. A agulha provoca uma pequena lesão no tecido, que estimula a circulação sanguínea e cicatriza a região.

5. O agulhamento seco é diferente da acupunctura.

Ambas são ideologias muito diferentes. A medicina ocidental é utilizada para o agulhamento seco medicinal. O foco da acupunctura é a medicina chinesa e o equilíbrio dos fluxos de energia no corpo.

CONCLUSÃO

O agulhamento seco de pontos de gatilho é uma técnica com raízes na ciência médica e pode ser utilizada para tratar várias patologias músculo-esqueléticas. Tem sido considerada segura, muitas vezes eficaz e consistente com o âmbito geral da prática de um fisioterapeuta. A DN não é sinónimo de acupunctura, que é uma disciplina e uma profissão licenciada. A técnica da DN deve estar ao alcance de qualquer profissão, desde que demonstre ter conhecimentos e formação suficientes. À medida que a fisioterapia avança como profissão, os terapeutas devem ser capazes de se envolver em conversas profissionais tanto com colegas como com adversários, de modo a elevar o padrão de cuidados, numa tentativa contínua de melhorar os resultados dos doentes.

Para os indivíduos que têm pontos-gatilho miofasciais associados a dores no pescoço e/ou no ombro e que recebem agulhamento seco dos pontos-gatilho, a evidência inclui ensaios controlados aleatórios e revisões sistemáticas. Os resultados relevantes são os sintomas, os resultados funcionais, a qualidade de vida e a morbilidade relacionada com o tratamento.

CAPÍTULO 2

REVISÃO DA LITERATURA

Travel e Simons (1983) desenvolveram a definição original e mais amplamente aceite de MPS no primeiro volume do The Trigger point Manual, publicado em 1983. A SPM foi definida pelos autores como dor regional com uma ou mais causas activas miofasciais (MTrPs). Aqueles que recomendam que se considere um diagnóstico específico e os profissionais de saúde não devem utilizar este termo para se referirem, em particular, a dores nos tecidos moles ou a outras situações que não têm uma categoria de diagnóstico adequada.

O MTrP ativo define esta síndrome dolorosa pela sua caraterística clínica e é definido como um nódulo palpável hiperirritável no esqueleto muscular. A compressão digital ou espontânea pode gerar dor. Pode exprimir um fascículo muscular típico estimulado por uma agulha seca ou por uma palpação de encaixe, ou pode apresentar um sinal de salto (Simons, 1996).

A fase ativa ou latente pode ser caracterizada por MTrP. Um MTrP latente vem de uma família de doenças que causam a aparência externa de uma dor, mas a dor real não causa a doença em si, como é o caso da artrite reumatoide. (Ge et al., 2012). Esta categoria só provoca dor quando a zona do correio eletrónico recebe uma quantidade indevida de pressão digital (Simons, 1996). Durante um período importante, foi efectuada investigação para demonstrar um limiar de baixa pressão para os MTrP latentes.

Neste caso, a causa das queixas sintomáticas ou das doenças foi o ponto de gatilho ativo. Nos MTrPs latentes, a PPT para MBTB é inferior ao risco. Por exemplo, um valor médio de pico de pressão de sopro de 188,1 (ou seja, 1,9) kg/cm2 para pontos de gatilho miofasciais efectivos nos músculos trapézio superior foi relatado por Llamas-Ramos et al. (2014). A palpação dos pontos de gatilho das estruturas dos tecidos moles não só provoca sintomas de dor no paciente, como também reproduz fenómenos autónomos, tais como vermelhidão da pele (reação vasomotora), inflamação rápida (reação sudomotora), mordedura de gaivota (reação pilomotora), lágrimas e visão turva (Travell e Simons, 1983).

As possíveis reacções realçam a natureza complexa dos PTM activos que podem restringir-se a dores musculares locais ou a dores complexas referenciadas (Mense e Gerwin, 2010). É evidente que o termo "gatilho" é um termo adequado para descrever o evento de projeção da dor devido à palpação muscular (dor referida). A compressão digital desencadeia a dor num local fora do sítio estimulado, particularmente nestes casos. No entanto, é importante notar que nunca é efectuada uma investigação sistemática da sintomatologia dos MTrP.

Travell e Simons publicaram dois manuais seminais para apoiar os clínicos, um para as extremidades superiores e outro para as extremidades inferiores em 1983 (Travell e Simons, 1983, Travell e Simons, 1992). Em 1992, as lições foram actualizadas e foi publicada uma segunda edição (Simons et al., 1999). Os livros de texto contêm vários diagramas corporais para vários músculos esqueléticos. As localizações e zonas de referência dos MTrPs comuns são descritas para cada músculo. A ilustração do padrão de dor foi baseada em um estudo experimental anterior realizado por Janet Travell e Seymour Rinzler, com uma população de 32 músculos e 1000 pessoas diagnosticadas com MPS (Travell e Rinzler, 1952). Os resultados do estudo foram publicados numa contribuição de

campo clássica intitulada "The myofascial genesis of pain" (Travell e Rinzler, 1952).
A MPS tem recebido mais atenção na pesquisa e na literatura clínica nas últimas décadas, e uma pesquisa realizada por especialistas americanos em dor mostrou um consenso básico de que a MPS é uma avaliação médica legítima (Harden et al., 2000). A MPS foi incluída no Currículo Básico para Educação Profissional em Dor pela Associação Internacional para Estudo da Dor desde 2005 (Charlton, 2005).
Os médicos devem estar familiarizados com as manifestações clínicas da MPS para poderem tratar eficazmente os doentes com perturbações músculo-esqueléticas graves. Os doentes podem apresentar queixas agudas e crónicas de MPS. Em ambos os casos, a sintomatologia relatada é essencialmente dor muscular e é definida como outras dores somáticas e viscerais, como dor incômoda, dolorosa e mal localizada (Mense, 2008, Bogduk, 2009). É frequentemente referida como profunda e pode imitar outras dores, como a dor radicular, quando referida (Reynolds, 1981). Ocasionalmente, pode estar associado a um elemento sensorial de parestesia (ou seja, formigueiro, ardor, picadas, cócegas) ou disestesia (ou seja, sentido anormal do tato) (Mense et al., 2001). Para os médicos, o diagnóstico da MPS pode ser um desafio, principalmente porque a dor pode ser sentida em outro local que não o de sua origem.
Além disso, à semelhança das lesões por efeito de chicote ou da lombalgia crónica, pode persistir muito tempo após a resolução da causa inicial. Nesta situação, são frequentemente registadas comorbilidades adicionais e a gestão do doente torna-se ainda mais complexa. O diagnóstico de MPS é freqüentemente subestimado em uma apresentação clínica tão complexa, levando a erros freqüentes no diagnóstico e tratamento dos pacientes (Fricton, 1994, Gerwin et al., 2004, Suleiman e Johnston, 2001). Simons (2004) comentou a importância de levar em conta os seguintes achados históricos para ajudar os profissionais a diagnosticar a MPS:
- Dor regional
- Início com sobrecarga muscular súbita
- Início com contração muscular sustentada em posição encurtada
- Início com atividade repetitiva.

As principais caraterísticas distintivas da MPS devem ser consideradas como MTrPs, e os clínicos devem desenvolver habilidades específicas eficientes para palpar e detetar a presença de músculos. Um MTrP demonstra uma estrutura anormal do músculo (ou seja, a banda tensa) e hiperalgesia localizada. Além disso, os MTrP podem afetar a função motora; tipicamente, uma diminuição da amplitude de movimento (Grieve et al., 2011, Grieve et al., 2013b), mas também a inibição do músculo ou desequilíbrios musculares (Lucas et al., 2010a, Roach et al., 2013). A banda tensa é uma banda linear de músculo que está endurecida. Esta não inclui o músculo como um todo, mas apenas um número limitado de fibras. De facto, em vez de uma consistência homogénea, um músculo afetado por um MTrP tem uma sensação heterogénea de zonas duras e moles (Mense e Gerwin, 2010).
Atualmente, sugere-se que a banda tensa consiste num número limitado de fibras contraídas contendo alguns sarcómeros constantemente encurtados, que se pensa estarem localizados perto da zona da placa terminal motora (Mense, 2008). O fenómeno sensorial de sensibilidade pontual está associado a esta contração muscular localizada. A possibilidade de definir a localização exacta da sensibilidade pontual é proporcionada por uma palpação manual suave ao longo da banda tensa. Quando se aplica pressão sobre a

sensibilidade do ponto, os doentes reconhecem frequentemente a dor como um sintoma familiar e respondem com um movimento instintivo ou uma exclamação no caso de um ponto hiper-irritável.

A fim de compreender e identificar a lacuna de investigação, foi recolhida e revista a literatura sobre dor no ombro, síndrome do impedimento do ombro, doença do ombro rotador, doença do ombro congelado, capsulite adesiva, tendinopatia, agulhamento seco, estimulação intramuscular e estimulação eléctrica. A fonte é proveniente de sistemas de bases de dados, tais como, para o período de 1975 a 2018, PubMed, PEDro, Scopus, Medline, Google scholar, Clinical Key, Embase, DOAJ, ProQuest, Sci-Hub, registos de ensaios clínicos de vários países, OMS. Além disso, a nossa coleção de artigos com texto integral publicado em língua inglesa é limitada.

Prevalência e etiologia das perturbações NSP a nível mundial

A prevalência global das perturbações NSP varia consoante os sexos, os grupos etários, as profissões e as regiões geográficas. Do mesmo modo, as variáveis físicas, psicológicas e relacionadas com o trabalho também dependem das causas do desenvolvimento de perturbações NSP. Estas variáveis variam consoante os sexos, os grupos etários, a localização geográfica e as profissões.

A ligação entre os atributos do paciente e a história médica em torno da anca e joelho, pé e tornozelo, pescoço e costas, cotovelo e ombro coortes fortemente musculadas foi avaliada por um estudo transversal de Perruccio et al. (2013). Os autores recrutaram os pacientes que procuravam cuidados ortopédicos neste estudo (n=1.948) utilizando o questionário para conter informações sobre o domínio do estado de saúde e outros traços de carácter relacionados com os pacientes. A sua amostra é constituída por 454 doentes com queixas no pescoço e nas costas, 767 com queixas na anca e no joelho, 378 com queixas no ombro e no cotovelo e 349 com problemas no pé e no tornozelo. Utilizando o modelo de análise de regressão de dois caminhos, analisaram a associação entre os dois domínios. Os resultados sugerem que, entre os doentes com queixas no ombro e no cotovelo, especialmente os sul-asiáticos, se registaram as piores pontuações de saúde geral.

Em 2003, Picavet et al. realizaram um inquérito neerlandês sobre o sofrimento músculo-esquelético, com o objetivo de conhecer a prevalência de doenças músculo-esqueléticas em vários locais anatómicos, incluindo o ombro. Os autores selecionaram uma amostra aleatória de 8.000 pessoas com 25 anos ou mais, com uma taxa de resposta de 46,9%. Quase três quartos (74,5%) da população neerlandesa com 25 anos de idade e, nos últimos 12 meses, 53,9% referiram dor músculo-esquelética (prevalência pontual) e 44,4% referiram dor músculo-esquelética ao longo de três meses. Os doentes referiram que a sua dor era superior a 3 meses. Isto significa que, nos últimos 12 meses, a dor no ombro é o segundo local de influência mais prevalente, a seguir à lombar, com uma prevalência de 30,3% e uma prevalência de 20,9%. Indicam também que a prevalência é de 15,1% de dor crónica no ombro. Alguns resultados interessantes do seu estudo incluem que 30% das queixas eram dor e 55% eram dores recorrentes.

Warnakulasuriya et al (2012) consideram que o público em geral, tanto nos países desenvolvidos como nos países em desenvolvimento, tem uma maior prevalência de perturbações músculo-esqueléticas relacionadas com o trabalho. Nesse contexto, a avaliação da prevalência e dos factores de previsão das dores músculo-esqueléticas em quatro populações profissionais teve lugar num estudo transversal (n=852 com 86% de taxa de resposta) no Sri Lanka. Entre os seus entrevistados encontravam-se prestadores de cuidados, operadores de computadores, trabalhadores dos correios e máquinas de costura, e foram entrevistados em vários pontos do corpo. Os resultados deste estudo mostraram que 12% e 30% dos trabalhadores informáticos e dos enfermeiros tiveram dores lombares durante um mês. Também descobriram que a dor no ombro era a mais elevada nos trabalhadores dos correios, com 23%.

Um estudo de 2013 sobre trabalhadores manuais latinos do sector avícola foi realizado por Rossenbaum et al. para compreender a saúde geral e ocupacional [42]. Na Carolina do Norte Ocidental, 516 trabalhadores avícolas e manuais latinos avaliaram a prevalência de síndromes de manguito rotativo e outras condições músculo-esqueléticas. Este estudo demonstrou que a segunda maior perturbação músculo-esquelética nestas forças de trabalho era o abafamento rotativo (n=76; 14,7%) perto da dor lombar (n=89; 17,2%). As perturbações músculo-esqueléticas são afectadas negativamente pelos imigrantes latinos avicultores e trabalhadores manuais a longo prazo, em termos de saúde geral e ocupacional.

Relativamente à gravidade dos sintomas, Ajidahun et al. (2013) estudaram a prevalência de perturbações músculo-esqueléticas em músicos instrumentais da África do Sul. A informação relativa às doenças foi recolhida utilizando o inquérito nórdico auto-administrado sobre músculo-esquelético e a gravidade da dor foi avaliada numa escala visual analógica. Foram examinados 20 músicos e a sua prevalência de 12 meses de perturbações músculo-esqueléticas, o que levou a uma estimativa de que as perturbações mais prevalecentes na África do Sul são as perturbações do ombro.

No Sudão [Bot et al. 2005], foram estudadas a ocorrência e a prevalência de queixas de dores nos braços, ombros e pescoço dos trabalhadores informáticos. Avaliaram os potenciais factores físicos e psicológicos de 282 trabalhadores de escritório de informática e estimaram a prevalência de várias perturbações músculo-esqueléticas durante um ano. Os 282 questionários foram preenchidos por 250 indivíduos e indicaram que 64% e 41% eram a maior frequência de sintomas no pescoço e no ombro. Além disso, o estudo considera que a má postura corporal quando se está sentado e as posições desconfortáveis do pescoço são os factores de risco comuns para as dores no ombro e no pescoço.

Com o objetivo de descobrir a incidência de queixas não traumáticas do braço, do pescoço e do ombro na configuração clínica dos cuidados primários da população holandesa, Feleus et al. (2008) realizaram um estudo observacional. De acordo com a classificação internacional dos cuidados primários no grupo etário entre os 18 e os 64 anos, foi documentado o registo de doenças e de condições clínicas específicas da região. Verificaram que, ao longo de um período de 12 meses, 21 médicos de clínica geral de 13 centros de cuidados primários diferentes tinham registado condições clínicas. A densidade de incidência calculada para 12 meses foi de 97,4/1000 indivíduos, com cada centro de clínica geral a registar 147 casos incidentes por ano. Este estudo também indicou que o principal contribuinte para a população holandesa em geral eram as queixas não traumáticas do ombro.

Um estudo (Silverstein 2002) realizado no Estado de Washington, nos Estados Unidos, para avaliar a incidência de perturbações músculo-esqueléticas não traumáticas dos tecidos moles entre os trabalhadores industriais a tempo inteiro, entre 1990 e 1998, indicou uma taxa média de queixas de 355 casos por 10 000 trabalhadores e perturbações músculo-esqueléticas associadas ao membro superior, em particular doenças da coifa dos rotadores, entre os trabalhadores industriais. A sua investigação indica igualmente que, na elevada incidência de perturbações músculo-esqueléticas não traumáticas relacionadas com o trabalho, as caraterísticas significativas da manipulação manual e do trabalho repetitivo desempenham um papel de causa principal.

Um estudo de Mehlum et al. (2009) tem por objetivo conhecer o contrato entre a dor musculoesquelética do pescoço e do braço relacionada com o trabalho, auto-relatada e confirmada pela perícia. A amostra é constituída por 217 trabalhadores que tiveram dores no pescoço e no braço na sociedade de saúde de Oslo no ano 2000/01 durante um mês. O doente e o perito concordam (na verdade, bastante elevado), e a dor no pescoço e no braço é relatada (76 e 85). A análise dos peritos e a comparação dos auto-relatos não revelaram qualquer simplificação excessiva da dor no pescoço e no braço.

Um estudo prospetivo de 18 meses foi realizado por Myers et al. nos EUA (2002) para determinar os factores de previsão das perturbações músculo-esqueléticas não traumáticas dos tecidos moles nos ombros dos enfermeiros. A incidência combinada de lesões nos ombros e nas costas entre 100 trabalhadores por ano é de 45,8 auto-relatados. Os autores referem que os problemas com a organização do trabalho podem ser o principal fator de previsão de lesões no ombro e nas costas dos profissionais de saúde.

Alipour et al. (2008), através de um inquérito seccional entre fabricantes de automóveis no Irão, avaliaram a dor não traumática no pescoço e no ombro e a sua associação com factores físicos e psicológicos do trabalho. Verificaram que a prevalência de sintomas de dor não traumática na garganta e no ombro em 14 384 trabalhadores passou de 20,5% para 3,9%. Identificaram como factores de influência para o desenvolvimento da dor no ombro e no pescoço, a duração do trabalho, o trabalho repetitivo, a posição no trabalho, as situações de trabalho difíceis, a falta de prática e de incentivo da cultura organizacional e a ansiedade face à mudança. Este estudo demonstrou que as perturbações músculo-esqueléticas dos membros superiores na população ativa dos países de baixo e médio rendimento são comuns. Mostram também que a prevalência de perturbações músculo-esqueléticas relacionadas com o trabalho é significativa em termos de factores físicos e psicológicos.

Numa amostra de dois anos de 5.604 trabalhadores industriais, Andersen et al. avaliaram os factores de risco e a sua capacidade de contribuir para doenças músculo-esqueléticas mais graves relacionadas com o trabalho em 2007. Cerca de 4.006 trabalhadores na linha de base e 3.276 ao fim de 24 meses encontraram dores em várias partes do corpo. Verifica-se que apenas 7,7% dos trabalhadores não tinham dores locais. O estudo concluiu que o trabalho repetitivo e a baixa satisfação profissional eram as principais causas de dores no pescoço e nos ombros e que os factores psicológicos contribuíam marginalmente para as perturbações músculo-esqueléticas relacionadas com o trabalho.

Devereux et al. [153] (2002) estudaram a potencial interação de factores físicos e psicológicos para o desenvolvimento de perturbações músculo-esqueléticas não traumáticas e dos membros superiores em 891 trabalhadores. Dos 869 indivíduos válidos, classificaram 564 trabalhadores em grupos de alto nível físico e psicossocial, alto nível físico e baixo nível psicossocial, baixo nível psicológico e baixo nível psicossocial. Utilizam a análise multivariada para analisar os factores físicos e psicossociais. Os seus resultados indicam que o avanço das perturbações músculo-esqueléticas não traumáticas no pescoço e no membro superior é significativamente influenciado por factores físicos e emocionais elevados.

Perturbações NSP na Índia

A carga de trabalho físico dos índios rurais é maior, mas o stress psicológico no trabalho e a ausência física são maiores nos índios urbanos. No entanto, as doenças NSP influenciam as acções das populações indígenas rurais e urbanas.

Em 2013, Tarique et al. efectuaram um estudo transversal da dor músculo-esquelética entre todos os agricultores do norte da Índia. Foram identificadas quatro doenças músculo-esqueléticas principais que afectavam os agricultores de Kanpur-Rural. Estas incluíam: dores lombares (60%), dores nos joelhos (39%), ombros (22%) e dores no pescoço (10%). Em comparação com as pessoas afectadas durante cerca de uma semana, os investigadores concluem que a percentagem mais elevada de dores crónicas comunicadas dura quase um ano. Além disso, concluem que outras condições músculo-esqueléticas críticas que afectam os agricultores no campo do estudo são as dores nos joelhos, nos ombros e no pescoço.

Girish et al. (2012) avaliaram a ocorrência de dores nos pés relacionadas com o trabalho em empresas de fabrico de mandioca no sul de Karnataka. Este estudo transversal recolheu informações sobre perturbações músculo-esqueléticas relacionadas com o trabalho junto de 246 trabalhadores de fábricas, 70 dos quais relataram experiência de dor. Dos 70 indivíduos, 11,8% queixavam-se de dores no ombro. A dor no ombro é a terceira perturbação músculo-esquelética mais comum, a seguir à dor lombar (32,4%) e à dor no joelho, de acordo com o relatório do estudo (30,9%).

Vasanth et al. (2015) investigaram e relataram uma prevalência de dor ao longo de um ano em trabalhadores da plantação de chá em Tamilnadu. Observou-se que 83,6% dos trabalhadores sofriam de dores músculo-esqueléticas, dos quais 59% tinham dores nos ombros relacionadas com o trabalho durante os últimos 12 meses, tendo sido selecionados 195 trabalhadores da indústria do chá (arranque) com idades compreendidas entre os 18 e os 60 anos por amostragem aleatória.

A prevalência de múltiplas perturbações relacionadas com o trabalho foi estimada num estudo transversal realizado por Mahopatra et al. (2017) com trabalhadores de perfuração manual no distrito de Udupi (leito do rio Swarna), no sul de Karnataka. As complicações relacionadas com o trabalho foram avaliadas com base na observação sistémica e em perguntas fechadas. O seu estudo mostrou que 93,34% da população referiu desconforto com dores músculo-esqueléticas entre os participantes selecionados. Além disso, as regiões mais frequentemente afectadas neste local de trabalho foram a região lombar (70%), o ombro (56,7%) e o pescoço (46,7%).

Prudhvi et al. (2016) efectuaram um estudo em Visakhapatnam, na Índia, sobre as perturbações músculo-esqueléticas associadas. Na sua investigação, a prevalência de problemas musculoesqueléticos auto-relatados em dentistas foi investigada ao longo de 12 meses. Os resultados mostram que 56% dos dentistas sentem dores no pescoço, 39% nas mãos e 18% nos ombros.

Bedi et al. (2015) realizaram um estudo transversal com 60 dentistas nas principais cidades do norte da Índia para determinar a dor musculoesquelética associada ao projeto. Na avaliação das perturbações músculo-esqueléticas, foram utilizados os métodos DMAIC (definir, medir, analisar, melhorar e controlar) e os resultados do estudo revelaram uma prevalência de 68,3 % de perturbações músculo-esqueléticas. Os seus resultados revelam também 47,8% de dores no pescoço, 39,1% de dores no ombro e 26% de dores no cotovelo.

Das et al. (2015) realizaram um estudo sobre as diferenças de género na prevalência de perturbações músculo-esqueléticas na agricultura de rícino na zona oriental da Índia (Bengala Ocidental) (n=220, mulheres=110, homens=110). Estão a avaliar as perturbações músculo-esqueléticas com questionários nórdicos modificados, bem como outros resultados da função pulmonar e medidas de análise da postura. Descobriram que muitas pessoas (99%) com desconforto em várias partes do corpo, ou seja, 93,8% das costas, 60,9% dos ombros, 53,6% das mãos e 80,9% dos joelhos, têm uma postura difícil e trabalho repetitivo durante um longo período de tempo.

Pontos-gatilho miofasciais nas perturbações NSP

A presença de MTrPs nos músculos da cintura escapular é amplamente discutida como um importante gerador de dor entre vários factores etiológicos não traumáticos. Os PTM têm uma relação estreita com estes factores, com base na prevalência e nos elementos etiológicos das perturbações NSP. A etiologia do mecanismo de formação dos pontos de gatilho é aceite para micro ou macro traumas causados por sobrecarga muscular e trabalho muscular sub-máximo sustentado.

Foram publicados dois volumes de livros didácticos sobre os MPS na estrutura geral do corpo por Travel e Simons (1999). No seu livro, descreveram o MTrP como um local hiperirritável dentro da faixa de aperto discricionária de um esqueleto. Sugeriram a informação mais aceitável sobre o mecanismo de formação dos pontos de gatilho e as potenciais manifestações clínicas nas fibras musculares esqueléticas. O funcionamento normal do sistema sensório-motor e do sistema nervoso autónomo pode alterar-se em função dos MTrPs nos músculos esqueléticos.

O estudo de revisão sobre os efeitos das MPS foi efectuado por Han et al, (1997). Examinaram e analisaram a literatura de revistas e selecionaram manuscritos para as suas investigações. Relatam que entre 30 e 85% das pessoas em clínicas de dor tinham uma incidência de MPS e MTrPs associados. Também referem que os MTrP nas mulheres são mais prevalentes do que nos homens e que o ombro é uma das áreas mais comuns de desenvolvimento de dor miofascial.

As conclusões de SHAKE et al (2005) revelaram-se muito úteis para compreender a atmosfera química dos MTrPs, um estudo microanalítico bem concebido de um ambiente químico. Os resultados mostram que a substância P, a norepinefrina, a serotonina, as prostaglandinas, a histamina e o TNF-alfa estão aumentados na área dos estímulos activos. Descobriram que os níveis de pH mais baixos têm MTrPs activos nos músculos.

Shah et al. (2008) efectuaram um estudo microanalítico diferente com MTrPs próximos e distantes sobre bioquímica associada à dor e à infeção. Mostraram que os MTrP activos dos músculos do trapézio são superiores aos dos músculos do gastrocnémio em relação às quimiocinas IL-8, IL6 e IL-1beta. Além disso, os seus resultados mostram que as MTrP activas são bioquímicas em concentrações elevadas em comparação com os músculos latentes e normais. Afirmam também que a formação de MTrPs é normalmente encontrada no trapézio superior do que nas musculaturas distais.

A literatura disponível sobre os mecanismos de formação de MTrP e os métodos de terapia para os desativar foi revista por Li WC et al. (2012). De acordo com a sua revisão, diferentes mecanismos contribuem para a formação de PTM. O aumento do nível de substâncias químicas, como a acetilcolina, a serotonina e a substância P, perto da extremidade do motor e a vários níveis do sistema nervoso, causou inúmeras ocorrências médicas. Concluíram que o sistema inibitório descendente, a dessensibilização central e periférica e a reflexão das vértebras são os mecanismos demonstrados activados pelas terapias com agulhas e pela acupunctura.

Edwards [89] (2005) examinou o distúrbio postural como uma das causas e factores de perpetuação da MPS devido a um ajuste defeituoso da posição do corpo. Em cinco pacientes, os pesquisadores investigaram a relação entre diferentes posições mal adaptadas e MPS. Descobriu que o uso frequente de um hábito postural defeituoso pode levar à formação ou perpetuação de MTrPs através de um sistema neuromusculo-esquelético. Sugere também que a correção destes hábitos posturais defeituosos pode ajudar a aliviar a dor intensa.

A presença de MTrPs nos músculos de pacientes com distúrbios de NSP (n=72) foi avaliada por um estudo observacional de Bron et al. (2011). Os participantes do ensaio aleatório controlado foram recrutados para estudar a eficácia da fisioterapia. O teste de correlação Spearman Ranking (rho) para a relação entre variáveis foi utilizado para avaliar a gravidade da dor no ombro e a incapacidade do membro superior e um número de MTrPs no músculo da cintura escapular. Em todos os pacientes, os autores encontraram MTrPs e relataram um número mediano de pontos-gatilho activos com 6 e pontos-gatilho latentes com 4. O estudo constatou que os MTrPs activos do infra-espinhoso e do trapézio superior foram mais comuns, e os MTrPs latentes foram identificados nos deltóides e redondos anteriores.

Um estudo sobre a contribuição da dor miofascial no diagnóstico e tratamento da dor no ombro foi realizado por Perez-Palomeres et al. (2009) O diagnóstico da síndrome do impacto do ombro e da tendinite da manga rotativa foi correlacionado com uma investigação transversal pormenorizada. Verificaram a existência de MTrPs utilizando ultra-sons. O seu estudo mostrou que os MTrP eram a principal causa de dor no ombro e realizaram um ensaio aleatório. Por fim, consideram que o diagnóstico da dor miofascial é essencial em várias perturbações do ombro para o tratamento da dor no ombro.

Cerezo-Téllez et al. (2016) realizaram um estudo transversal descritivo de base populacional para avaliar a prevalência de MTrPs activos e latentes em pacientes com dor crónica inespecífica no pescoço. O estudo inclui 224 participantes com dor crónica inespecífica no pescoço e um fisioterapeuta para a presença de MPS, que foram diagnosticados pelo seu médico de família. Os resultados do exame mostram que 93,75% dos participantes sofriam de MPS e MTrPs dos músculos trapézio.

Os MTrPs activos mais omnipresentes também chegaram à conclusão de que os MPS são uma fonte familiar de dor entre os indivíduos com dor de pescoço crónica não específica. A sua localização é 82,1 por cento à direita e 79 por cento (79 por cento) nas fibras quase horizontais do músculo trapézio superior. Em 2015, Sergienko et al. publicaram um estudo de investigação sobre a origem miofascial da dor no ombro. Os resultados dos MTrPs e da dor não específica no ombro foram examinados para melhorar o diagnóstico e o tratamento dos distúrbios da dor nos ombros. Foram investigados. Analisaram estudos que utilizaram o método de avaliação padrão para acionar a avaliação do ponto. Verificaram que o número de MTrPs activos nos músculos dolorosos do ombro é elevado no seu exame dos estudos de prevalência.

Também há relatos de diminuição do comprimento muscular, cansaço muscular acelerado, modo muscular incompatível e redução da inibição antagónica recíproca dos pontos de gatilho latentes dos músculos. Em conclusão, os pacientes com problemas no ombro concluíram que os MTrP são uma condição comum.

A Pesquisa Diagnóstica da presença de PTMs e suas caraterísticas entre trabalhadores manuais e de escritório foi realizada por Ferrez-de-los-Penas et al. (2014). Eles avaliaram a presença de MTrPs no pescoço, ombro e braço de 16 manuais e 19 trabalhadores de escritório. A média e a diferença padrão foram os MTrPs activos e latentes para a contagem muscular da cintura escapular e a pontuação média para os trabalhadores manuais foi de seis (DP: 3) pontos de gatilho activos e dez (DP: 5) pontos de gatilho latentes, enquanto a pontuação média para os trabalhadores manuais foi de seis (DP: 4) pontos de gatilho activos e 11 (DP: 6) pontos de gatilho latentes. Este estudo confirmou que o número de MTrPs activos e latentes entre trabalhadores manuais e informáticos não difere substancialmente dos músculos da cintura escapular.

No estudo de Skootsky (1989), havia 172 pessoas que visitavam o Centro de Cuidados Primários com prevalência de MPS. Identificaram 54 pacientes com queixas de dor e outros sintomas que cuidavam do seu cuidador. Foram identificados 16 (30%) (de 54) pacientes com MPS. Nos doentes que apresentavam dor desenvolvida devido à banda apertada de MPS, mediram o nível elevado da escala visual analógica. Os investigadores concluíram que os MTrP podem ser uma causa importante de dor em todo o corpo, incluindo o ombro.

A prevalência de PTM nos músculos do pescoço e da cintura escapular entre estudantes universitários durante o período de exames foi estudada por Kalichman et al. (2017). Procuraram comparar a incidência e a sensibilidade dos PTM com a posição da frente do pescoço de estudantes universitários durante o período de exames em comparação com o meio do semestre. Verificaram que, durante o meio do semestre e o período académico, havia 39 estudantes com MTrPs nos músculos do pescoço e da cintura escapular. No músculo esternocleidomastóideo, os resultados do seu estudo revelaram uma maior prevalência de pontos de gatilho activos para o trapézio superior e o elevador da omoplata. Concluíram que o programa prevalecente para a sua gestão foi recomendado aos estudantes de fisioterapia para o pescoço e o ombro de MTrPs activos e MTrPs latentes.

O estudo de revisão de Eng-Ching (2007) sobre a dor e a disfunção miofascial relaciona-se com o diagnóstico e a gestão precoces. O investigador afirma que a recolha rigorosa da história clínica e as competências de exame físico, os factores precipitantes e perpetuantes, as bandas tensas, os pontos de gatilho, os pontos sensíveis e os segmentos espinais sensibilizados são essenciais para o diagnóstico e a gestão precoces. Além disso, recomendam exercícios adequados para evitar a elevada taxa de recorrência da dor e da disfunção miofascial.

Manifestações clínicas dos MTrP

Os neurónios sensoriais periféricos e centrais são sensibilizados pelos pontos de gatilho miofasciais e as funções neuromusculares são alteradas. Na síndrome da dor miofascial, foram identificadas manifestações clínicas sensoriais, motoras e auto-sustentadas. Os pontos de gatilho miofasciais nos músculos da banda do ombro aumentam a dor no ombro, a limitação de movimentos e a evitação do medo.

A dor localizada e os limiares de dor de baixa pressão, juntamente com outros sinais clínicos de MPS, são frequentemente relatados em pontos-gatilho. Ge et al. (2008) diagnosticaram 19 dores únicas no ombro num dos músculos mais frequentes (i.e. infra-espinhoso) com MTrPs activos, para identificar a presença de MTrPs e limiares de dor de pressão das cinturas do ombro. A área do músculo infra-espinhoso foi dividida em 10 sub-áreas (cada área com 1cm2) e o limiar de dor foi medido bilateralmente em cada sub-área.

Foram inseridas agulhas secas para detetar e dessensibilizar os pontos de gatilho, provocando uma resposta local de Twitch ou dor referenciada. Foi observada uma diminuição do limiar de pressão no lado doloroso e foram identificados vários pontos de ativação no lado desconfortável do músculo infra-espinal. Os achados de Ge et al. indicam o potencial para hiperalgesia mecânica e sensibilização periférica de MTrPs nos músculos da cintura escapular. Os nociceptores que causam dor espontânea são estimulados pelos doentes, como a histamina, a substância P e outros, perto do MTrP.

Ge HY et al. (2011) realizaram um estudo para investigar se o padrão global de dor espontânea pode ser reproduzido pela dor local e referida dos pontos de gatilho activos em diferentes músculos através da estimulação manual de MTrP activos em doentes com fibromialgia. Afirmam que, após a estimulação manual, foram registados padrões de dor locais e referenciados como resultado de pontos de gatilho activos e latentes. Confirmam electromiografias de registo intramuscular de atividade eléctrica espontânea que existem pontos de gatilho. Os seus resultados mostram que, a partir deste último ponto de gatilho em indivíduos saudáveis, as áreas de dor local e referida causadas por pontos de gatilho fibromiálgicos activos críticos eram maiores do que as áreas de dor. Os autores concluíram assim que uma estimulação mecânica dos pontos de gatilho activos em vários músculos poderia reproduzir o padrão global espontâneo da dor fibromiálgica.

O ponto de gatilho nas fibras musculares não só provoca o estímulo nociceptivo, como também diminui a função do músculo, reduzindo o comprimento e a potência. Um estudo prospetivo descritivo de Gerber et al. (2012) utiliza os métodos padrão de avaliação para distinguir entre indivíduos com MPS dolorosa e indivíduos sem dor. Para avaliar a dor, a sensibilidade à pressão da dor, o movimento articular e a qualidade de vida, respetivamente, utilizaram uma escala visual analógica, a palpação manual e a algometria, a amplitude de movimento, o inventário da dor e a escala de incapacidade de Oswestry. Nos indivíduos com PTR activas, foi observado um aumento da pontuação de todas as medidas de resultado durante um período de três meses. Afirmam também que não houve dor espontânea em indivíduos sem um grupo de dor. No entanto, a dor foi causada pela palpação manual sobre pontos de gatilho ou áreas de nódulos contrácteis. O autor afirma que os métodos padrão de avaliação são utilizados para diferenciar entre os PTR activos e os seus sintomas e a síndrome latente de dor miofascial.

A imagem de entropia e a elastografia de vibração foram utilizadas por Turo et al. (2013) para visualizar a eco-textura e o défice de cor com MTrPs activos no músculo trapézio superior. Afirmam que os músculos trapézios superiores foram visualizados em todos os indivíduos e que a filtragem de entropia das imagens em modo B foi utilizada para analisar a eco-textura. A elastografia vibratória foi utilizada para realizar externamente vibrações no músculo a 100 Hz e para quantificar as regiões do défice de cor com imagens de variância de Doppler a cores.

Ao comparar as medidas de imagem com os resultados clínicos de um exame físico padronizado, verificou-se que os locais de MTrP activos (n = 14) apresentavam uma entropia significativamente mais baixa durante a elastografia por vibração em regiões maiores sem vibração, em comparação com locais de músculos saudáveis e não envolvidos (n = 15). Também mostrou que 69% de sensibilidade e 81% de especificidade foram produzidos na discriminação de MTrPs activos do músculo normal por uma combinação de análise de entropia e elastografia de vibração. Este resultado indica que, em comparação com o músculo normal não afetado, os PTM activos têm uma textura mais homogénea e uma rigidez heterogénea.

Nas fibras musculares esqueléticas, os pontos-gatilho miofasciais alteram o processo sensorial normal e manifestam dormência ou sensação de formigueiro ao sensibilizar os neurónios relacionados com a somatossensação. Com o objetivo de observar que a palpação manual sobre a coluna cervical não produzia os sintomas originais, Lane et al. (2017) examinaram uma mulher de 60 anos com queixas de dor no ombro e dormência no membro superior. Isso mostrou que queixas semelhantes relatadas pelos pacientes foram causadas pela pressão manual sobre o infra-espinhal e o redondo menor. Durante 2-3 sessões de agulhamento seco, eles trataram os mesmos músculos, e os sintomas de dor e dormência diminuíram completamente, mantendo um período de acompanhamento de 2 e 12 meses.

Um padrão de dor referida que foi descrito em pormenor por Travel e Simon é outra manifestação clínica significativa dos MTrP (2004). A causa significativa para o desenvolvimento da dor referida foi considerada como sendo a sensibilização segmentar dos pontos de gatilho nos músculos periféricos. A fim de estudar o padrão de dor referida em pacientes com MTrPs do músculo infraespinal, Poveda- Pagan et al. (2017) examinaram 133 pacientes com dor no ombro. Para 67 pacientes, eles usaram o DDN e para 66 pacientes, o método de palpação manual para induzir a dor referida. Eles descobriram que a dor referida foi reproduzida tanto pela DDN quanto pela palpação manual sobre os pontos-gatilho. Os autores sugerem que o DDN é um método mais acessível e útil para provocar a dor referida do que o método de palpação manual.

O seu estudo mostra ainda que a frente e a parte de trás do braço e o ombro anterior e posterior foram as áreas de dor referida mais elevadas, sugerindo que a dor referida é uma consequência clínica direta comum dos MTrP. A presença de uma quantidade aumentada de nor-epinefrina na vizinhança dos MTrPs altera as funções autonómicas, particularmente quando existem pontos de gatilho na região cervicobraquial.

A este respeito, a investigação de Moposoba e a publicada em 2015 confirma a existência de perturbações autonómicas em pacientes músculo-esqueléticos com MTrPs. Verificaram que, nos pacientes com caraterísticas mais paroxísticas de perturbações autonómicas, existe uma correlação clara entre a presença de MTrPs e os sintomas vegetativos.

Em 2015, as caraterísticas clínicas dos PTM na literatura disponível foram discutidas por Sergienko et al. Dois estudos descreveram maiores possibilidades para a presença de nós contrácteis com ou sem uma banda tensa, sensibilidade pontual, sinal de salto, reconhecimento da dor e padrão de dor referida, de acordo com a sua revisão. Em três estudos de prevalência, foi observado um elevado número de MTrPs activos nos músculos dolorosos do ombro, redução do comprimento muscular, fadiga muscular acelerada, padrão de ativação muscular inconsistente e diminuição da inibição recíproca antagonista nos músculos com MTrPs latentes. A prática clínica internacional tem observado a eficácia do agulhamento seco, da manipulação miofascial, da compressão isquémica, da terapia laser e do tratamento multimodal.

Nos PTM, a atmosfera isquémica (ou crise isquémica) é um dos principais factores causadores de dor através da redução do valor do pH. Uma nova técnica de imagiologia ultra-sónica para visualizar e caraterizar os PTM e os tecidos moles circundantes foi desenvolvida por Sikdar et al. (2010). Na vizinhança dos PTM, analisam quantitativamente as formas de onda da velocidade Doppler nos vasos sanguíneos para descrever o seu ambiente vascular. Para a compreensão da origem fisiológica das formas de onda de velocidade de fluxo, foi utilizado um modelo de compartimento de parâmetro fixo. Para a investigação, foram recrutados 16 doentes com dor cervical aguda. O ultrassom Doppler foi usado para obter imagens dos vasos sangüíneos no músculo trapézio superior na vizinhança dos MTrPs palpáveis, e seus achados preliminares mostraram que os MTrPs sintomáticos tinham velocidades de pico sistólico significativamente maiores e velocidades diastólicas negativas em comparação com MTrPs latentes e locais de tecido muscular. Usando a modelação de compartimentos, mostraram que as formas de onda de fluxo observadas podiam ser explicadas por um leito vascular constrito e um volume vascular aumentado com fluxo diastólico retrógrado.

A presença de MTrPs no músculo esquelético reduz a amplitude de movimento das articulações associadas. Um estudo sobre a relação entre os MTrP e a hipomobilidade articular foi efectuado por Fernández-de-las-Peñas et al., 1999. Verificaram que a hipomobilidade articular nos indivíduos com MTrPs constitui uma das manifestações clínicas significativas. Isto deve-se ao facto de os MTrP nos músculos limitarem a flexibilidade do músculo, o que provoca movimentos articulares dolorosos ou limitados. Este estudo de exame sugere que a hipomobilidade articular causada pelos PTM reduz os resultados funcionais dos pacientes. Os autores acreditam que o tratamento destinado a melhorar a hipomobilidade articular nos PTM é crucial para que o médico possa tratar eficazmente a SPM.

Em 90 pacientes com dor subacromial no ombro nos EUA, um estudo transversal de Kromer et al. (2014), analisou o efeito das crenças do comportamento de evitação do medo na incapacidade. Analisaram as relações entre as variáveis básicas de evitamento do medo (Fear Aid Questionnaire: Média FABQ- PA = 14,6; DP=4,9) e a incapacidade do ombro (Shoulder Pain and Disability Index: Média SPADI = 40,4; DP=17,0), utilizando análise de regressão. Verificaram que a crença na evitação do medo em indivíduos com síndrome de dor subacromial está significativamente associada (rho=0,40) à incapacidade do ombro na linha de base.

Um futuro estudo de coorte sobre cinesiofobia em dores não traumáticas no braço, pescoço e ombro foi efectuado por Feleus A et al. (1997). Os resultados do estudo mostraram que a pontuação média de base da TSK-AV era de 24,8 [DP: 6,2] e a pontuação média de base da TSK-AV era de 26,1 [DP: 6,6], que se manteve inalterada durante um período de continuação de 12 meses para os doentes não recuperados. Isto mostra que as queixas catastróficas, de incapacidade e musculoesqueléticas comórbidas estavam entre as associações mais influentes com a cinesiofobia. Verificaram também que a pontuação da cinesiofobia foi contribuída pela queixa do ombro, baixo apoio social, elevada somatização e grande angústia. Concluem que a pontuação média TSK-AV da sua população parece ser comparável à de outros prestadores de cuidados. Além disso, durante o período de acompanhamento de 12 meses, o grau de cinesiofobia nos doentes que não tinham recuperado manteve-se inalterado.

Zale et al. (2013) examinaram sistematicamente a extensão da correlação entre o medo relacionado com a dor e a incapacidade. Em condições músculo-esqueléticas agudas e crónicas, o estudo (n=41 de n=787) relacionou-se com o medo relacionado com a dor. Após as correlações entre o medo relacionado com a dor e a incapacidade em vários estudos, verificou-se que a relação era de 0,42, uma ligação moderada tanto no medo relacionado com a dor aguda como crónica e a incapacidade no caso dos doentes.

Gestão convencional

Na prática clínica de rotina, a fisioterapia, a eletroterapia, os analgésicos e os relaxantes musculares são utilizados para tratar os sinais e sintomas clínicos da doença NSP. A fim de descobrir as lacunas nos métodos de tratamento convencionais, foi efectuada uma pesquisa bibliográfica nesta área.

Van der Heijden et al. (1997) examinaram a eficácia da fisioterapia em doentes com perturbações dos tecidos moles do ombro, em estudos previamente publicados de 1966 a 1995. A validade interna dos estudos foi investigada e 6 dos 20 estudos foram estudados. Os resultados deste exame sistemático mostram que não há provas suficientes de que a terapia laser de baixa intensidade, o tratamento térmico, a terapia de frio, a eletroterapia, o exercício e a mobilização de distúrbios do ombro sejam eficazes. Os autores apontam para a ineficácia da terapia por ultra-sons e para os resultados insatisfatórios mesmo do laser e do tratamento manipulativo.

Green et al. (2003) efectuaram uma revisão da literatura disponível sobre o tratamento fisioterapêutico da dor, da rigidez e da incapacidade da NSP. Os dados obtidos de 1966 a 2002 foram extraídos utilizando a estratégia de revisão de grupo da Cochrane musculoskeletal. A qualidade metodológica de 26 estudos (mediana do tamanho da amostra = 48, variação = 14 a 180) foi incluída e analisada com duas revisões independentes baseadas no PEDro. Os resultados do estudo mostram que o exercício nas tendinopatias da coifa dos rotadores foi útil para a recuperação a curto prazo, e a mobilização do treino de exercício produziu mais benefícios para as mangas dos rotadores. Verificaram que o tratamento com laser é mais eficaz do que o tratamento com placebo para a capsulite adesiva, mas não para as tendinopatias da coifa dos rotadores. Assim, concluíram que o ultrassom terapêutico e a terapia de campo magnético não mostraram vantagens favoráveis em termos de capsulite adesiva ou doença da manga rotativa, e nada acrescentaram ao treino.

A eficácia dos exercícios posturais para os testes de força e de capacidade de carga foi avaliada no ensaio clínico aleatório de Van Eijsden-Besseling et al. (2008). A dor, a incapacidade funcional e a qualidade de vida foram avaliadas durante 12 meses em ambos os grupos, durante um período de 10 semanas. Não foram observadas variações significativas entre os grupos em todas as medidas de resultados, pelo que os investigadores concluíram que, entre as duas intervenções, não existe um tamanho de efeito observável.

Em 2005, Geraets, etc., comparou a eficácia de um programa de terapia graduada com os cuidados habituais em doentes com doenças crónicas do ombro. 176 doentes foram divididos em dois grupos, tratados durante um período de 12 semanas, e os níveis de incapacidade documentados antes e depois do tratamento foram registados no questionário de incapacidade do ombro. Os resultados mostraram que o programa de exercícios graduados, no entanto, teve efeitos pequenos a moderados quando comparado com o programa de cuidados habituais.

A fim de determinar a eficácia de vários tratamentos físicos conservadores para perturbações do trabalho do braço, pescoço e ombro em adultos, Verhagen et al. (2007) efectuaram uma análise sistemática de ensaios clínicos aleatórios de 1966 a 2005 em várias bases de dados. Foram selecionados 21 estudos de 126 estudos e entre 12 e 135 participantes (total de 2110 participantes). Os tratamentos conservadores foram combinados como formação, ergonomia, massagem, terapia manual e energia espiritual.

Os resultados desta revisão sistemática mostram que os exercícios são apenas massagens. Para além disso, a massagem acrescentaria efeitos de terapia manual. Os pacientes que apresentavam queixas nos braços, pescoço e ombros também constataram que havia falta de provas sobre a eficácia da intervenção.

A sua revisão sistemática dos métodos de manuseamento e da sua eficácia na gestão de distúrbios músculo-esqueléticos nos ombros foi focada por Ho et al. (2009). Examinaram os ensaios clínicos randomizados publicados até janeiro de 2007 e selecionaram 14 artigos a partir da ferramenta de triagem (escala PEDro). Os resultados dos estudos recolhidos foram analisados nos subgrupos diagnóstico de capsulite adesiva, ombros e disfunção. Os resultados desta revisão indicam que não há evidências claras do tratamento manual da síndrome do impacto em comparação com outras intervenções. Consideram que não existe uma vantagem adicional em relação a outro tratamento no caso da capsulite adesiva. Mostram também que a massagem e a mobilização conduzem a benefícios a curto prazo sem grupos de tratamento.

Lugo et al. (2016), através da realização de um ensaio clínico aleatório, avaliaram o efeito da injeção de lidocaína e da fisioterapia (isoladamente ou em combinação). As terapias foram realizadas em 41 pacientes com injeção de lidocaína e fisioterapia (10 min. de calor húmido, 0,8 W/cm2, pressão manual sobre pontos de gatilho durante 10 minutos). Foram realizadas em dois outros grupos, nos quais 43 foram submetidos a fisioterapia ou a injeção de lidocaína. Os pacientes continuaram o tratamento durante quatro semanas consecutivas, com três sessões por semana. Os resultados da análise mostram que as medidas de resultados primários e secundários dos três grupos não apresentam diferenças significativas.

Um estudo de controlo aleatório realizado por Bron (2007) examinou os métodos de tratamento físico para desativar os MTrP, a fim de reduzir os sintomas e melhorar a função do ombro no trabalho diário em populações de doentes crónicos atraumáticos do ombro, em comparação com uma estratégia de esperar para ver. O grupo de intervenção foi tratado com terapia convencional para desativar os pontos de gatilho miofasciais, dividindo 100 indivíduos em dois grupos. Estes foram tratados. Medem a função do membro superior, mas os resultados estatísticos mostram muito pouca diferença. Foi recomendada uma investigação mais aprofundada para avaliar os efeitos da intervenção tradicional da fisioterapia na desativação dos pontos-gatilho miofasciais nas perturbações NSP.

Os efeitos da massagem terapêutica com MTrPs na cabeça, pescoço e ombros de indivíduos saudáveis foram analisados por Delaney et al. (2002). A amostra é constituída por 30 adultos saudáveis que foram testados antes e depois da massagem terapêutica quanto à variável frequência cardíaca, pressão arterial sistólica e diastólica, tensão muscular e estado emocional. O seu estudo mostrou que as taxas cardíacas diminuíram, com pressão sanguínea sistólica e diastólica mais baixa, mas após a terapia de massagem de pontos de gatilho na área superior do corpo observaram uma melhoria no estado emocional e na tensão muscular. Isto sugere que a terapia de massagem da cabeça, pescoço e ombros com MTrPs é eficaz para melhorar a simpatia cardíaca, bem como para melhorar as medidas de relaxamento em indivíduos normais e saudáveis.

O agulhamento seco de pontos de gatilho é uma técnica de tratamento minimamente invasiva utilizada a nível mundial e também recentemente popular entre os profissionais de saúde na Índia. A história do DN, o seu mecanismo de ação e as suas vantagens fisiológicas e terapêuticas estão ainda a ser investigados.

Legge (2014) estudou a história da DN e forneceu aos prestadores de cuidados de saúde informações valiosas relacionadas com a prática da DN. Afirmam que os pontos de inserção das agulhas secas se baseiam nos resultados do exame e que os fluidos ou medicamentos são fornecidos através da seringa hipodérmica. O agulhamento seco não envolve a simples injeção de uma agulha em qualquer substância. Indicam também que a história da DN está indissociavelmente ligada à procura de um tratamento eficaz das perturbações músculo-esqueléticas dolorosas. Referem ainda que o desenvolvimento da teoria dos pontos de gatilho e, posteriormente, a utilização da DN como terapia, foram o resultado da investigação sobre a utilização de injecções, que causam e aliviam a dor nos tecidos musculares.

Concluiu que um alívio profundo e duradouro da dor músculo-esquelética poderia surgir com a DN de pontos sensíveis. Acredita que isto resultou em pouco foco na acupunctura nos anos 70 e numa explicação científica da natureza dos MTrP nos anos 70 e 80 na comunidade académica ou clínica em geral. Além disso, tem vindo a observar uma expansão do interesse académico pela DN desde 2000 e a sua utilização estendeu-se às profissões de saúde aliadas da fisioterapia, osteopatia e quiroprática.

A Associação Americana de Fisioterapia (APTA) publicou uma série de artigos de investigação sobre a utilização clínica da DN na prática clínica de rotina, principalmente no domínio do tratamento da dor. Este documento examina o procedimento de segurança quando são efectuados procedimentos de DN para tratar várias disfunções neuromusculo-esqueléticas. Após horas programadas de formação prática em DN, as Diretrizes da APTA descrevem a DN como uma modalidade de fisioterapia. A DN pode ser utilizada não só para tratar os MTrP, mas também para outras estruturas do tecido conjuntivo. O painel de revisão da APTA sugere que a DN pode ser utilizada

De um total de 246 estudos publicados em várias bases de dados bibliográficas de 1946 a 2012, Kietry et al. (2013) analisaram 12 artigos selecionados que seriam eficazes na redução da dor do DN na dor do quarto superior. Verificaram a validade interna e, subsequentemente, quatro grupos de meta-análise de artigos selecionados utilizando a lista de verificação de qualidade MacDermid. Os quatro grupos consistem em DN em comparação com o sham ou controlo (1) imediatamente após o tratamento, (2) quatro semanas após o tratamento. O terceiro e o quarto grupos, imediatamente e às quatro semanas, compararam o trabalho com agulha seca com outras intervenções. Os autores afirmam que os resultados da meta-análise de três estudos mostram que a DN foi mais eficaz para o alívio imediato do que o tratamento simulado ou de controlo.

Indicam também os resultados de mais dois estudos, que referem que a DN é benéfica, em comparação com o controlo ou o agulhamento simulado, para os doentes com MPS do quarto superior, mesmo nas quatro semanas seguintes ao procedimento. Mais 2 estudos mostram que os resultados da meta-análise indicam que quatro semanas têm um efeito benéfico sobre a injeção de lidocaína do que a DN.

Liu et al. (2014) examinaram a literatura disponível utilizando uma metanálise para avaliar a evidência do agulhamento a seco dos MTrPs relacionados com o pescoço e o ombro. A sua amostra consiste em 20 estudos clínicos aleatórios diagnosticados com dor no ombro causada por MTrPs, com uma amostra total de 839 participantes. Os autores consideram que os resultados a curto e médio prazo do agulhamento a seco nos PTM se revelam mais eficazes do que o agulhamento de controlo ou o agulhamento simulado (SMD=-1,95; 95%

CI= -3,10 a -,73). Também indica que, a médio prazo, a DN com injeção de lidocaína foi superior à DN isolada (DMP=1,69; IC de 95%, 0,40-2,98). Além disso, outras intervenções de fisioterapia no tratamento da dor dos MTrP nos músculos do pescoço e do ombro foram mais eficazes do que a DN (SMD= 0,62; 95% CI, .02- 1,21).

O efeito da DN sobre os PTM em pacientes com dor não traumática no ombro e no pescoço foi avaliado numa nova revisão sistemática com meta-análise de Ong et al. em 2014. Foram selecionados quatro artigos (de 23 artigos de texto integral publicados até fevereiro de 2012) que compararam a DN com a injeção de lidocaína e analisaram um artigo para o tratamento da dor no ombro com placebo. A diferença média padronizada obtida a partir de suas meta-análises revelou que nenhuma diferença significativa foi encontrada imediatamente após o tratamento entre DN e lidocaína (SMD = 0,41; IC 95% = -0,15 a 0,97), um mês (SMD = -1,46; IC 95% -2,04 a 4,96) e três a seis meses (SMD = -0,28; IC 95% -0,63 a 0,07). Esta evidência sugere que a DN foi igualmente eficaz em doentes com dores no ombro e no pescoço, em comparação com a injeção de lidocaína nos pontos-gatilho.

Sergeinko et al. (2015) revisaram estudos observacionais e de intervenção relacionados à SPM para determinar o método apropriado de diagnóstico, as caraterísticas clínicas dos PTMs e a eficácia de várias técnicas de tratamento. Relatam os resultados de dois estudos que demonstraram que a palpação manual era uma avaliação fiável para identificar a presença de nós contrácteis com ou sem a banda tensa, a sensibilidade pontual, o sinal de salto, o reconhecimento da dor e o padrão de dor referida. Afirmam que o número de pontos-gatilho activos nos músculos dolorosos do ombro é elevado. E os pontos-gatilho latentes estão associados a uma diminuição do comprimento muscular, fadiga muscular acelerada, padrão de ativação muscular inconsistente e diminuição da inibição recíproca antagonista nos músculos. Com base nos resultados de seis estudos de intervenção, a DN, a manipulação miofascial, a compressão isquémica, a terapia laser e a terapia multimodal foram consideradas tratamentos eficazes para os PTM.

Uma meta-análise recente sobre a eficácia das terapias de acupunctura para distúrbios músculo-esqueléticos das extremidades foi realizada por Cox et al. em 2016. Neste estudo, selecionaram um estudo clínico aleatório, de 1990-2015, para avaliar os efeitos clínicos e os eventos adversos do tratamento com acupunctura.

Isto inclui 10 estudos de alto risco, incluindo 5180 estudos de alto risco de enviesamento. Os estudos de baixo risco demonstraram que a acupunctura tradicional na síndrome do túnel cárpico era superior aos esteróides orais (n=77), aos suplementos de vitamina B1/6 (n=64), e os estudos de alto risco indicaram que a electroacupunctura é superior aos distúrbios do ombro com placebo. Por conseguinte, nos dois estudos com 849 participantes, o autor afirma que os resultados não apoiam a acupunctura tradicional para a dor no ombro.

A presença de pontos-gatilho satélite juntamente com pontos-gatilho activos ou latentes activam efeitos adversos e causam dor generalizada nos MPS do ombro. O impacto da DN no ponto de gatilho satélite e na redução dos níveis de irritabilidade foi avaliado por Hsieh et al. (2007) quando os pontos de gatilho da cintura muscular proximal são tratados com DN. Recrutaram 14 indivíduos que tinham pontos de gatilho para o infra-espinal e realizaram DN num músculo infra-espinal escolhido aleatoriamente para avaliar a gravidade da dor, a rotação interna do ombro, a dor de pressão no deltoide, o carpo radial longo e os limiares do infra-espinal. Todas as medições de resultados melhoraram significativamente e a alteração calculada em percentagem foi consideravelmente melhor no lado do tratamento do que no lado do controlo.

Ge et al. (2008) avaliaram a eficácia da DN nos MTrPs e o limiar de dor por pressão no infra-espinal de 19 pacientes com dor unilateral no ombro. Dividiram a área muscular do infra-espinhoso em dez subáreas (cada zona com 1 cm2) e mediram bilateralmente o nível de dor em cada subárea. Introduziram agulhas secas para detetar e dessensibilizar os pontos de gatilho, provocando uma resposta local ao Twitch ou à dor referenciada. O limiar de pressão no lado doloroso foi reduzido após o agulhamento. Isto indica que a DN reduz a hiperalgesia mecânica nos músculos da cintura escapular e a sensibilização periférica dos MTrPs.

Num ensaio clínico aleatório de line et al, foi testada a importância da DN nos pontos de gatilho, nos alongamentos musculares e no programa de dor miofascial (2010). Os pacientes receberam TrP-DN e exercícios de extensão em dois grupos com MPS no ombro. Além disso, o grupo de intervenção recebeu um programa de treino de MPS. Os seus resultados mostram que, após um mês de tratamento, os pacientes recuperaram da dor no ombro e os pacientes que foram ensinados mostraram uma mudança importante no resultado da dor. Estes resultados explicam o papel dos DN TrP na desativação dos pontos de gatilho e na gestão da dor no ombro causada pelos MPS.

Em 2013, Rha et al. estudaram o efeito da injeção de plasma rico em plaquetas por ultra-sons e da injeção de DN em doentes com doença da coifa do rotor num ensaio de controlo aleatório em dupla ocultação. Os resultados de Rha et al. recrutaram 39 doentes com tendinose do supra-espinhoso, que foram tratados durante um período de quatro semanas com duas sessões de injeção de DN e duas sessões de injeção de plasma rico em plaquetas (PRP) guiada por ultra-sons

injectores. Seis semanas e seis meses foram utilizados para avaliar a intensidade da dor e a incapacidade do ombro. Os resultados deste estudo ajudaram a reduzir a dor e a incapacidade do ombro através da injeção de PRP. As condições clínicas foram consistentes e as condições supra-espinhosas foram principalmente integradas em roturas parciais, devido à injeção de PRP em vez de agulhamento a seco.

Os efeitos da DN superficial e profunda em 77 mulheres com e sem dores no pescoço/ombros e MTrPs no músculo trapézio superior foram avaliados num ensaio cirúrgico aleatório de Myburgh et al. (2012). Imediatamente após a sessão única de agulhamento a seco e 48 horas após o agulhamento a seco, avaliaram a contratilidade do músculo esquelético, a dor auto-relatada e a sensibilidade dos tecidos. Nos pacientes de dois grupos, também documentaram 48 horas de dor pós-agulhamento. Os participantes sintomáticos de ambos os grupos apresentaram menos dor e limiar de dor por pressão. Nos doentes, a dor muscular tinha sido retardada e os sintomas de dor tinham diminuído substancialmente.

Numa mulher de 30 anos com uma história de 4 meses de dor anterolateral no pé causada por tendinopatia supra-espinal e tratamento com DN guiada por ultra-sons, Settergren (2013) relatou os resultados do seu estudo de caso. Após 10 dias de DN, documentou um aumento da ecogenicidade e uma diminuição da dor no ombro. Afirmou que, durante o aumento da atividade física, o doente não tinha sofrido dores.

Durante o tratamento não combinado, Isabel-de-la-Llave-Rincn et al. (2011) estudaram métodos de tratamento para condições específicas com base em evidências relacionadas com a sensibilização periférica e central em várias síndromes de dor músculo-esquelética local do quadrante superior, incluindo o impacto do ombro. O estudo mostrou que os métodos eficazes de modulação da dor e que relacionam as funções de movimento dos níveis do sistema nervoso periférico e central foram as terapias manipulativas, como a terapia de pontos de gatilho, o agulhamento a seco, a mobilidade ou a manipulação e as abordagens cognitivas. Este estudo oferece campos para demonstração crónica e gestão baseada em provas dos pontos de gatilho nas várias condições do quadrante superior.

A literatura abrangente sobre a DN e o seu impacto nas diretrizes de prática clínica foi revista por Dunning et al. (2013). A DN é um método de desativação de pontos de gatilho e que causa resultados a curto prazo e está concentrada na literatura sobre os diferentes mecanismos relacionados com a formação de pontos de gatilho, a prevalência de, os efeitos da DN nos MTrPs, o tipo de DN, etc. literatura disponível. Além disso, recomendam que a DN pode ser efectuada para melhorar o movimento dos músculos antes da fisioterapia convencional. No entanto, consideram que é impossível desativar a DN apenas com MTrPs, mas também com outras disfunções relacionadas com os tecidos moles.

Vários cientistas estudaram os efeitos imediatos e a curto prazo da DN na MPS. Os efeitos a curto prazo da DN e da fisioterapia foram investigados por um estudo de controlo aleatório realizado por Reyegani et al. (2014) em 28 doentes com MPS do músculo trapézio superior. Separaram aleatoriamente os indivíduos em dois grupos e estes foram tratados com DN e técnicas de fisioterapia. Após uma semana e um mês, eles avaliaram e compararam a dor e a qualidade de vida. Os resultados foram favoráveis ao grupo da DN em comparação com o grupo de controlo, e os efeitos totais dos dois grupos foram quase semelhantes.

No tratamento dos pontos-gatilho miofasciais superiores do trapézio, Wang et al. (2014) compararam os efeitos da DN com e sem terapia. Foram recrutados 60 pacientes com pontos gatilho miofasciais superiores do trapézio. Em 30 pacientes, uma mistura de DN e terapia de calor foi tratada com DN sozinho e os pacientes restantes. Verificaram que a dor, o limiar de dor à pressão e a qualidade de vida dos indivíduos tratados com a combinação de DN e terapia de aquecimento melhoraram mais eficazmente. Este estudo mostrou que tanto a terapia de calor como a DN eram úteis no tratamento da MPS do trapézio e que o efeito a longo prazo da terapia de calor DN era melhor do que a terapia DN.

Numa mulher de 54 anos a quem foi diagnosticada capsulite adesiva após tratamento inicial com técnicas de terapia manual, Clewley et al. (2014) experimentaram a utilização clínica da DN. Nos músculos trapézio superior, elevador da escápula, deltoide e infra-espinhoso, identificaram MTrP e trataram-nos simultaneamente com duas agulhas secas sentadas durante seis semanas. A forma curta do questionário sobre o braço, os ombros e a mão, que é muito superior à diferença mínima clinicamente significativa, registou uma melhoria clínica após duas sessões de DS no índice de incapacidade para a dor no ombro. Este resultado sugere que a prevalência de pontos-gatilho existe mesmo em condições de capsulite adesiva e pode ser tratada clinicamente com DN juntamente com outras terapias manuais. Ziaeifar et al. avaliaram o efeito do agulhamento a seco na dor (pontuação EVA), na dor por pressão (PPT) e no nível de incapacidade (DASH) de doentes com MTrP no músculo trapezoidal superior. Dividiram em dois grupos (n 16 para agulhamento seco e n=17 para compressão de pontos de gatilho) de 33 indivíduos com MTrPs no trapézio muscular superior. Mostram uma alteração significativa na pontuação VAS

(P=0,01) em vez de na PPT (P=0,08) ou na pontuação DASH (p=0,34). Sugerem também que a DN pode ser um tratamento útil para reduzir a dor no músculo trapézio superior, especialmente se o objetivo principal do tratamento for o alívio da dor.

Em 56 pacientes (23 homens e 33 mulheres) com dores no pescoço e no ombro, o futuro estudo controlado não aleatório de Gerber et al. (2015) avaliou o papel do agulhamento seco na gestão ativa dos MTrPs. Os resultados primários deste estudo foram a escala verbal de dor, a escala curta de dor e o estado dos MTrPs. Os resultados mostraram que a intervenção DN foi de diferenças significativas para a dor (p=0,001), pressão da dor (0,006), saúde mental (p=0,019) e incapacidade ósmica (p=0,003). Este resultado mostrou diferenças significativas nas intervenções de DN.

Estudos unilaterais de MPS por Koppenhaver et al. (2016) foram realizados para avaliar o efeito da DN em pacientes com pontos de gatilho infra-espinhal. No ombro sintomático e assintomático da síndrome da dor subacromial unilateral, examinaram a função músculo-esquelética, a sensibilidade nociceptiva e a amplitude de movimento (ADM). Os resultados do seu estudo mostraram que, após a observação do músculo infra-espinhoso DN, a ADM do ombro e a sensação de dor melhoraram, sem melhorias musculares.

Calvo-lobo et al têm estado a avaliar a eficácia de uma sessão única de DDN em latent-MTrPs em adultos mais velhos (2017). 20 participantes com 65 anos de idade foram distribuídos aleatoriamente em dois grupos com dor inespecífica no ombro. O grupo de intervenção foi tratado com DDN, 1 ponto de gatilho ativo e 1 ponto de gatilho latente e o grupo de controlo recebeu DDN num ponto de gatilho ativo do músculo infra-espinhoso. Foram avaliadas a intensidade da dor, o PPT e a força de preensão dos músculos deltoide anterior e longitudinal do carpo estendido e a linha de base imediatamente após uma semana após a DN. Os resultados mostram uma grande diferença (p).

Arias-Buría et al. (2017) realizaram um estudo aleatório de acompanhamento de um ano em 50 pacientes com síndrome de dor subacromial para investigar a eficácia do exercício e do TRP-DN. Durante o seu estudo, foi pedido aos participantes que realizassem um programa de treino dos músculos da coifa rotativa duas vezes por dia durante cinco semanas em ambos os grupos. Na segunda e quarta sessões, o grupo TrP-DN recebeu DN em trp ativa nos músculos para reproduzir os sintomas do ombro. O questionário de utilização do braço, do ombro e das mãos avaliou a incapacidade relacionada com a dor. Os seus resultados secundários incluem a dor atual e a pior dor que tiveram na última semana no ombro. Em 12 meses, no que diz respeito à incapacidade do ombro, registou-se uma melhor melhoria no grupo de treino mais DN (diferença média DASH imediata: -20,6, aos seis meses -23,6 e aos 12 meses -13,9). Neste estudo, também não se registaram grandes diferenças na dor no ombro.

O ensaio clínico multicêntrico, paralelo e aleatório foi recentemente publicado por Pérez-Palomars et al. (2017) para avaliar o efeito significativo da DN no tratamento físico individualizado da dor no ombro. Os dois grupos compararam resultados clínicos (n=63) e TrP-DN, ou seja, fisioterapia personalizada e baseada em evidências (n=57). Os resultados também levaram os dois grupos de tratamento a concluir que a DN não oferecia vantagens para além da fisioterapia individual baseada em evidências (n=67). Não se registaram diferenças significativas nos resultados dos dois grupos de tratamento.

De Meulemeester et al, (2017) estudaram a DN e a tecnologia de pressão manual para o tratamento da dor miofascial no pescoço/ombros em mulheres, tanto a curto como a longo prazo. 42 mulheres com dores miofasciais no pescoço/ombros foram distribuídas aleatoriamente por um grupo de DN ou MP e foram efectuados quatro tratamentos. Os resultados do seu estudo indicam que a DN-MP não apresenta diferenças consideráveis. Os efeitos do tratamento a curto e a longo prazo resultaram em ambas as técnicas de tratamento, o que levou à conclusão de que a DN não era mais eficaz do que a MP.

Baldry (2015) considera que uma gestão bem sucedida dos MTrP depende da capacidade da clínica para identificar e desativar todos os MTrP de onde provém a dor. Estes incluem procedimentos aplicados a fundo, como a injeção de MTrPs e o agulhamento seco profundo (DDn) de anestésico local, e procedimentos aplicados superficialmente, como a injeção de soro fisiológico na pele e a SDN nos locais dos MTrPs. Sugerem ainda que o DDN deve ser administrado para o alívio da dor quando a radiculopatia subjacente provoca espasmos musculares graves. Os investigadores concluíram que o tratamento da SDN é o tratamento de escolha para todos os outros doentes e que, após a desativação dos MTrP, é essencial corrigir qualquer perturbação postural que possa causar a reativação dos MTrP.

O tratamento de um homem de 46 anos com rigidez posterior do ombro usando DN foi demonstrado por Passigli et al. em 2016. Devido a exames clínicos, os músculos infraespinhal, redondo menor e pós-eltoide foram palpados, uma perda de movimento de rotação interglenoumeral e sintomas de dor reprodutiva foram encontrados no paciente. O doente foi tratado com uma ferramenta de intervenção, ou seja, sem inquiridos, DN para reduzir a dor e melhorar o movimento, e a manifestação clínica após DN melhorou. Concluíram que a enfermagem a seco pode ser uma ferramenta importante para reduzir a dor e melhorar o movimento.

Os impulsos eléctricos têm sido utilizados desde a antiguidade para obter benefícios terapêuticos. Foi investigado o papel do IMES na dor músculo-esquelética, incluindo a dor no ombro, métodos de colocação de eléctrodos, parâmetros de estimulação eléctrica e mecanismos de ação na MPS. A IMES também foi examinada quanto aos benefícios clínicos da MPS no ombro.

A técnica de tratamento mais recente para obter benefícios terapêuticos em doentes com MPS é a estimulação eléctrica intra-muscular com agulhas secas. Kosek et al. (2003) realizaram uma pesquisa sobre a inclusão perceptiva da IMES em pacientes com dor referida e sugerem que a IMES pode ser útil para gerar uma integração sensório-motora normal em pacientes com MPS crónica em pontos específicos do neuraxis.

Chu et al. (2004) realizaram um estudo de caso de Twitch Elétrico para melhorar os sintomas da lombalgia

dores através da obtenção de estimulação intramuscular (ETOIMS). Para provocar as contracções, introduziram um elétrodo de agulha monopolar mono-electromiográfico ativo para a estimulação da zona de placa profunda em vários músculos. Após o controlo da dor, o sujeito continuou uma série de outros tratamentos para controlar os sintomas de tensão muscular. Isto mostrou que a ETOIMS tem um papel promissor a desempenhar na redução da dor, no aumento e manutenção das amplitudes de movimento e na garantia de um desempenho atlético bem sucedido ao longo do tempo.

Apesar de terem recebido esteróides e fisioterapia, Wilson et al. (2012) trataram um homem de 57 anos de idade com queixas de dor crónica durante 20 meses em resultado da síndrome do impacto do ombro. O músculo deltoide do ombro afetado foi colocado por via percutânea com um único eletrodo intramuscular. O tema também foi tratado durante três semanas, durante 6 horas por dia. A sua medida primária para o resultado foi a

Pergunta 3 (BPI 3) do Inventário Breve da Dor, que examinou a pior dor da semana passada numa escala numérica de 0-10. No final do tratamento, na quarta e na décima segunda semana após o tratamento, foram encontradas três pontuações de 2, 0 e 0.

Foram observadas melhorias nas lesões do ombro, no estilo de vida e na incapacidade do ombro e foram recomendados outros estudos de segurança e eficácia, a dosagem ideal foi determinada, o parâmetro de prescrição é ótimo, as indicações clínicas são alargadas e o efeito a longo prazo é demonstrado.

O estudo Rainey et al. (2013) investigou os efeitos da DN e do IMES num indivíduo que sofre de doença lombar crónica, a fim de reduzir a dor e a disfunção. Os pacientes relataram dor lombar devido ao mau funcionamento lombar dos multisegmentares e MTrPs nos músculos glúteo máximo e médio. Inicialmente, foi utilizado um TrP-DN para tratar o paciente, inserindo uma agulha monofilamentar com diâmetro de 0,25mm sobre os músculos glúteo e médio. Estes foram conectados ao estimulador elétrico no nível 4 (1,5 Hz) e foram tratados com IMES. De um modo geral, os autores verificaram uma redução da dor e uma melhoria do estado funcional. Além disso, recomenda-se a realização de futuros ensaios com uma amostra maior e a comparação de TrP-DNs com e sem IMES.

Os efeitos da DN e IMES na dor torácica MPS foram estudados por Rock et al. (2014). Dois indivíduos foram tratados com duas sessões de DN e IMES nos músculos paraespinhais ou multifocais da coluna torácica. Para estimular os músculos DN foi utilizada corrente elétrica de nível 4 (1,5hz). Observaram que a dor e a disfunção da coluna torácica foram atenuadas nos sujeitos.

O modelo hidrolítico para o tratamento da dor crónica e das manifestações clínicas associadas foi escrito por Shanmugam (2016). A importância e a utilização clínica da colocação de eléctrodos reversos, em particular para o tratamento da dor crónica, foram explicadas no seu artigo. O efeito da colocação do elétrodo invertido do IMES na MPS do ombro foi estudado por Shanmugam et al. [31] (2016). Os autores empregam uma corrente de baixa frequência durante três semanas consecutivas para estimular pontos de gatilho duas vezes por via intramuscular. Eles descobriram que todos os seus pacientes melhoraram a dor e o movimento restrito nos ombros no final do período de tratamento.

Chu et al. (2000) demonstraram a eficácia do twitch para o tratamento da dor miofascial causada por radiculopatia cervical parcial crónica através de estimulação eléctrica intramuscular (TOIMS). A amostra é constituída por 40 pacientes que falharam a terapia padrão (StdRx) para a dor crónica no pescoço e nos membros superiores e que, por isso, foram tratados com TOIMS. Afirmam que os tratamentos convencionais foram administrados a pacientes controlados. Medem a redução da dor e o regresso ao trabalho. Em 45,5 por cento dos doentes, o TOIMS revelou-se muito útil no controlo da dor. Além disso, o controlo da dor em 10 por cento dos doentes é eficaz com o StdRx. Os resultados mostram que o TOIMS tem um valor potencial para o controlo a longo prazo da dor miofascial relacionada com a radiculopatia cervical parcial.

Em 24 doentes com MPS, foi administrada IMES de baixa intensidade e baixa frequência para desativar os MTP Niddam et al. (2007). O estudo constatou que a intervenção modulada da atividade do PAG era maior nos grupos que respondiam a estímulos dolorosos do que nos que não respondiam. Observaram uma mudança na PAG para a população total de pacientes, que está ligada a uma mudança no limiar da dor de pressão. Além disso, afirmam que uma rede conhecida por regular as propriedades afectivas da experiência da dor está mais envolvida nos respondedores do que nos não respondedores.

Lee et al. (2008) realizaram o tratamento de 40 pacientes adultos com MTrP ativo do trepézio superior ou do elevador da escápula que receberam quatro IMES semanais. Relataram que as pontuações VAS e PPT melhoraram significativamente logo após cada tratamento e continuaram até ao final da experiência. Os resultados do estudo mostram que, imediatamente após cada tratamento, o fluxo sanguíneo regional aumentou significativamente.

A eficácia do IMES e da LLLT baixa em pacientes com MPS foi avaliada por Sumen et al. (2015) Sumen et al. O primeiro grupo foi tratado com LLLT e alongamento e o segundo com IMS e alongamento. Com exercícios de alongamento, eles administraram o terceiro grupo. A avaliação mostrou que o escore de dor foi significativamente menor para o Grupo 1 e 2 um mês após o tratamento, em comparação com o grupo 3 em intensidades de dor, limiar de dor e amplitude de movimento da articulação cervical. Os resultados sugerem que a melhoria dos parâmetros da dor em doentes com MPS é afetada pelos tratamentos LLLT e IMES com exercícios de alongamento.

Os efeitos adicionais da acupunctura e da electro-acupunctura nas condições músculo-esqueléticas do ombro foram recentemente avaliados por Lewis et al. (2017). Em pacientes com síndrome de dor subacromial, eles foram comparados ao grupo de exercícios mais acupuntura ou eletroacupuntura. 227 indivíduos foram tratados e os dados do tratamento foram analisados. A sua análise mostrou que nem a acupunctura nem a electroacupunctura foram consideradas melhores para tratar a síndrome da dor subacromial do que o exercício isolado. Além disso, comentaram sobre a dor comum e significativamente mórbida no ombro.

Os efeitos do IMES nos MPS do ombro foram avaliados por Hadizadeh et al. (2016). Em uma única sessão para o grupo experimental, eles aplicaram uma corrente de pulso de 200 µs (2Hz) nos MTrPs (MTrP) do músculo trapézio superior por 10 minutos. O grupo placebo foi tratado com um agulhamento semelhante, mas sem estimulação eléctrica intramuscular. Descobriram que ambos os grupos melhoraram após uma única sessão. Em comparação com o grupo placebo, também demonstraram uma melhoria significativa da dor e dos resultados da ADM no grupo IMES.

A literatura avaliou a fiabilidade e a validade de instrumentos de avaliação que avaliam com precisão a gravidade do ombro e da hemorragia, o grau de ADM do ombro, o comportamento de evitamento de movimentos e os MTrP nos músculos da cintura escapular.

Para determinar a intensidade da dor, foi utilizada de forma consistente a escala visual analógica. Na medição da dor aguda, Bijur et al. (2001) avaliaram a fiabilidade da EVA. A intensidade da dor foi medida pela escala visual analógica de 10 cm e o ICC variou entre 0,95 e 0,98 em 96 doentes com idade média de 37 anos. Os resultados mostram uma excelente fiabilidade da escala visual-analógica, especialmente para os visitantes do serviço de urgência, em termos de dor aguda na população adulta.

Hawker et al. (2011) relataram várias medidas para avaliação da dor em adultos com condições dolorosas em termos de propriedades psicométricas. Nos pacientes alfabetizados (r=0,96) e analfabetos (r=0,95), a classificação numérica de uma escala visual analógica tem uma elevada fiabilidade de teste e um bom valor de construção em pacientes com dor reumática e outras dores crónicas (intervalo de correlações 0,86 - 0,95), de acordo com o seu estudo. São igualmente muito fiáveis.

A incapacidade funcional do membro superior foi frequentemente avaliada utilizando o

DASH-Q após a ocorrência de diferentes perturbações músculo-esqueléticas. O questionário DASH foi avaliado por Beaton et al. (2001) em diferentes regiões do membro superior quanto à sua validade, fiabilidade e resposta. Foram examinadas 200 pessoas com problemas no ombro, na mão ou no pulso e foram avaliadas as pontuações de base de três resultados, incluindo o DASH. Em 86 pacientes, foi efectuado um novo teste e verificou-se uma correlação de r>0,69 entre o SPADI e o DASH e um ICC =0,96 teste-reteste. Foi observada uma melhor resposta da DASH do que medidas específicas das articulações, como o questionário SPADI e o questionário Brigham.

A validade e a fiabilidade deste questionário foram testadas em diferentes línguas, como o alemão e o neerlandês, para além da versão inglesa do Questionário DASH. A versão neerlandesa do DASH foi estudada por Veehof et al. (2002) em 50 doentes com doenças das extremidades superiores, com consistência interna, capacidade de teste-reprodução e validade concorrente. Na versão neerlandesa do DASH, o relatório indica que a qualidade dos testes e a fiabilidade do teste (r=0,98) e a validade concomitante (coeficiente de kappa +0,79) são excelentes a nível interno (alfa de Cronbach = 0,95).

A versão alemã do questionário DASH foi validada por Offenbacher et al. (2003) em 49 pacientes com dor na cintura escapular (idade média = 59 anos). O estudo comprovou as boas propriedades psicométricas do questionário DASH e verificou a coerência interna (alfa de Cronbach = 0,96), a fiabilidade do teste-reteste (rho = 0,90) e a validade do questionário DASH (r=0,88).

O comportamento de prevenção do medo é uma das manifestações clínicas da população em geral das perturbações da dor no ombro. A escala Tampa de cinesiofobia - 11 é utilizada para estimar a gravidade do comportamento de evitar o movimento entre as várias escalas de medição. Woby et al. (2005) examinaram as propriedades psicométricas da Tampa kinesiophobia-11 comparando os valores da versão original da Tampa kinesiophobia. Em ambas as formas de cinesiofobia de Tampa, observam a consistência interna e a fiabilidade do teste numa gama mais vasta de perturbações de dor crónica.

Em 80 pacientes (idade média = 41,2 ± 13,2) com queixas de dor no ombro, Mintken et al. (2010) examinaram as propriedades psicométricas da forma curta da cinesiofobia Tampa. Encontraram um elevado coeficiente de fiabilidade do teste (o Alfa de Cronbach variou entre 0,52 e 0,88) para o TSK11 e um questionário sobre a prevenção do medo.

Roelofs etc. (2007) avaliaram a fiabilidade e a validade da escala de Tampa de cinesiofobia em 1109 indivíduos com perturbações das extremidades superiores não especificadas relacionadas com o trabalho. Realizaram uma análise fatorial confirmatória para determinar a fiabilidade e a validade da escala de Tampa de cinesiofobia e obtiveram uma boa consistência interna (alfa de Cronbach=0,77).

A fim de estimar a fiabilidade do goniómetro universal de mão e do Digeria, Mullaney et al. (2015) realizaram um estudo com 20 indivíduos (com idades compreendidas entre os 18 e os 79 anos) com patologia unilateral do ombro. Afirmaram que a ADM do ombro é medida utilizando as duas versões do goniómetro por médicos experientes. No método de medição intra-avaliador entre os dois métodos, o coeficiente de correlação intraclasse (ICC) variou entre 0,91 e 0,99. Os dois métodos de medição também revelaram que a fiabilidade interavaliadores variava entre 0,71 e 0,98. Os resultados indicam a eficácia da ferramenta de medição da ADM do ombro, tanto o goniómetro universal como o digital.

Em 2015, Lee et al. compararam a capacidade de medição do movimento do dispositivo Kinect e do goniómetro universal em 15 doentes com capsulite adesiva. Ao calcular a concordância entre as duas técnicas de medição, eles determinaram a validade dos instrumentos. O ICC da flexão passiva do ombro foi observado; 0,90, 0,94 e 0,91 para abdução e rotação externa entre os dois equipamentos. A pontuação ICC para a flexão ativa do ombro, abdução e rotação externa entre os dois instrumentos também é de 0,86, 0,93 e 0,92, respetivamente. Estes resultados mostram a medição exacta do movimento do ombro na capsulite adesiva do ombro por ambos os instrumentos.

O método manual é normalmente utilizado para identificar MTrPs nos músculos esqueléticos e para os classificar numa configuração clínica. No exame dos MTrPs na população clínica com Síndrome de Dor Subacromial Unilateral, Nasciment et al. (2017) determinaram a fiabilidade intra e interavaliadores do método de palpação manual. Dois investigadores independentes, sem experiência na avaliação dos MTrPs bilateralmente, analisaram 52 indivíduos. A fim de obter a fiabilidade de ambas as medidas, a presença e o tipo de pontos de partida foram examinados e os dados foram avaliados. Os seus resultados mostram uma boa fiabilidade para o método de palpação manual (r=0,60) e para os inter-avaliadores (r=0,92) na identificação dos PTM nos músculos da cintura escapular.

A eficácia do método de palpação manual para avaliar os MTrP nos músculos da cintura escapular foi avaliada por um estudo de fiabilidade realizado por Bron et al. (2007). Três examinadores independentes examinaram a ocorrência de pontos de gatilho e sinais de salto, a tira reta e as respostas de contração em 3 músculos da cintura escapular. Foram examinadas 8 pessoas com dores no ombro assintomáticas e 32 sintomáticas. Foi calculada a percentagem de pares de concordância entre os examinadores, que encontraram >70% para os sinais de salto, 45%-90% para a banda reta e 33% para a resposta de twitch local. Os examinadores foram mais capazes de identificar os MTrP (69-80%). Os seus resultados apoiam o método de palpação manual no diagnóstico de PTM nos músculos dos ombros da cintura escapular.

Resumo da pesquisa bibliográfica

Alipour et al., 3,9%, Rosenbaum et al. [42], 14,7%, Warnakulasuriya et al. [39], 23%, Picavet et al., 30%, Bot et al. [14], e 43%, respetivamente, mostraram a prevalência de perturbações da PNS na população em geral. Na Índia, Girish et al. estimaram em 11,8%, Prudhvi et al. em 18%, Tarique et al. em 22%, Bedi et al. em 39,1%, Mahopatra et al. em 56,7%, Vasanth et al. em 59% e Das et al. em 60,9%. Estas literaturas mostram que a população em geral é afetada por perturbações da PNS.

A prevalência de PTM nos músculos da cintura escapular foi elevada em Travel et al. Han et al. refere que a incidência de PTM em clínicas de dor varia entre 30% e 85%. Para os PTM activos e latentes em cada doente, o número de PTM nos músculos da cintura escapular referido por Bron e outros foi de 6 e 4. Fernández-de-las-Penas et al. encontraram uma média de seis (DP: 3) MTrPs activos e dez (DP: 5) MTrPs latentes, e a média foi de 6 (DP: 4) MTrPs activos e 11 (DP: 6) MTrPs latentes em trabalhadores de escritório. Estes achados corroboram a elevada prevalência de PTM na população em geral com perturbações da PND nos músculos da cintura escapular.

As caraterísticas clínicas dos PTM foram reduzidas, como o comprimento do músculo, a fadiga acelerada do músculo, padrões de ativação muscular inconsistentes e uma inibição antagonista recíproca reduzida. Ge et al. encontraram baixo limiar de dor pressurizada, hiperalgesia e sensibilização periférica. Ge et al. indicaram o padrão geral espontâneo de dor replicado pela estimulação mecânica ativa-MTrP. Gerber et al. também descobriram um aumento da dor localizada nos MTrP. O MTrP ativado sugere maior homogeneidade e heterogeneidade; a dor referida indicada por Poveda-Pagan et al. é uma manifestação clínica comum para os MTrPs. Turo et al.

A presença de perturbações autonómicas foi confirmada em doentes com MTrP e surgiu uma correlação entre a presença de MTrP e sintomas vegetativos. Sikdar et al. mostraram que a hipomobilidade articular é uma das manifestações clínicas mais importantes em indivíduos com PTMT, perto de Penas MTrP, e Fernandez de las Peñas et al. Kromer et al. sugerem que a crença na evitação do medo foi associada significativamente à incapacidade do ombro e Zale et al. verificaram que o medo associado à dor e a incapacidade foram correlacionados em diferentes estudos. Estas evidências mostram que os MTrP na cintura escapular podem apresentar autonomia sensorial, motora e clínica entre os doentes com perturbações NSP.

Não existem provas suficientes da eficácia do tratamento com laser de baixa intensidade, do tratamento térmico, da terapia de frio, da eletroterapia, do exercício físico e da mobilidade das perturbações do ombro em relação ao tratamento tradicional para a gestão das perturbações NSP (Van der Heijden et al.). A terapia de ultra-sons não foi eficaz, com resultados insatisfatórios mesmo para o tratamento com laser e manipulado (Van der Heijden et al.). A terapia de campo magnético e a terapia de ultra-sons não mostraram um benefício positivo para as doenças da manga adesiva ou rotativa e não deram qualquer benefício adicional ao exercício. exercícios (Green et al.).

Os resultados da revisão de Verhagen et al. mostram provas limitadas de exercícios de massagem em doentes com queixas nos braços, pescoço e ombros. Os estudos de terapia manual de Ho et al. concluem que o tratamento manual não traz mais benefícios para a capsulite adesiva em comparação com outras terapias conservadoras. Van Eijsden-Besseling et al. (2009) concluíram que não é possível observar o efeito entre exercícios de força e de aptidão postural em doentes com perturbações dos membros superiores. Geraets et al. demonstram que o programa de exercícios de classificação, apesar de ter uma dimensão demasiado modesta em comparação com o programa de cuidados habituais, apresentou uma maior melhoria nas queixas crónicas do ombro. As intervenções com lidocaína e terapias físicas não foram significativamente diferentes de Lugo et al. (2016). Os resultados dos estudos nascidos mostram muito pouca diferença estatística na intervenção de fisioterapia convencional em distúrbios NSP para desativar MTrPs. A maioria das literaturas indica que os métodos de gestão convencionais não desempenham um papel significativo no tratamento eficaz dos MTrPs nos músculos da cintura escapular.

Os dados da meta-análise mostraram que a DN foi mais eficaz no alívio imediato da dor do que os tratamentos simulado ou de controlo. Os resultados de mais dois estudos indicam efeitos positivos para a injeção de lidocaína às quatro semanas do que a DN.

Liu et al. sugerem que a DN com injeção de lidocaína isolada a médio prazo foi superior ao agulhamento a seco. Além disso, afirmam que o tratamento da dor dos MTrP no pescoço e nos ombros é mais eficaz do que o agulhamento a seco. Em doentes com dores nos ombros e no pescoço, Ong et al. sugerem que a DN foi tão eficaz como os pontos de gatilho para a injeção de lidocaína.

Hsieh et al. (2007) verificaram uma melhoria considerável em todas as medições de resultados e a alteração percentual calculada foi consideravelmente mais elevada no lado tratado do que no lado de controlo.

Ge et al. (2008) encontraram uma redução no limiar da dor no lado doloroso da pressão pós-DN. Isto sugere que a eficácia da DN reduz a hiperalgesia mecânica e a sensibilidade dos MTrPs nos músculos da cintura escapular.

Rha et al. estudaram os efeitos em doentes com doença da manga do rotador que favoreciam as injecções de PRP para a dor e a incapacidade do ombro das injecções de plasma rico em plaquetas guiadas por ultra-sons e a DN em 2013. Settergren (2013) documenta o aumento da ecogenicidade e a redução da dor no ombro após dez dias de DN. O estudo de Isabel-del-la-Llave-Rincn e outros indica que os métodos eficazes para modular e relacionar a dor são os tratamentos manipulativos, como a terapia de pontos de gatilho, a DN, a mobilização ou a manipulação e as abordagens cognitivas da dor.

Os resultados do estudo de Reyegani et al. (2014) são favoráveis à DN e Wang et al. mostra que a DN com terapia para MPS é mais eficaz a longo prazo. Um estudo sobre a capsulite adesiva realizado por Clewley et al. considerou a DN e outros tratamentos manuais úteis para os PTM no trapézio superior, na escápula de alavanca ou nos músculos deltoide ou infraespinal. Gerber et al. (2015) estudaram diferenças significativas no estado a favor da intervenção do agulhamento seco na dor, no limiar de pressão da dor, na pontuação do músculo trapézio superior e na pontuação do índice de incapacidade de Ossifar. O DN pode ser útil para reduzir a dor, Gerber et al. (2015).

Koppenhaver et al. verificaram que a ADM e a sensibilidade à dor de doentes do ombro com síndrome de dor subacromial melhoraram no músculo infra-espinal após a DN. Calvo-Lobo et al. demonstram a eficácia da DN latente e ativa do MTrP em doentes com NSP. A melhora do exercício + DN na incapacidade do ombro em 12 meses foi observada por Arias-Buria et al. (2017). Além do tratamento físico personalizado baseado em evidências para pacientes com dor inespecífica no ombro, verificou-se que a DN não apresenta vantagens na incapacidade do ombro.

Os resultados dos estudos de De Meulemeester e col. [101] (2017) sugerem que a divisão da DN da terapia manual não difere substancialmente. Passigli et al. indicaram que a DN é um instrumento importante para reduzir a dor após um homem de 46 anos ser tratado com uma tensão no ombro posterior que leva a melhorias na ADM. O estudo de Myburgh et alSDN. e DDN constatou que a incidência de dor muscular foi retardada e que os sintomas de dor foram significativamente reduzidos. Estes livros apoiam o papel dos DN's na gestão dos MTrPs. No entanto, em comparação com outros tratamentos na gestão de MTrPs, mostra evidências incongruentes para TrP-DN.

Cox et al. referem que a electro-acupunctura nas perturbações do ombro é superior à intervenção com placebo. A investigação de Kosek et al. [179] sobre a integração perceptiva do IMES sugere que o IMES é útil para gerar uma integração sensório-motora normal em doentes crónicos com MPS em pontos específicos do neuroeixo. O estudo de caso da ETOIMS (2004) mostra que a ETOIMS pode ser um fator promissor na redução da dor, no aumento e na manutenção da amplitude de mobilidade. A ETOIMS é uma solução de sucesso no tratamento da estimulação intramuscular por ETOIMS (ETOIMS).

Wilson et al. (2012) indicaram que apenas um eletrodo intramuscular foi colocado no músculo deltoide por via percutânea e foram observadas melhorias na incapacidade do ombro, na qualidade de vida e no manuseio do ombro. O estudo DN/IMES realizado por Rainey et al. (2013) demonstrou uma redução geral da dor e uma melhoria do estado funcional num indivíduo com lombalgia crónica. Rock, et al. (2014) estudam e o alívio da dor e a recuperação da coluna torácica após DN foram observados na dor torácica MPS com IMES. Shanmugam et al. (2016) indicaram que todos os seus pacientes melhoraram a dor e restringiram o movimento através do ombro após IMES usando IEP até o final do período de tratamento. Chu et al. (2000) encontraram o TOIMS no tratamento a longo prazo da radiculopatia cervical parcial relacionada à MPS. Os estudos IMES de baixa intensidade sobre MPS de Niddam et al. (2007) concluíram que a atividade PAG modulada pela intervenção é mais eficaz nos respondedores do que nos não respondedores. Sumen et al. propõem que a terapia de alongamento IMS é eficiente em melhorar os parâmetros de dor em pacientes com MPS do que em LLLT. Lewis et al. (2017) revela que nem a acupunctura nem a electroacupunctura foram consideradas mais úteis para o tratamento da síndrome da dor subacromial do que o exercício isolado. A diferença na dor e nos resultados da amplitude de movimento para o IMES em comparação com o tratamento com placebo foi significativamente melhorada em Hadizadeh et al. (2016). O papel do IMES no tratamento da dor causada pela SPM é apoiado pela literatura acima. Mas não há evidências de uma teoria forte, tamanhos de amostra, estudos que comparem os efeitos do TrP-DN e do IMES e assim por diante.

CAPÍTULO 3:

Gestão dos dados: O investigador manteve todo o material, incluindo os dados pessoais e de contacto, os formulários de recolha de dados, o formulário de consentimento e as fotografias dos participantes, confidenciais para os participantes. Também conserva os dados recolhidos de forma segura e pode ser obtido pelo investigador para verificação científica e potencial investigação. A gestão de dados de estudos é um domínio de serviço de interesse crescente para as bibliotecas. Os bibliotecários já começaram a fornecer uma variedade de recursos neste domínio e estão agora a ensinar aos investigadores a gestão de dados, a desenvolver guias de gestão de dados e a ajudar a organização de recolha de fundos e a publicar critérios de dados para melhorar as suas práticas de gestão de dados, com investigadores individuais.

Para compreender a gestão de dados, é necessário começar por compreendê-la. Os dados podem ser descritos como "factos e estatísticas reunidos para referência e análise" ao nível mais simples. Os dados podem ser especificados mais contextualmente no âmbito do estudo, na perspetiva da ciência da informação, de tal forma que "para efeitos de análise, são obtidos, observados ou gerados para gerar resultados de investigação originais"

Os dados vão para além do número de folhas que é crucial recordar. A informação pode ser utilizada de muitas formas: bioespécimes, vídeos, fotografias, software, algoritmos e cadernos no laboratório de papel. Talvez seja mais útil considerar os dados como tudo o que é necessário para a reprodução de um determinado resultado científico.

Considere o armazenamento de dados mencionado acima para obter uma compreensão básica da natureza e necessidade da gestão de dados de investigação. (1) uma pasta que contém ficheiros de imagens de RMN, ou talvez várias pastas, cada uma contendo imagens de RMN de um único participante no estudo; (2) dados sobre o tempo de tratamento e a dosagem armazenados em folhas de cálculo ou possivelmente em formulários em papel; (3) folhas de cálculo que contêm dados processados, como o tamanho do tumor no nosso exemplo; e (4) dados finais analisados utilizados para criar uma figura Sem uma gestão de dados adequada, seria difícil, se não impossível, para um investigador gerar os dados em bruto que foram utilizados para construir uma figura publicada.

Nomes descritivos de variáveis, descrições de ficheiros e ficheiros que clarificam o que neles se encontra, identificadores únicos para os participantes na investigação que permitem a correspondência de vários tipos de informação e fluxos de trabalho guardados de estudos para explicar os métodos de análise são todos tipos de gestão de dados. Todos os tipos de gestão de dados são designações descritivas. A gestão de dados assegura um historial estruturado, inteligível e coerente do processo de recolha de dados dos investigadores.

O conceito de gestão de dados também ajuda os investigadores a compreender a natureza e o significado da gestão de dados, utilizando o conceito de ciclo de vida dos dados. Um desses ciclos de dados é apresentado na figura seguinte. Por exemplo, as necessidades da gestão de dados discutidas enquadram-se nas três primeiras fases deste ciclo de vida: a criação ou recolha e processamento de dados desde a sua forma bruta até outra forma de análise (por exemplo, a extração de medições numéricas do tamanho do tumor a partir de uma imagem de ressonância magnética do tumor). Como já foi referido, a gestão de dados destas três fases garante que os investigadores registam a forma como os seus dados são obtidos e convertidos de dados em bruto para dados processados em dados analisados e que os dados são descritos de uma forma compreensível. No caso de dados compreensíveis, a validade das conclusões originais pode ser verificada ou os dados originais podem ser analisados de uma forma completamente diferente por outros investigadores.

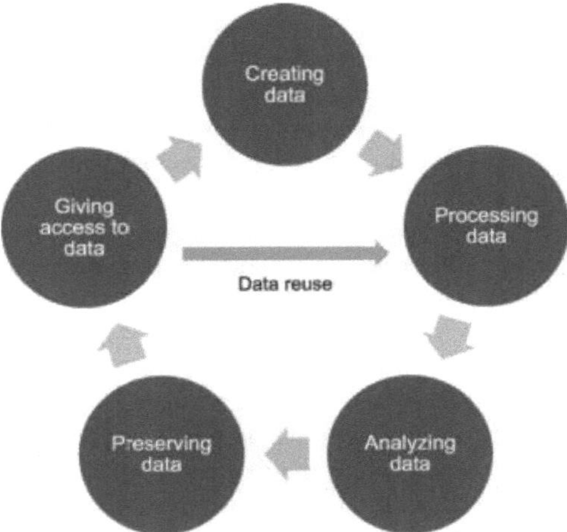

Introdução de dados:
Os investigadores introduziram regularmente os dados recolhidos pelo avaliador de resultados na folha Microsoft Excel e na versão '21' do programa SPSS após a codificação de cada variável do conjunto de dados.

Os dados codificados podem ser introduzidos diretamente numa folha de cálculo, numa base de dados, num ficheiro de texto ou num software estatístico como o SPSS. O editor de dados para introdução é fornecido pela maioria dos programas estatísticos. No entanto, esses programas, que impossibilitam a partilha de dados com outros programas estatísticos, armazenam os dados no seu próprio formato nativo (por exemplo, o SPSS armazena os dados como ficheiros .sav). Por conseguinte, os dados devem ser introduzidos frequentemente numa tabela ou base de dados, onde podem ser reorganizados, trocados entre os programas e extraídos subconjuntos de dados para análise, conforme necessário.

Uma folha de cálculo, como o Microsoft Excel, pode armazenar conjuntos de dados mais pequenos, com menos de 65 000 observações e 256 elementos, enquanto um conjunto de dados maior, com milhões de observações, requer uma base de dados. Cada observação pode ser introduzida na tabela como uma linha e uma coluna pode ser expressa para cada objeto de medição. Os dados introduzidos devem também ser testados quanto à sua exatidão, durante e após a introdução, através de verificações periódicas no local de um certo número de itens ou observações. Além disso, o codificador deve assegurar-se de que a informação recebida é evidente na prova dos dados errados, por exemplo, selecionando a resposta "concordo totalmente" para todos os elementos, incluindo os objectos codificados inversamente, independentemente do seu conteúdo. Se for esse o caso, esses dados podem ser registados, mas excluídos de um estudo posterior.

Análise dos dados:

A realização da seleção de dados é essencial para qualquer estudo multivariado e fornece uma base para quaisquer resultados significativos da investigação quantitativa. A exatidão e os resultados de um estudo adequado estão sujeitos à qualidade do rastreio inicial dos dados. Infelizmente, devido ao ónus associado a esta fase do estudo, é menos provável que os novos investigadores a realizem. Se não o fizerem, a qualidade do desempenho e a exatidão do tipo de análise a utilizar também serão baixas.

Mesmo que os investigadores acreditem que os principais métodos para garantir a exatidão dos dados são a leitura de prova dos dados originais em relação ao ficheiro de dados produzido pelo computador, esta abordagem poderia ter sido aplicada a pequenas quantidades de dados. Uma vez que o grande conjunto de dados torna a leitura de prova incómoda, é necessário utilizar as ferramentas informáticas disponíveis para verificar os dados através de estatísticas descritivas. O investigador utiliza software informático para descobrir defeitos secretos, que não podem ser encontrados de outra forma.

Além disso, foi demonstrado que um investigador com, pelo menos, duas vantagens vitais para efetuar o rastreio e a análise dos dados. Em primeiro lugar, o investigador tem o conhecimento das interligações entre as variáveis, que são bem expressas na análise dos resultados. Em segundo lugar, a interpretação da seleção e avaliação adequadas dos dados cumpre os pressupostos da análise multivariada dos dados. Com base nestes dados, serão discutidos os níveis em falta, os contornos, a linearidade múltipla, os enviesamentos de resposta e a análise dos componentes principais.

Os dados introduzidos foram minuciosamente verificados através de dados brutos e foram também testados até à utilização de testes estatísticos finais, para identificar as variáveis em falta e os outliers. As informações confirmadas foram transmitidas ao analisador de dados cego, cujo nome ou intervenções não eram conhecidos.

Análise estatística

A estatística é essencialmente uma ciência que inclui a recolha, a análise e a validação de dados. Os dados estatísticos são um método através do qual são efectuadas diferentes operações estatísticas. Trata-se de um tipo de investigação quantitativa que procura medir a informação e que, normalmente, efectua algum tipo de análise estatística. Basicamente, os dados descritivos, incluindo dados de inquéritos e dados de observação, são utilizados em dados quantitativos.

Em geral, a análise de dados estatísticos requer ferramentas estatísticas que um leigo não pode utilizar sem conhecimentos estatísticos. Estão disponíveis vários pacotes de software para o estudo de resultados estatísticos. Inclui o Statistical Analysis System (SAS), o Social Science Statistical Package (SPSS), o Statistical Applications, entre outros.

Foram utilizados dados variáveis na(s) análise(s) dos dados estatísticos. Os dados são frequentemente uniformes ou multivariados. O investigador efectua várias técnicas estatísticas em função do número de variáveis. Se os dados forem múltiplos em número para a análise estatística dos dados, podem ser efectuadas muitas análises multivariadas. Existem factores estatísticos para a investigação, análise estatística dos resultados estatísticos, etc. Do mesmo modo, a análise de dados estatísticos uniforme é efectuada quando os dados são singulares em número. Isto inclui testes de significado t, testes z, testes f, ANOVA unidirecional, etc.

Estatísticas descritivas:
As bases demográficas e clínicas, as medidas primárias de base e as medidas secundárias resultantes foram contrastadas por métodos de teste paramétricos e não paramétricos entre classes, conforme apropriado. Além disso, foi utilizada a análise de regressão simples para classificar a correlação entre os indivíduos com perturbação da PNS e as caraterísticas clínicas.

Estatísticas inferenciais
Todas as análises de dados foram efectuadas com ocultação da atribuição dos grupos e utilizando o método de intenção de tratamento. A co-linearidade entre a duração da doença, a intensidade da dor na linha de base e as caraterísticas de incapacidade foi testada por regressão linear simples. Os pares de testes não identificaram o impacto da interferência de cada grupo em nenhum cronograma (semana-1, semana-2, semana-3, mês-3 e mês-6). Uma vez que a base e as incapacidades são covariações estabelecidas nos prognósticos dentro do NSP ao longo do período do NSP, foram testadas utilizando a análise de regressão múltipla padrão para combinar as suas pontuações pós-intervenção dos resultados primários (dúvida e incapacidade).

Foi determinado um ajustamento da pontuação (ou seja, desvio da linha de base e dos resultados pós-intervenção para a semana 1, a semana 2, a semana 3, o mês 3 e os meses 6) excluindo as medidas de linha de tempo correspondentes das medições de linha de base para as medidas de resultados principais (VAS, DASH) e secundárias (ADM da articulação do ombro, DAST e MTrPs).

ANOVA de medidas repetidas com o fator entre sujeitos do grupo (TrP-DN, IMES), o fator dentro do sujeito das linhas de tempo (semana 1, semana 2, semana 3, 3 meses e 6 meses) e a duração da NSP, as pontuações VAS e DASH da linha de base como covariáveis, foi utilizado para examinar o efeito principal do grupo e da cronologia para a alteração da pontuação em cada um dos resultados primários e secundários (ADM do ombro), e também para encontrar os efeitos de interação do grupo x cronologia, duração da NSP x cronologia, gravidade da dor basal x cronologia, incapacidade basal x cronologia, especialmente para as medidas de resultados primários.

Se foi identificado um efeito principal do grupo, então, para cada resultado primário e secundário, as comparações foram efectuadas em pares, separadamente para cada linha temporal. Sempre que adequado, é examinada uma análise mais aprofundada do principal fator de interesse (cronologia) para cada grupo, utilizando uma análise univariada com as mesmas covariáveis, na presença de um efeito-chave significativo da cronologia (efeito dentro do grupo).

Se o modelo detectou a relação importante entre as covariáveis e os resultados primários, foram utilizados os testes de subgrupo, usando ANOVA de medidas repetidas sem covariáveis para classificar os grupos de efeito chave e as linhas de tempo (de acordo com a duração do NSP, a gravidade da dor de base e/ou as taxas de comprometimento, conforme aplicável). Dada a sua significância estatística, o objetivo desta investigação foi avaliar a inferência final dos efeitos da intervenção nos resultados primários com base nos critérios de diferença clínica mínima (MCID). O teste independente relatou diferenças entre os grupos na mudança da pontuação de gravidade da cinesiofobia (da linha de base para o mês 6 após a intervenção) e na quantidade de TrP (da linha de base para a semana 3 e da linha de base para o mês 6). Foram utilizadas estatísticas IBM® SPSS® (versão 21) com nível alfa <0,05 para efetuar todas as estatísticas.

Perfil do problema

Efeitos da estimulação eléctrica intramuscular por agulha e do agulhamento seco de pontos de gatilho no tratamento da dor não traumática do ombro"

Objectivos do estudo

1. Explicar os diferentes objectivos da utilização do agulhamento seco por vários modelos conceptuais para a dor não traumática do ombro.

2. Avaliar os possíveis efeitos de vários métodos de aplicação de tratamentos com agulhas secas.

3. Avaliar as vantagens e desvantagens de várias aplicações de tratamento com agulhas secas para várias condições clínicas.

4. Discutir ideias para futuros estudos clínicos que possam ajudar a responder com exatidão às restantes questões relativas às aplicações do tratamento com agulhas secas.

5. Descobrir uma diferença clinicamente significativa entre o efeito do TrP-DN e do IMES utilizando o IEP na cinesiofobia em indivíduos com perturbações da PNS.

6. Descobrir uma diferença significativa entre o efeito do TrP-DN e do IMES utilizando o IEP no número de pontos de gatilho entre os indivíduos com perturbações da PNS.

7. Para descobrir uma diferença clinicamente significativa entre o efeito do TrP-DN e do IMES usando o IEP na amplitude de movimento do ombro entre indivíduos com distúrbios de NSP.

ENSAIO

Os ensaios clínicos consistem em experiências médicas que examinam se e quão bem várias terapias funcionam. Alguns ensaios incluem pessoas saudáveis e outros ensaios incluem doentes que podem participar num ensaio durante os cuidados e o tratamento.

Os estudos clínicos incluem uma grande variedade de tipos de estudos. Por exemplo, são sempre testados novos medicamentos e vacinas, mas podem ser examinadas novas variações de produtos existentes. Podem também ser utilizados para verificar se a medicação é mais eficaz ou para minimizar os efeitos secundários de uma determinada forma.

Alguns testes destinam-se a testar formas de evitar uma determinada doença ou de impedir o regresso de uma doença em pessoas que nunca a tiveram.

Os investigadores informariam sobre os benefícios e os riscos durante as fases posteriores de um procedimento a efetuar, para permitir que os médicos determinem se o devem ou não utilizar. É crucial comunicar os resultados dos ensaios clínicos para que as pessoas possam tirar partido dos conhecimentos para as ajudar a fazer escolhas de tratamento e de cuidados de saúde. Os resultados dos ensaios clínicos são também informação relevante utilizada para determinar se uma determinada terapêutica é administrada pelo SNS.

Como são organizados os ensaios?

Os médicos e outros especialistas concebem ensaios clínicos que envolvem a participação de um maior número de pessoas, incluindo cada vez mais doentes. Trabalham em conjunto para determinar as respostas às perguntas. Em primeiro lugar, analisam atentamente os resultados de alguns estudos anteriores para descobrir o que se compreende. Isto é conhecido como uma revisão sistémica.

Em vez de investigar um único estudo, utilizando diferentes métodos, é altamente vantajoso efetuar uma revisão sistemática da literatura para tentar fornecer respostas e perguntas que possam ser identificadas com maior precisão. Médicos, enfermeiros, doentes e investigadores trabalham em cooperação com executivos de empresas farmacêuticas, quando se trata de ensaios clínicos, e departamentos de testes farmacêuticos, bem como gestores de ensaios e estatísticos farmacêuticos, para conceber o melhor ensaio possível.

Porque é que os ensaios clínicos são importantes?

Devemos favorecer os ensaios clínicos em grande escala quando procuramos e comparamos várias intervenções, porque nos ajudam a determinar quais as intervenções que funcionam melhor em vários problemas possíveis. Os ensaios são necessários para descobrir quais as terapias com melhor desempenho, tanto para os médicos como para os seus doentes. Isto pode ser um problema porque: Sem ensaios, existe a possibilidade de os doentes receberem tratamentos que têm poucos benefícios, para além de exporem a equipa a riscos. Uma vez desenvolvidos em ensaios clínicos, os medicamentos que atualmente são amplamente utilizados no tratamento da doença.

Noutros ensaios clínicos, os objectivos do estudo são a recolha de informações sobre tratamentos nas fases iniciais de desenvolvimento. Será feita uma análise exaustiva e completa dos dados dos resultados do ensaio para verificar se se justifica o desenvolvimento de mais tratamentos. Se a investigação ou a experimentação adicionais mostrarem que o procedimento não tem valor, não deve ser prosseguido.

Quem pode participar em ensaios clínicos?

Todos os ensaios são regidos por regras, nomeadamente no que se refere a quem pode participar neles. Existem condições para a inclusão na lista. Estamos obrigados pelos requisitos dos ensaios clínicos a garantir que o ensaio pode incluir os doentes certos que podem receber o medicamento, e somos obrigados a garantir que as pessoas que o recebem não são colocadas em risco.

Embora os ensaios clínicos não sejam necessariamente aceitáveis ou adequados para si, isto também significa que pode não haver nenhum ensaio clínico que o tenha como participante. Além disso, os "requisitos de inclusão" incluem factores que o estudo é realizado com a ajuda destas diretrizes para selecionar as pessoas que podem participar. os ensaios podem ou devem ou devem incluir apenas determinadas subpopulações da população, como pessoas com uma idade ou sexo específicos, ou pessoas que se encontram numa fase específica da sua doença o ensaio tem "critérios de inclusão" e "critérios de exclusão", restrições que indicam quem pode ou não participar: Vários ensaios de medicamentos podem ter factores de risco fetal que resultam na impossibilidade de a mãe participar, como o exemplo acima mencionado. Além disso, os participantes que estão atualmente a tomar um medicamento específico seriam provavelmente excluídos do estudo, uma vez que estes medicamentos podem interferir com a avaliação da eficácia do procedimento.

Antes de iniciar o teste, poderá ser necessário efetuar mais alguns testes para verificar se é elegível ou não para as terapias em estudo. Por exemplo, se o medicamento aumentar a tensão arterial, pode ser necessário fazer uma análise da tensão arterial se houver possíveis efeitos secundários de um novo medicamento.

Como é que os ensaios são concebidos e realizados?

São efectuados ensaios clínicos em duas fases - uma "fase inicial" e uma "fase posterior". Nos estudos iniciais, normalmente é envolvido um número limitado de doentes ou pessoas saudáveis. Quando se avalia uma terapia psicológica ou programas de aprendizagem, estes ensaios de fase inicial podem ser utilizados para "afinar" o tratamento até que seja testada uma grande população. No caso de medicamentos e outras terapias, são realizados ensaios de fase inicial com um pequeno grupo de pessoas, com o objetivo de avaliar a segurança em busca de efeitos

secundários adversos. Os estudos clínicos subsequentes requerem normalmente um maior número de doentes e envolvem normalmente "testes aleatórios".

A forma como os novos medicamentos são formulados é um exemplo claro de como a fase de ensaios clínicos ajuda a responder a questões importantes. Em laboratório, são primeiro criados para verificar se podem prevenir ou curar uma determinada doença. Em seguida, os animais são controlados para verificar a sua proteção e obter informações sobre a forma como afectam o organismo. Se parecerem benéficos e relativamente eficazes, são então testados em várias fases de ensaios clínicos.

Existem três termos utilizados para descrever ensaios - ensaios controlados, ensaios cegos e ensaios aleatórios. Estes diferentes ensaios, e algumas das palavras e termos que irá ouvir, são explicados em seguida:

Ensaios controlados

As terapias semelhantes são comparadas em ensaios controlados. Na maioria dos ensaios aleatórios, dois grupos de doentes comparam uma nova abordagem a uma terapêutica normal ou comum. A nova medicação é administrada a um grupo, conhecido como grupo de teste ou grupo de intervenção. Os cuidados normais são prestados ao outro grupo, conhecido como grupo de controlo. Nos casos em que não existe medicação padrão, pode não ser administrado qualquer tratamento ou pode ser administrado um placebo ao grupo de controlo (um medicamento fictício).

Um placebo é construído de forma a parecer-se mais com a terapia testada. Assim, num teste de medicação, o placebo parece ser exatamente o medicamento verdadeiro, mas não faz nada. Ao comparar as reacções dos indivíduos ao placebo e à medicação, os investigadores determinam se o tratamento tem algum efeito real. O grupo de controlo é extremamente importante. A única forma de os investigadores verificarem com exatidão se o sucesso do novo procedimento resulta realmente desse tratamento, e não apenas do acaso, é comparando os resultados do grupo de controlo com os do grupo de tratamento.

Ensaios cegos

Os participantes que participam num ensaio cego não sabem quem é o grupo. Isto porque se souberem qual a terapia que recebem, isso afectará a forma como se sentem ou como revelam os seus sintomas. Algumas experiências são "duplamente cegas", o que significa que os participantes e os médicos não sabem quem recebe o novo medicamento. Isto evita que as suposições e os sonhos dos médicos afectem os resultados. Ambos os procedimentos são feitos para parecerem tão idênticos quanto possível, a fim de desencorajar as pessoas de imaginarem os cuidados que estão a receber. Todos os comprimidos também pareceriam idênticos durante um ensaio clínico, independentemente de serem frescos ou padronizados.

Ensaios aleatórios

Existem também ensaios aleatórios. Isto significa que as pessoas são incluídas aleatoriamente nos ensaios, normalmente através de um programa informático. Cada comunidade tem uma mistura comum de pessoas de diferentes idades, géneros e estado de saúde. Se for o doente ou o médico a determinar quem deve ser tratado, o que eles sabiam sobre o seu estado de saúde irá afectá-los. Todos os doentes que respondem mais ou menos a uma nova terapia podem pertencer a uma categoria específica. Neste caso, não seria óbvio que um grupo se saísse melhor do que o outro, se a diferença se devia aos cuidados ou aos diferentes grupos. Se os indivíduos forem colocados aleatoriamente em grupos de tratamento, a semelhança é comparável. É possível que um grupo se esteja a sair melhor do que o outro, uma vez que os dois grupos são idênticos em todos os outros sentidos.

Conceção do ensaio

Um ensaio clínico prospetivo e aleatório, um grupo paralelo e um avaliador (RCT). O recém-proposto IMES usando o IEP deve produzir melhores resultados clínicos do que o TrP-DN padronizado, em particular no que diz respeito aos resultados primários, como a dor no ombro (VAS) e o comprometimento do membro superior. Este é também um teste repetitivo para a supremacia e a hipótese aqui formulada (DASH-score).

Duração do ensaio

Este ensaio foi realizado de agosto de 2019 a agosto de 2020.

Aprovação ética

O ensaio foi provisório e recebeu aprovação ética do Comité de Ética Central (Anexo 1) em agosto de 2019, no âmbito da faculdade de Ciências da Saúde Aliadas e Autorização Ética. Os representantes do Comité de Ética analisaram o procedimento do ensaio e, por conseguinte, autorizaram a realização do estudo no departamento de Fisioterapia.

Registo do ensaio e alteração dos métodos após o início do ensaio

Solicitámos o registo do ensaio após o início do mesmo. . Posteriormente, o registo do ensaio clínico - foi registado (Retroativo) [Anexo-II]. Após o início da experiência, o comportamento dos participantes na prevenção do movimento foi avaliado através de uma escala TSK-11. Com base nas queixas dos doentes relacionadas com o medo do movimento na fase de teste piloto, foi incluída esta medida de resultado adicional como resultado secundário. Incluímos também uma avaliação de acompanhamento dos resultados ao sexto mês para determinar os efeitos a longo prazo do TrP-DN e do IMES.

Participantes no ensaio

Os participantes foram os indivíduos diagnosticados por médicos ortopedistas e clínicos gerais com perturbações da PND.

Consentimento informado

Adoptámos igualmente as normas da Convenção de Helsínquia relativas à ética da investigação em seres humanos. Por conseguinte, ambos os participantes foram informados dos processos envolvidos neste ensaio antes da sua participação. O relatório abrange a intenção do ensaio, os protocolos da experiência e os potenciais efeitos terapêuticos e adversos da intervenção atribuída.

Os participantes foram também informados de que, se não pudessem prosseguir, tinham todo o direito de retirar o seu consentimento em qualquer altura do período do ensaio. Se os participantes se depararem com acontecimentos adversos significativos, podem informar o presidente do comité de ética central ou o supervisor do estudo.

Estimativa do tamanho das amostras

Nas perturbações NSP, a dor e a fraqueza funcional associada dos membros superiores afectados são as principais queixas dos indivíduos. O principal objetivo desta investigação era reforçar consideravelmente a dor no ombro e a fraqueza dos membros superiores associada. O resultado primário (intensidade da dor, VAS e incapacidade funcional, DAS H-Q) foi, por conseguinte, medido separadamente para uma amostra de tamanho anterior, tendo em conta um MCID que foi universalmente aceite. Foi estimada uma maior dimensão da amostra de modo a obter uma dimensão significativa do impacto intergrupos com 95% do intervalo de confiança e 90% de força com um nível de significância de 0,05.

Em termos de resultados da dor, esperava-se que a discrepância média intergrupos de 1,4 cm (±2 cm) pontos em relação à pontuação de base da VASA fosse alcançada por 86 participantes (ou seja, 43 para cada grupo [142,195]). Além disso, calculou-se que 90 pessoas (ou seja, 45 em cada grupo) necessitavam que a diferença média intergrupos de 11 (±16) pontos em relação à pontuação de base do DASH-Q fosse atingida com base na incapacidade funcional.

Cálculo da amostragem para o resultado da dor (EVA)

Fórmula: - $n=2(z_{\alpha}+z_{\beta})^2 \times s^2/d^2$

$=2(1.96+1.282)2\times22/1._{42}$

$=2(1.96)2+(1.282)2+2(1.96\times 1.282)\times4/1.96$

$=2\times3.84+ 1.64+5.03\times4/1.96$

$=84.08/1.96=42.9$

n=43amostras em cada grupo

Cálculo do tamanho da amostra para o resultado máximo de incapacidade (DASH)

Fórmula: -$n=2(z_{\alpha}+z_{\beta})^2 \times s^2/d^2$

$=2(1.96+1.282)^2 \times16^2/11^2$

$=2(1.96)^2 +(1.282)^2 +2(1.96\times1.282)\times256/121$

$=2\times3.84+1.64+5.03\times256/121$

$= 5381.12/121=44.47$

n= 45amostras em cada grupo

A estimativa do tamanho da amostra mostrou que eram necessários 176 participantes. Tendo em conta o risco de 10% (n=18) de desistência, foi decidido contratar pelo menos 194 participantes (n=97 em cada grupo) para obter diferenças clínicas significativas entre os dois resultados primários. No entanto, não atingimos a dimensão da amostra prevista, pelo que, nesta experiência, foram aleatorizados 230 participantes.

Rastreio preliminar e diagnóstico das perturbações NSP

O médico ortopedista ou generalista iniciou um exame clínico regular para despistar os doentes com queixas de dores no ombro. Em seguida, foram realizados os estudos laboratoriais necessários para eliminar infecções e doenças sistémicas em doentes com perturbações da PND. A ocorrência de lesões agudas nos elementos estruturais da cintura escapular e de patologias da coluna cervical foi investigada em todos os indivíduos com sinais e sintomas clínicos de perturbações NSP através de exames radiológicos adequados (raio-X, ressonância magnética e ultra-sons) do ombro e da coluna cervical.

Os critérios de seleção foram seguidos por um fisioterapeuta independente para os pacientes que foram referidos como participantes qualificados para receber as intervenções do ensaio atual. Os doentes foram especificamente testados quanto ao envolvimento dos PTM activos e latentes nos músculos da cintura escapular, juntamente com uma avaliação geral e ortopédica do tratamento físico (Anexo IV).

O tipo de doença NSP foi diagnosticado com base nos resultados físicos e radiológicos. A capsulite adesiva do ombro foi diagnosticada com base no envolvimento de exames radiológicos e testes de raspagem escapular positivos do ombro com ADM ativa e passiva limitada e dolorosa, tensão capsular e aderência inflamatória da articulação.

Quando o ombro está impregnado, os doentes têm um início progressivo de dor, que pode piorar com a atividade aérea. As caraterísticas distintas ou localizadas no SIS não são irradiantes. A radiografia foi utilizada para diagnosticar a síndrome do impacto do ombro, desconforto e sensibilidade localizados sobre a inserção e o músculo supra-espinhoso, estimulação sub-acromial e alterações degenerativas.

Com o paciente sentado e o examinador em pé, o sinal do impacto foi provocado. A rotação escapular, de um lado, é evitada, pois o outro levanta o braço em elevação forçada (entre a flexão e a abdução, por vezes), provocando aumento da tuberosidade contra o acrómio.

O teste de tensão e o teste ativo para a disfunção articular acromioclavicular foram utilizados para verificar a adução do braço cruzado. O braço do paciente envolvido na adução foi declarado positivo se o paciente sofresse de dor e restrições de adução da ADM do ombro. Devido a uma disfunção do cotovelo, a artrite da articulação acromioclavicular também é demonstrada pelo exame do arco doloroso durante os graus iniciais.

Os sinais e sintomas são semelhantes aos da síndrome do impacto da tendinopatia da coifa dos rotadores. No entanto, a calcificação e a degenerescência dos tendões da coifa dos rotadores podem ser utilizadas para diagnosticar os rotadores como critérios diferentes. O teste do arco doloroso, em que o braço do doente é deliberadamente rodado ao longo do espetro de abdução, identifica patologias rotatórias da coifa. A tendinopatia rotatória é confirmada se houver queixa de dor entre 60 e 120, ou seja, dor e sensibilidade dos músculos da coifa dos rotadores.

Além disso, a ecografia é utilizada para detetar doenças dos tendões e é importante para eliminar a rutura aguda dos músculos e tendões dos rotadores. A população clínica de casos de doença NSP foi recrutada para este ensaio com base nos critérios de seleção dos participantes (critérios de inclusão e exclusão).

Critérios de seleção dos participantes

Critérios de inclusão

a)   ) Foram incluídos homens e mulheres entre os 30 e os 60 anos, uma vez que as perturbações NSP da população de meia-idade estão generalizadas.

b)   Os participantes relataram ter diagnosticado distúrbios NSP, tais como capsulite adesiva do ombro, síndrome do impacto subacromial, tendinopatia do rotor e disfunção acronica.

C) Os MTrP (Activos e Latentes) presentes nos músculos do ombro das cinturas, dor localizada ou difusa, nós hipersensíveis e bandas tensas e dor referida à palpação muscular detectada foram utilizados para validar os MTrP.

d)   a pontuação total da dor no ombro de > 3 cm (4 a 10) na EVA é considerada uma experiência subjetiva de 11 pontos (0-10 cm).

e)   Pontuação de 25 a 75 de incapacidade no inquérito 0 - 100 sobre distúrbios do braço, ombro e mão e) e) (DASH-Q).

f)   A ADM ativa deve situar-se entre 60 e 120 graus de abdução do ombro.

Critérios de exclusão

Os sujets presentes nas condições abaixo foram excluídos da participação no estudo.

a)   Os indivíduos com antecedentes de fratura e luxação do membro superior e rupturas agudas dos tecidos moles do ombro foram retirados para evitar mais danos nos tecidos.

b)   ) A fim de evitar o agravamento de infecções ou doenças locais ou sistémicas, os indivíduos que indicavam infeção local na coluna superior e cervical ipsilateral e os indivíduos com infecções sistémicas foram também retirados.

c)   As perturbações cardíacas desnecessárias que podem resultar das operações de ensaio foram omitidas para os indivíduos com pacemakers cardíacos, hipertensão ou hipotensão e outras perturbações cardíacas.

d)   ) Por conseguinte, a prevenção da reação patológica autoimune e do agravamento da artralgia viral foi omitida para a doença autoimune, a artrite reumatoide, a artrite gotosa e as infecções pós-vírus.

e)   ) Retirámos do aborto as mulheres que tinham confirmado a gravidez.

f)   Os indivíduos com histeria foram omitidos a fim de evitar um tratamento tardio do tecido após a agulha em distúrbios nutricionais, como a deficiência de vitamina B-12.

g)   O tratamento anti-coagulante e os problemas hemorrágicos foram omitidos para evitar hemorragias desnecessárias e outros efeitos nocivos de novas lesões dos tecidos moles, uma vez que o processo de cicatrização seria retardado.

h)   A lesão vascular e o tempo de recuperação mais longo não foram evitados em doentes com diabetes mellitus e doenças vasculares periféricas.

I Os doentes diagnosticados com neuropatia sensório-motora, ombro hemiplégico e outras lesões do centro superior foram omitidos porque o efeito definitivo poderia ser afetado por estes procedimentos de ensaio.

j)   ) Os casos de protrusão do disco intervertebral, as lesões da coluna cervical que ocupam espaço e os casos de síndrome do desfiladeiro torácico também foram omitidos porque não foi possível quantificar com precisão o impacto dos procedimentos experimentais nos pontos de gatilho dos músculos da cintura mioespástica.

k)   Foram eliminados os casos de fibromialgia em que os cuidados generalizados não se devem limitar ao ombro. (k)

l)   Temas que sofreram manipulação do ombro sob anestesia local ou geral; as terapias de gatilho de pontos de injeção, como o botulismo de toxinas, a injeção de plaquetas ricas em plasma também foram omitidas. A seleção destes indivíduos pode modificar os efeitos clínicos do TrP-DN e do IMES

m) Os participantes com antecedentes de epilepsia, agulha ou electrofobia e os participantes que não cooperaram ou não quiseram participar foram retirados.

MÉTODOS DE AMOSTRAGEM

Randomização

Foi utilizado um sítio Web chamado www.random.org para gerar números aleatórios de 1 a 230 e os números aleatórios 230 foram distribuídos em 46 blocos; foram gerados 5 números aleatórios em cada bloco. Um investigador independente que não fazia parte do centro de estudo efectuou a geração de números aleatórios e os rácios de atribuição.

Afetação ocultação

No interior do envelope opaco mais pequeno com os números de identificação dos grupos, foram escondidos separadamente cada um dos cinco blocos de números aleatórios. No caso do grupo I, a letra romana I foi utilizada para o tratamento da TrP-DN; a letra romana II foi proposta para o tratamento da técnica de estimulação eléctrica intramuscular. O investigador independente, que tinha coberto o número aleatório, submeteu todos os 46 blocos escondidos num envelope opaco (castanho) ao Supervisor do Estudo. Dois grupos de 1:1 foram distribuídos de forma semelhante a 230 participantes e o guia de estudo para os respectivos tratamentos informou o investigador da intervenção atribuída.

Cegueira

Os resultados foram medidos por um fisioterapeuta experiente que não tinha conhecimento da distribuição aleatória dos participantes durante o período de estudo com os seus tratamentos individuais. A cegueira do avaliador foi mantida durante todo o período do estudo, tendo o avaliador recebido instruções para não questionar

os participantes sobre a forma das intervenções. Além disso, os participantes aconselharam o avaliador a não revelar as suas intervenções.

MATERIAIS UTILIZADOS NO PRESENTE ESTUDO

Validação do estimulador elétrico programado especial (VETROSTIM-100):

O VECTROSTIM-100 é um estimulador elétrico neuro-muscular multiusos fabricado em Chennai, Chennai, Índia [imagem 3.2A]. Tem várias correntes eléctricas terapêuticas, incluindo terapia, corrente russa, corrente de estimulação muscular e correntes de estimulação eléctrica transcutânea do nervo. Os parâmetros da corrente eléctrica de estimulação muscular (programa especial) dentro da porção de corrente do VECTROSTIM-100 utilizada para este teste foram concebidos para aplicações específicas. Este programa especial inclui os programas n.º 1, 2 e 3, que permitem a emissão de impulsos eléctricos em séries de 250 segundos durante um período de três segundos (programa n.º 1), cinco segundos (programa n.º 2) e nove segundos de intervalo (programa n.º 3).

O Investigador e o Guia de Estudo sugeriram um software único e personalizado para a estimulação eléctrica intramuscular para proporcionar a contração do músculo liso por via intramuscular. Neste ensaio piloto, 24 indivíduos com perturbações não traumáticas da dor no ombro foram tratados para proteção e utilidade terapêutica, a fim de detetar a sua adequação aos seus critérios personalizados de estimulação eléctrica. Os resultados mostraram um resultado clínico positivo no prazo de 2 semanas após a intervenção na dor e disfunção do ombro. Não foram encontrados quaisquer outros eventos adversos durante o procedimento ou no período pós-tratamento para todos os 24 indivíduos, com exceção da dor muscular causada pela estimulação.

Figura3.2:Materiais utilizados

A.VECTROSTIM-100

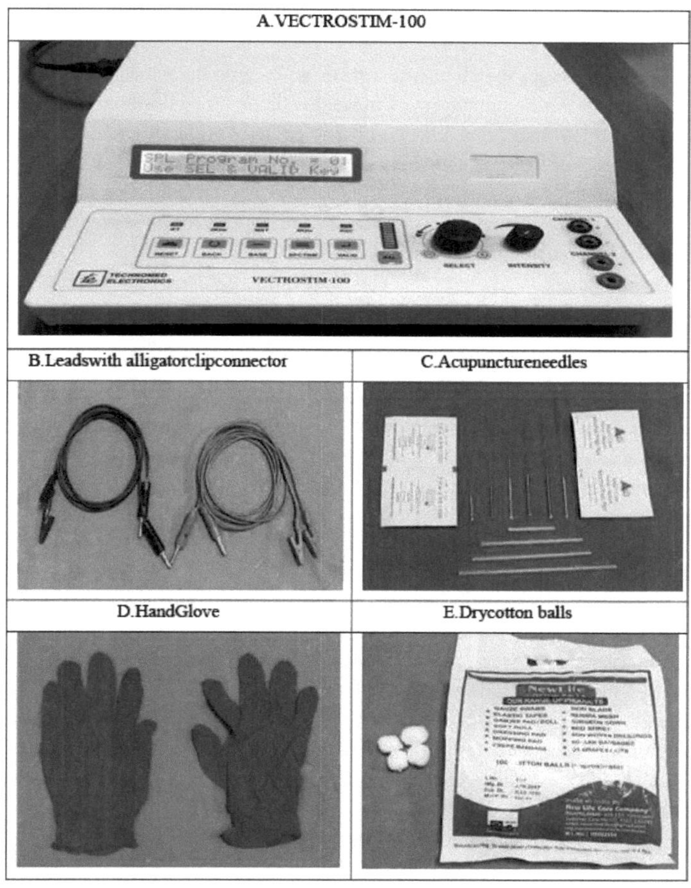

B. Cabos com conetor de clipe de jacaré   C. Agulhas de acupunctura
D. Luva de mão   E. Bolas de algodão seco

Agulhas de acupunctura:

As agulhas de acupunctura de 0,30 mm de espessura e 13, 25, 40 mm e 50 ou 60 mm (Fabricante: Cloud & Dragon®, Jiangsu, China) utilizadas em casos isolados foram utilizadas para provocar um ponto e agulhas secas paraespinhais. No nosso estudo-piloto e em investigações publicadas anteriormente, foi verificada a segurança e a utilização clínica destas agulhas.

Métodos de esterilização:

METODOLOGIA EXPERIMENTAL

A preparação da pele antes da inserção da agulha é essencial para proporcionar aos doentes um ambiente seguro para a agulha. Foi utilizado o meio estéril (Smart CareTM Alcohol Pads: Fabricado por Phoenix Pvt. Ltd., MFG.LIC.No.MH/101607, e comercializado por Saify Traders, Indore, Índia). O investigador utilizou luvas de mão sem látex enquanto introduzia a agulha seca através do tubo guia.

Identificação de MTrPs

Os MTrP foram detectados manualmente através do método de palpação nos músculos da cintura escapular. A fim de puncionar os músculos da cintura escapular de acordo com a orientação das fibras musculares e descobrir os pontos hiperirritáveis, os nódulos contrácteis com ou sem bandas apertadas e o padrão de dor referenciado, foi utilizado o procedimento de palpação manual necessário (palpação plana, em pinça e puncionada). A abordagem de palpação plana foi aplicada nos músculos rombóides, infra-espinhoso, redondo e deltoide para classificar os sinais clínicos de MTrP.

A pinça-palpação foi utilizada para a identificação dos gatilhos miofasciais do trapézio superior, do redondo maior, do peitoral maior, do bíceps braquial, etc. Uma boa forma de classificar os MTrP no grande dorsal, no tríceps braquial, no trapézio superior, etc. A palpação rápida foi um procedimento excelente.

Para os TrP-DNs com ou sem IMES, são escolhidos os MTrPs (activos e latentes) dos músculos da cintura escapular e os segmentos paraespinhais correspondentes que afectam os músculos da cintura escapular. O agulhamento seco nos músculos da cintura escapular e paraespinhais ajuda a desativar os pontos de gatilho localizados, relaxando os músculos da coluna vertebral e dessensibilizando os pontos de gatilho e as vias neurais, respetivamente.

Preparação dos participantes

Os participantes foram informados sobre o protocolo de agulhamento e seus potenciais impactos terapêuticos e adversos do TrP-DN, com ou sem IMES, em ambos os grupos, antes das intervenções. Além disso, todos os participantes foram orientados a se informarem quando os pesquisadores fossem tratados com dor intensa ou sensação desagradável.

Foi garantida a ambos os doentes a possibilidade de interromper a terapia em caso de dor extrema e de sensações desagradáveis, bem como a impossibilidade de se deitarem numa posição suscetível durante o tratamento.

procedimento de intervenção para o dning-grupo i

115 participantes do Grupo I foram tratados sem IMES com TrP-DN. O modelo radical de TrP-DN do Dr. Gunn foi utilizado nesta comunidade, onde o pescoço seco é efectuado tanto nos pontos de gatilho locais como na secção paraespinal relacionada. Os MTrPs dos músculos da cintura escapular foram secos com o objetivo de desativar MTrPs conhecidos. A inserção de agulhas secas para dessensibilizar a radiação espinal foi escolhida para a secção paraespinal mais adequada, da 3ª à 6ª coluna cervical, relacionada com a cinta do ombro.

Antes ou paralelamente ao nível do gatilho, o agulhamento seco dos músculos da cintura escapular foi efectuado no agulhamento seco paraespinal. Foi efectuado um tratamento TrP-DN específico para cada pessoa, onde foram escolhidos vários locais de agulhamento com base no número de MTrPs encontrados nos músculos da cintura escapular. Este TrP-DN personalizado foi efectuado para parar o agulhamento nos músculos dos pontos de gatilho miofasais sem quaisquer sinais e sintomas.

Drenagem seca na região paraespinal

Os participantes são colocados numa posição deitada confortável e inclinada, com uma almofada colocada sob a parte superior do tórax e uma pequena toalha dobrada colocada sob a testa. A pele sobre a coluna cervical é limpa da terceira à sexta vértebra cervical, com Alcohol Prep Pads e as regiões da coluna vertebral. Em seguida, para a fase de agulhamento seco paraespinhal, foi encontrado um ponto de 1 cm lateralmente na ponta do processo espinhal.

Para os participantes que tinham os músculos trapézio, levantador da escápula e rombus major ou minor, MTrPs e 4. níveis da coluna cervical selecionados para os músculos supra-espinhoso, infra-espinhoso e redondo menor foram selecionados para as agulhas secas paraespinhais nas terceiras colunas cervicais. Da mesma forma, para os músculos braquiais do deltoide e do bíceps e para o redondo maior, o grande dorsal, o peitoral maior e o tríceps braquial, foi selecionada a quinta agulha seca paraespinhal da coluna cervical.

No meio inferior, aproximadamente 1 cm lateral em cima do corte num distrito espinal previamente estabelecido, foram inseridas agulhas de acupunctura esterilizadas (0,30 mm de espessura/15 ou 25 mm de comprimento, Cloud & Dragon®, China) sobre a pele. No meio da coluna vertebral cervical adjacente

(1 cm lateral à ponta do processo espinal), a ponta da agulha foi montada nos músculos multifídios cervicais. Este procedimento evita que a agulha penetre na artéria, no forame vertebral e na medula espinal.

- Agulhas secas nos meus pontos de gatilho fascial

Agulhas secas de 0,30 mm (25 ou 40 mm, Cloud & Dragon®, Chine) de espessura foram inseridas lentamente num ângulo adequado (45 - 90 graus), perpendicularmente aos pontos de gatilho dos músculos da cintura escapular com as devidas precauções. A agulha na zona de gatilho foi verificada e empurrada noutra direção para gerar o LTR, reafirmando a localização ideal de uma agulha no MTrP.

Da mesma forma, a evocação de LTR foi desactivada para todos os MTrPs nos músculos da cintura escapular. Depois de receber respostas locais de twitch, as agulhas (retenção das agulhas) foram colocadas na mesma posição por 10 minutos para induzir mais recuperação muscular. Imediatamente após a retirada das agulhas secas, a região foi comprimida por vários segundos a minutos com algodão seco esterilizado, a fim de normalizar o meio químico e evitar sangramento externo.

Durante a primeira semana de terapia, os músculos que recebem inervação das raízes espinhais cervicais de C-3 e C-4 foram tratados com trp-dna sem IMES (as agulhas paraespinhais foram posicionadas 1 cm lateralmente à ponta do processo espinhal C-3 e C-4). Os músculos trapézio, romboide, elevador da escápula, supra-espinhoso, infra-espinhoso e redondo menor, etc., foram todos tratados durante a primeira sessão. E o agulhamento seco foi aplicado nos músculos fornecidos principalmente pelas raízes espinhais cervicais de 5 e 6 durante a primeira semana da segunda sessão. Os músculos da cintura escapular eram o deltoide, o peitoral maior e o redondo maior, o latíssimo do dorso, o bíceps braquial e o tríceps braquial, tratados com o TrP-DN na segunda sessão.

Os músculos fornecidos por cada segmento espinal da raiz nervosa foram tratados uma vez por semana e o mesmo tratamento com agulhas secas foi efectuado durante três semanas consecutivas nos músculos paraespinhais e da cintura escapular. A fim de recuperar de uma dor muscular induzida pela agulha, foi mantido o período de uma semana entre as duas sessões consecutivas de agulhamento seco de cada músculo. Numa sessão de terapia, foram tratados no máximo 5-6 músculos da cintura escapular para evitar dores musculares desnecessárias.

Todos os músculos afectados pela cintura escapular foram protegidos durante o tratamento no final de cada semana (duas sessões). A Tr-DN sem IMES foi efectuada durante um período mínimo de 4872 horas, duas vezes por semana, entre duas sessões consecutivas de agulhamento, durante três semanas consecutivas [31,200]. A terapia durou cerca de 15-20 minutos numa única sessão de terapia. O número de agulhas durante o procedimento de acompanhamento dependia apenas do número de pontos de gatilho encontrados pela palpação do músculo. A profundidade de penetração nos ombros dos músculos da cintura variou entre 15mm e 40mm, com base no espaçamento muscular e no posicionamento dos MTrPs. Da mesma forma, a profundidade de penetração da agulha no plano paraespinhal variava entre 15 mm e 30 mm.

Fotografia mostrando a marcação dos pontos de agulhamento e o procedimento de agulhamento a seco em 3rd e 4th agulhamento paraespinhal a nível cervical e o ponto de gatilho dos músculos da cintura escapular durante a primeira sessão de TRP-DN

A. Marcação dos pontos de agulhamento em 3rd e 4th nível da coluna cervical nível paraespinhal e dos músculos da cintura escapular

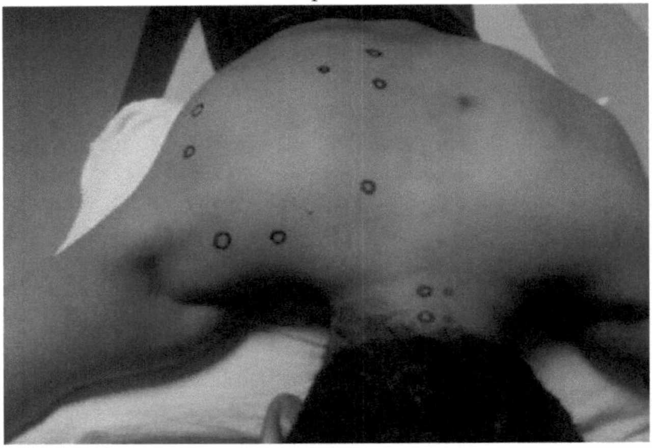

B. Agulhas secas na região paraespinal de 3rd e 4th coluna cervical e nos músculos da cintura escapular

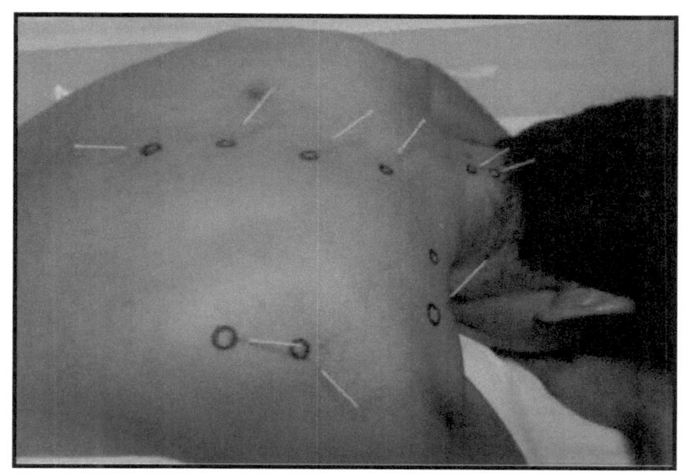

A. Pontos de agulhamento

Marcação para 5th e 6th músculos da coluna cervicalparaspinal develandMTrPdos músculos da cintura escapular

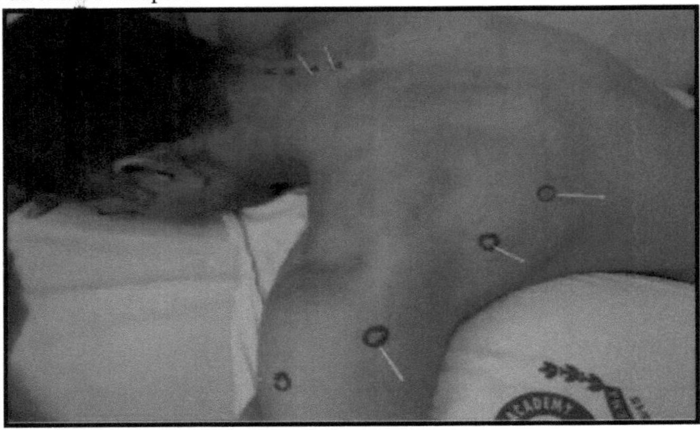

B. Agulhas secas na região paraespinhal de 5th e 6th coluna cervical e na região torácica do ombro

músculos da cintura

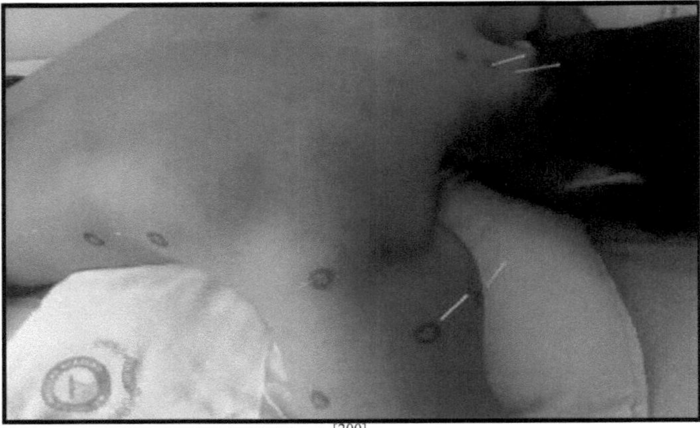

Técnica TrP-DN para músculos individuais[200]

Músculo supra-espinhoso (m-UT)

Os doentes tinham um ombro ou braço ligeiramente abdutível posicionado ao lado do tronco numa posição deitada em decúbito ventral. O comprimento adequado da agulha seca foi inserido no ponto de gatilho após a marcação do limite da escápula da coluna vertebral. A agulha foi guiada de trás para a frente, com um ângulo correspondente, de modo a evitar a penetração no neurónio espinal e no lobo apical do pulmão.

Músculo elevador da escápula (m-LS):

O ângulo superior da omoplata foi detectado em posição prona por palpação manual e logo acima de um ângulo superior da omoplata a partir do local designado e a agulha seca penetrou nos pontos de gatilho do elevador da omoplata sem passar pela fáscia anterior.

Músculo romboide (m-RMa)

As posições do cliente são semelhantes às da terapia do romboide menor. Em primeiro lugar, foi estabelecida a orientação para as fibras musculares a partir do procedimento espinal de 2 a 6 vértebras torácicas até à parte inferior da borda medial e a agulha seca foi inserida perpendicularmente ao ponto de ativação com um ângulo inferior a 45° para evitar a penetração no espaço intercostal.

Músculo romboide (m-RMi)

O participante estava numa posição deitada em decúbito ventral e as fibras musculares foram aproximadas com uma almofada ou uma toalha dobrada nas costas. Reconhecia-se a direção do músculo desde C-7 e T-1 até à raiz da espinha da omoplata e a agulha seca era perpendicular ao ponto de gatilho num ângulo inferior a 45°, de modo a evitar a penetração no espaço intercostal.

Músculo supra-espinhal (m-SSp)

Foi estabelecida uma coluna vertebral de um ombro ligeiramente afastado (no intervalo disponível) e foi inserida no músculo uma agulha seca do lado adjacente da coluna vertebral, que foi guiada para o ombro e a fossa prematuros.

Músculo infra-espinhoso (m-ISp)

Uma agulha seca foi colocada perpendicularmente às fibras musculares e aos pontos de gatilho em ângulos de 45 a 90 graus, sem penetrar na superfície óssea da fossa infraescapular. Foram tomadas precauções adicionais ao inserir uma agulha no músculo infra-espinhoso em doentes com historial de osteoporose.

Músculo Teresmajormuscle(m-TMa)

Os participantes deitados em posição supina ou suspensa seguraram o ombro algures para dentro (dentro da amplitude disponível), depois palparam o músculo com a palpação em pinça e a agulha penetrou no gatilho de trás para a frente ou vice-versa.

Músculo ternário (m-TMi)

A articulação do ombro foi mantida um pouco afastada e rodada internamente, penetrando a agulha no ponto de gatilho do músculo, mantendo a orientação da ponta da agulha, em direção à omoplata.

Músculo deltoide (m-DT)

Os pontos de gatilho para o músculo deltoide anterior e central situam-se onde as agulhas estavam perpendiculares à direção das fibras musculares. E os pontos de gatilho nas fibras posteriores do deltoide foram desactivados inserindo a agulha perpendicularmente à direção das fibras musculares.

Músculo bíceps-braquial (m-BB)

Num braço ligeiramente abduzido na posição prona ou supranacional, a agulha foi penetrada nos pontos de gatilho do músculo BB a partir da parte medial em direção à mão. A artéria braquial ou os nervos foram retirados do trajeto dos meios de comunicação para evitar danos.

Músculo tríceps-braquial (m-TB)

Os participantes foram posicionados perto da agulha braquial. O agulhamento profundo na cabeça lateral do tríceps foi evitado para minimizar o risco de lesão do nervo radial.

LatissimusDorsimuscle(m-LD)

O agulhamento foi efectuado junto ao músculo principal do redondo. Os pontos de gatilho deste músculo também se encontram perto do músculo principal do redondo.

Figura: TrP-DN nos músculos da cintura escapular

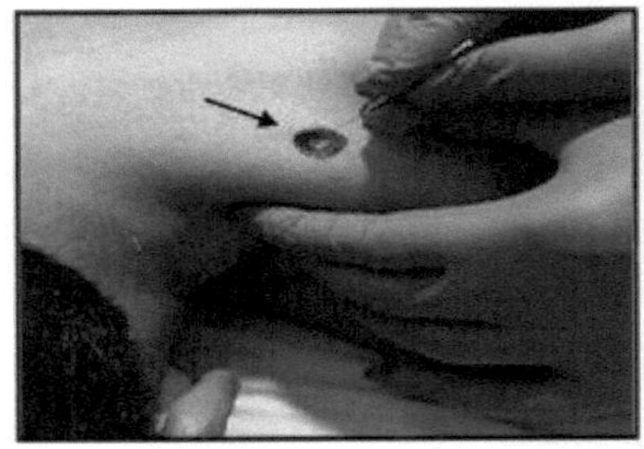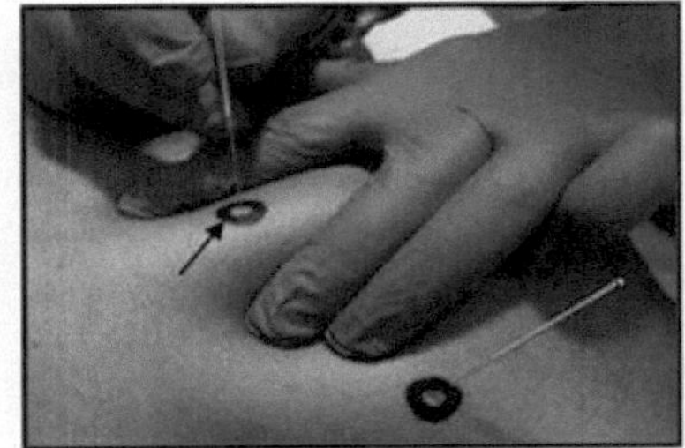

A. DNo trapézio superior B.DNo escápula elevador

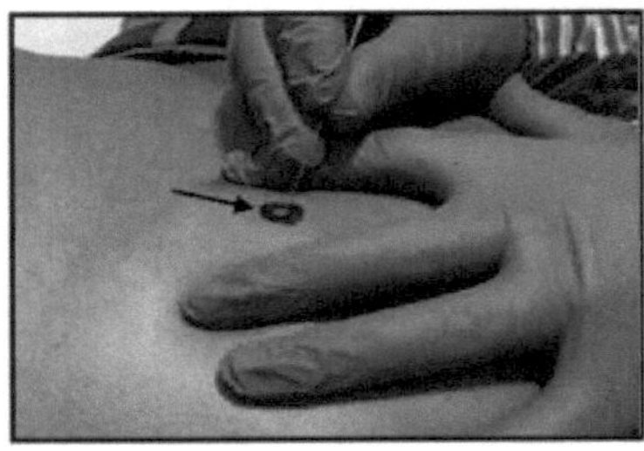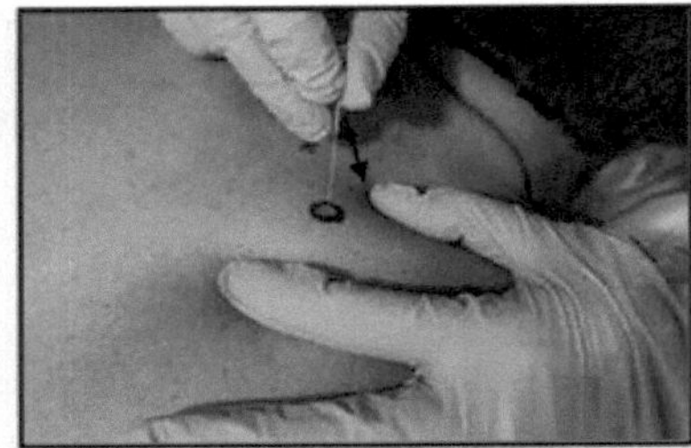

C. DNos rombóides maiores D.DNos rombóides menores

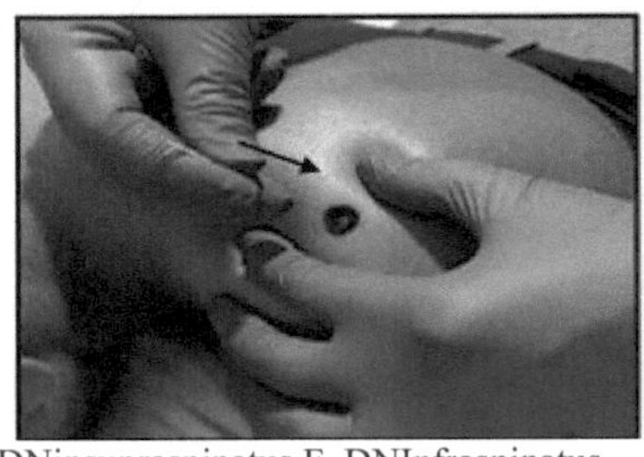

E.DNinsupraspinatus F. DNInfraspinatus

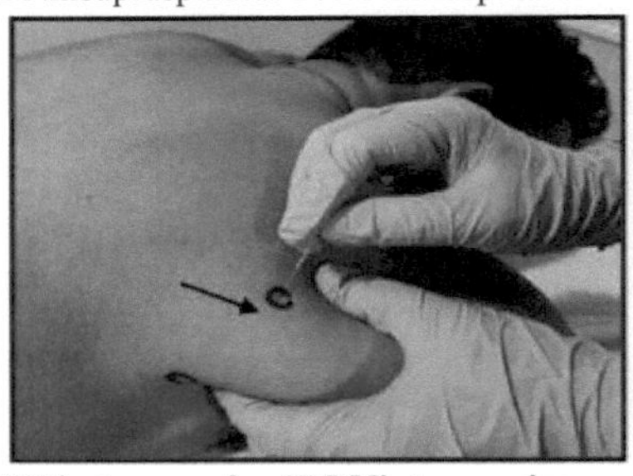

G.DNin teresmajor H.DNinteres minor

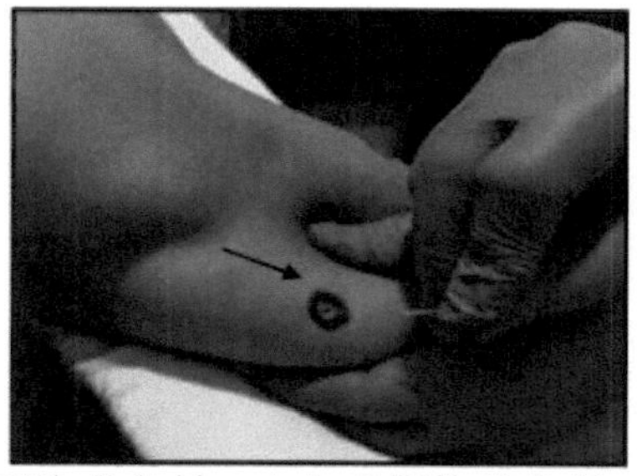 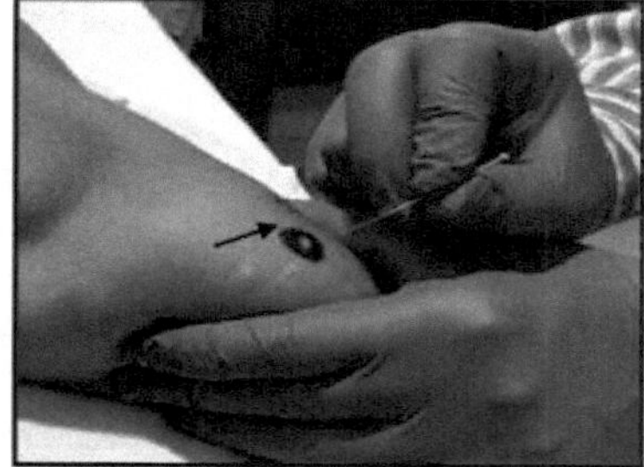

I. DNin Deltoide anterior J. DNin Deltoide médio

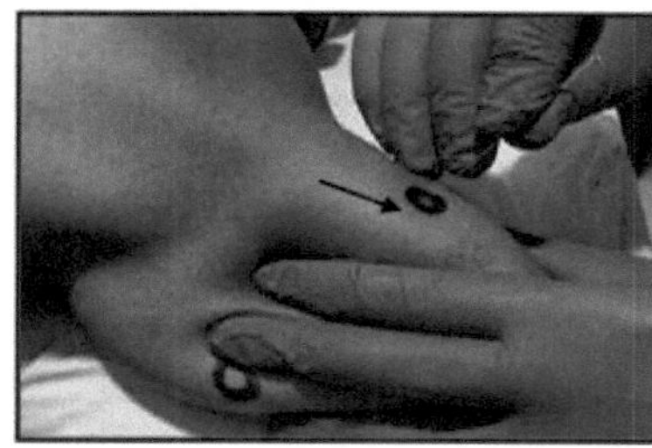 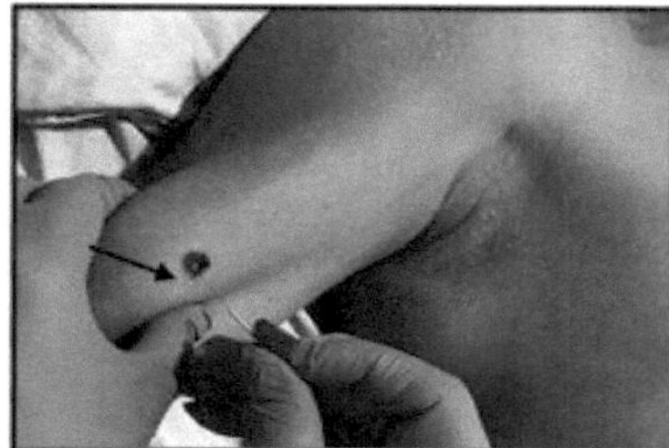

K.DNo Deltoide Posterior L. DNo Bíceps-Braquial

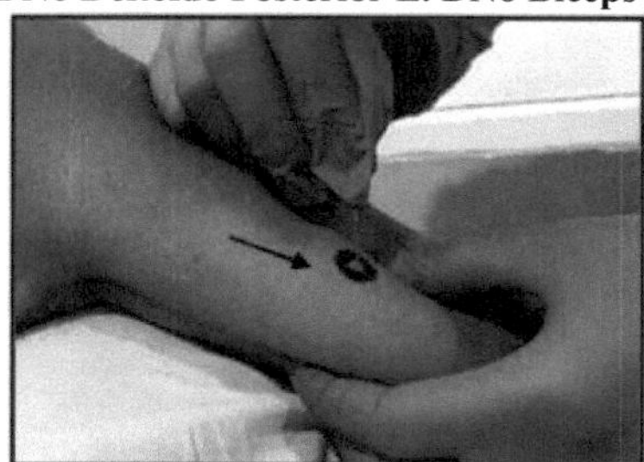 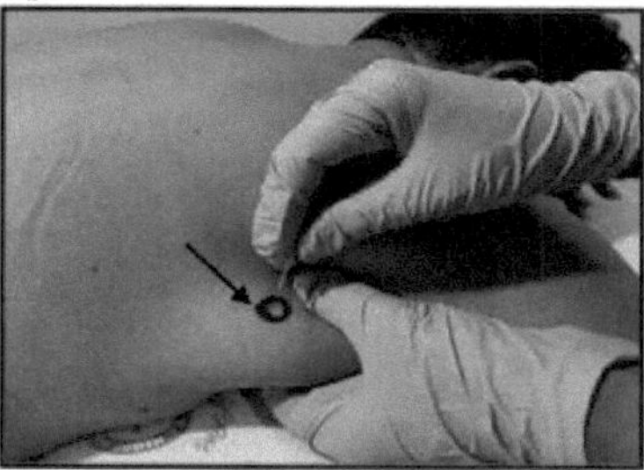

M.DNemTricepsBrachii N.DNemLatissimusDorsi

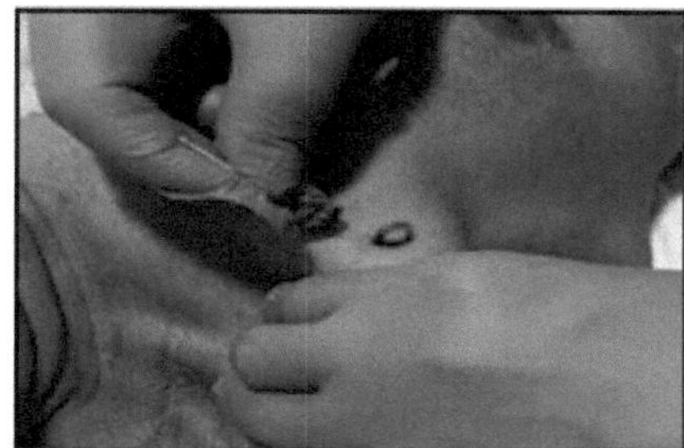

O.DNemPectoralisMajor
Músculo peitoral (m-PMa)
Na posição supina, o músculo PMa foi afilado por pinça na prega axilar. Na direção da articulação da clavícula, a agulha foi penetrada no músculo PMa. A possibilidade de penetração nos pulmões e nos feixes neurovasculares foi impedida de penetração profunda

[Fig. O].
PROCESSO DE INTERVENÇÃO DAS VEZES NO GRUPO-II
O Modelo de Colocação Inversa de Eléctrodos de Shanmugam et al. foi desenvolvido principalmente para o tratamento de sintomas clínicos da síndrome da dor miofascial em gatilhos mioespásticos de perturbações NSP. 115 participantes do grupo II obtiveram IMES por agulhas secas utilizando o processo de colocação invertida de eléctrodos de Shanmugam et al. (juntamente com agulhamento seco de pontos de gatilho e paraespinhais).

Modelo de substituição do elétrodo invertido para oIMES(Shanmugametal.2016)

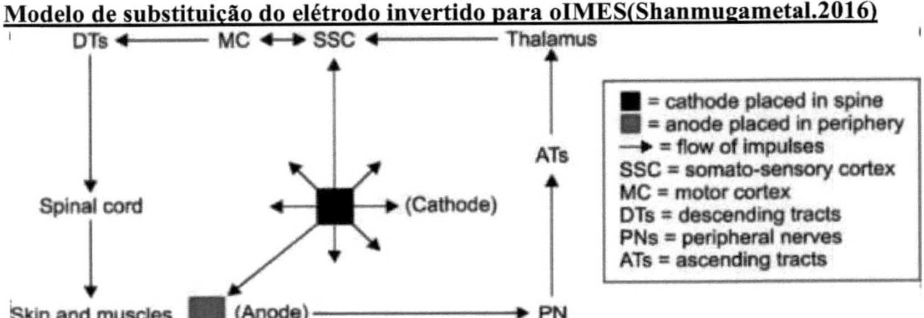

Representação esquemática da propagação dos potenciais de extração a partir de uma sonda catódica colocada ao nível da coluna vertebral.
Todos os participantes foram avisados sobre a experiência que iria ocorrer no transporte do IMES antes da transmissão dos impulsos eléctricos por via intramuscular. Os participantes também foram avisados de que a perceção sensorial irregular ou desconfortável de dor extrema, dor de cabeça, visão quebrada, etc. deveria ser notificada. Após a instrução, os participantes foram sentados com apoio suficiente numa posição relaxada, em decúbito ventral.
Sob a parte superior do tórax do doente, o espaço entre os dois processos espinais vizinhos foi alargado. Foi colocada uma pequena toalha maleável adicional debaixo da testa para evitar que o nariz fosse espremido sobre o colchão que permite aos participantes arejar facilmente.
Colocação de um elétrodo ativado (cátodo):
A coluna cervical foi colocada de modo a alargar a distância entre os dois processos espinais adjacentes numa condição ligeiramente fletida. A pele da coluna cervical foi lavada da terceira à sexta vértebra cervical com álcool-prep-Pad e as áreas do processo espinal. Depois disso, foi encontrado um ponto de 1 cm lateralmente no final do processo espinal e designado para a inserção de agulhas secas numa fase espinal.
O tubo guia foi introduzido na pele da área paraespinhal previamente definida, no sentido médio-inferior, cerca de 1 centímetro lateralmente, na ponta do processo espinhal, por agulhas de acupunctura esterilizadas uma única vez (0,30 mm de espessura em comprimento 15 a 5-mm, Cloud & Dragon®, China). A ponta da agulha foi posicionada sobre os músculos cervicais multifidi.
A agulha paraespinhal seca, que é inserida 1 cm lateralmente na ponta da medula espinhal da 3ª à 6ª vértebras cervicais, foi ligada ao eletrodo do pilar catódico do estimulador elétrico. A agulha paraespinhal seca é um elétrodo ativo que fornece os electrões (com

carga negativa).

As agulhas secas são inseridas num ângulo razoável a partir do ponto médio do ventre muscular, perpendicularmente ao ponto de gatilho [31]. Nos MTrPs dos músculos da cintura escapular, foram inseridas agulhas com 0,30 mm de espessura (25 ou 40 mm de comprimento, cloud & dragon®, China). Nos músculos da cintura escapular, as redes foram colocadas sobre os MTrP e ligadas com uma pinça de crocodilo ao fio dos pólos anódicos do pacemaker elétrico. As agulhas secas na fase de ponto de disparo servem como elétrodo que fornece iões positivos.

O parâmetro de estimulação eléctrica

Para a estimulação eléctrica intramuscular foi utilizado o estimulador elétrico de duplo canal Vectrostim-100, especialmente programado.

Parâmetros de estimulação eléctrica
Forma de pulso: RectangularFrequência   :1-Hz Duração do   impulso^50-μ-segundosIntensidade (mA):TolerávelIntervalo entre impulsos:3 segundos Duração da estimulação:2-3 minutos

Com uma força tolerável, a região do ponto de gatilho de cada músculo foi estimulada durante 2-3 minutos (3045 contracções) [23]. As agulhas foram posicionadas no mesmo local durante mais dez minutos após 23 minutos, de modo a manter o relaxamento muscular causado pelo agulhamento prolongado. O IMES foi administrado duas vezes por semana, durante três semanas consecutivas, utilizando a colocação inversa dos eléctrodos.

A medicação para os músculos afectados foi administrada na primeira sessão da primeira semana, e é normalmente fornecida pelas três e quatro raízes espinais cervicais. Tratámos o trapézio, os rombóides, o elevador da escápula, o supra-espinhoso, o infra-espinhoso e o redondo menor na primeira sessão. O IMES foi utilizado para os músculos, principalmente fornecidos pelas raízes espinhais cervicais 5ª e 6ª, no segundo tratamento da 1ª semana. Os músculos estimulados principalmente pelo peitoral maior, redondo maior, latisimus dorsi, bíceps brachi e três vezes brachii foram estimulados na sessão 2.

Os músculos de cada raiz nervosa segmentar da coluna vertebral foram estimulados uma vez por semana e o mesmo procedimento IMES foi repetido três semanas consecutivas, uma vez por semana. Houve um intervalo de uma semana entre as duas sessões consecutivas de estimulação muscular para curar a dor muscular causada pelas agulhas. Numa única sessão de terapia, foram estimulados no máximo 5-6 músculos da cintura escapular para evitar dores musculares desnecessárias. No final de cada semana (duas sessões de tratamento), todos os músculos da cintura escapular envolvidos foram cobertos pela operação.

A. Método IMES do músculo romboide maior e infra-espinhoso.

B. Método IMES para os músculos supra-trapézio e supra-espinhoso

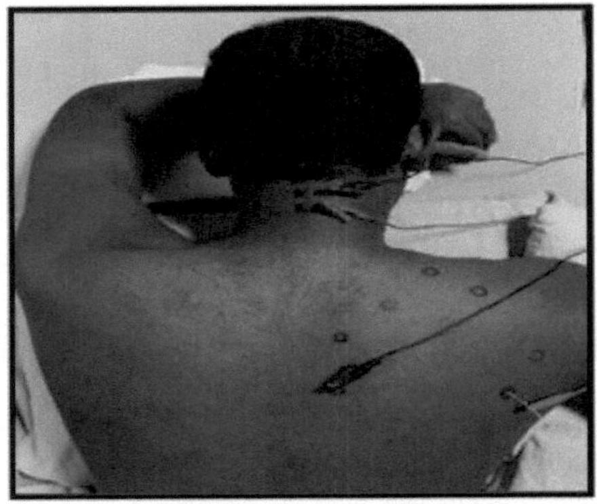

A. Método IMES para o músculo romboide maior e infra-espinhoso.

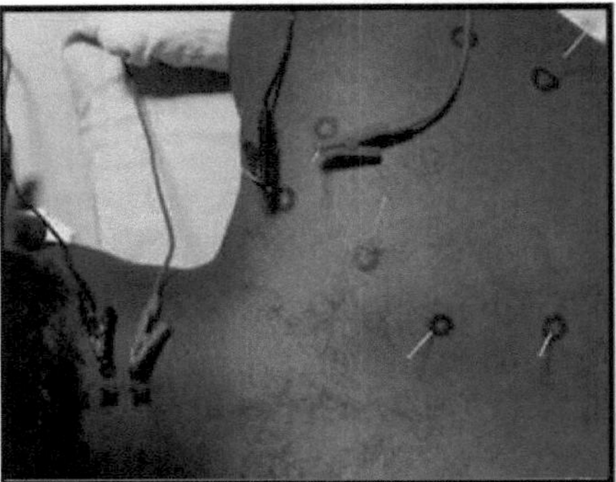

B. Método IMES para os músculos supra-trapézio e supra-espinhoso

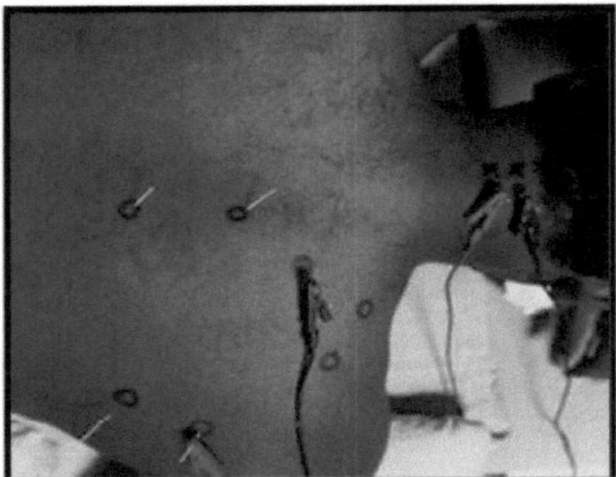

C. Músculo levantador da escápula e músculo estereotáxico

Procedimento de estimulação eléctrica intramuscular

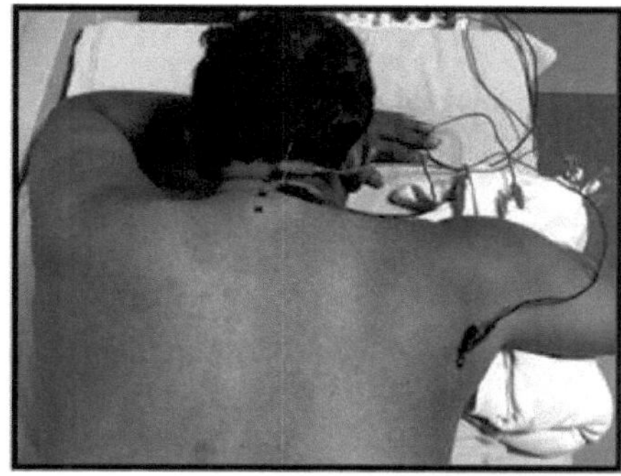

A. Método IMES para os músculos anteriordeltóide e esterno maior

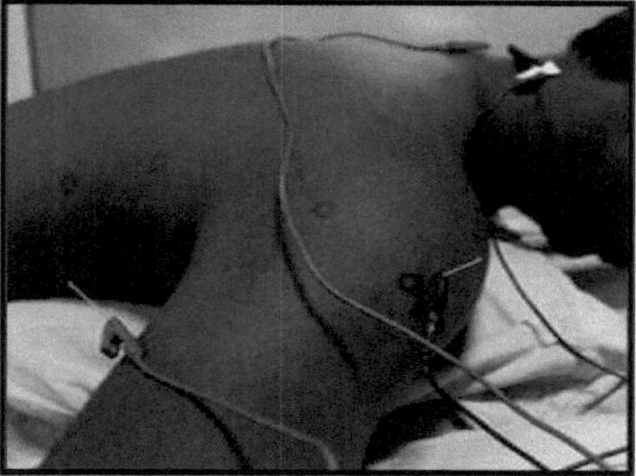

B. Método IMES para o músculo dactiloide e trícepsb raquidiano

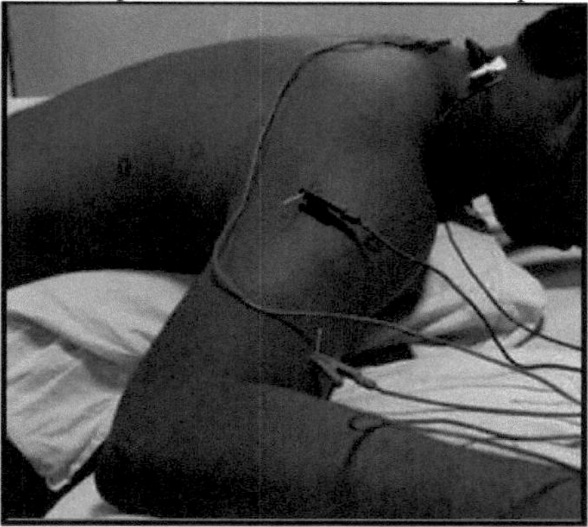

C. Método IMES para os músculos posteriordeltóide e bicípite braquial

DEVEM SER EFECTUADOS EXERCÍCIOS PARA O GRUPO-I E O GRUPO-II

A primeira semana foi marcada apenas com participantes TrP-DN (Grupo-I) ou participantes IMES de ambos os grupos usando IEP (Grupo-II). Os MTrPs dos músculos da cintura escapular foram desligados e podem ter atingido um relaxamento muscular ótimo após duas sessões de intervenção atribuídas em ambas as turmas. Em ambos os grupos, os participantes foram ainda tratados com terapias tradicionais, como exercícios livres bem sucedidos, a fim de manter a amplitude de movimento obtida com ou sem estimulação eléctrica intramuscular após intervenções de agulhamento seco. A partir da segunda semana, os participantes realizam exercícios sem ombros para alongar os músculos da cintura escapular e aumentar a amplitude de movimento.

* Exercícios de Codman

O exercício de Codman para os ombros é a prática padrão utilizada para fazer com que as linhas músculo-esqueléticas se estendam e aumentem a amplitude de movimento da articulação do ombro. Os participantes aprenderam os exercícios pendulares de Codman, em que eram convidados a deslocar-se para a frente ao nível da cintura, com os membros superiores sólidos no sofá. A tarefa seguinte consistia em deixar o braço pendurado perpendicularmente ao chão e em relaxar a mão e o ombro.

Em seguida, o movimento de relaxamento foi efectuado em rotações para a frente, lado a lado e no sentido dos ponteiros do relógio e anti-horário. Os movimentos oscilatórios no sentido da frente, lado a lado, sentido dos ponteiros do relógio e sentido contrário ao dos ponteiros do relógio tiveram uma duração aproximada de 5 minutos e 20 repetições cada. Os participantes receberam alongamentos musculares supervisionados, bem como exercícios de movimentos construtivos caseiros e indolores.

DIRECTRIZES DE SEGURANÇA

Políticas em matéria de ferimentos com seringas (NSI)

Esta investigação [Anexo V] seguiu as diretrizes relativas à profilaxia de lesões provocadas por seringas (NSI) e à profilaxia pós-exposição (PEP). Foram seguidas práticas seguras em água corrente com sabão ou líquido anti-sético, tais como procedimentos assépticos, luvas de teste sem látex durante a utilização de agulhas, lavagem das mãos e testes.

Eliminação de resíduos biomédicos

Em seguida, as agulhas utilizadas foram introduzidas num recipiente de plástico com uma pequena tampa e, mais tarde, o recipiente das agulhas foi enviado para o Departamento Biomédico Justice KS Hegde para a eliminação das agulhas usadas. Em conformidade com as diretrizes relativas à eliminação de resíduos biomédicos [Anexo-VI], os algodões ou luvas utilizados também foram retirados de forma adequada.

MEDIDAS DE RESULTADOS

Medidas de resultados primários

* **Estas dores nos ombros**

A fim de medir a perceção subjectiva da intensidade da dor no ombro, foi utilizada uma escala visual analógica (EVA). A escala visual analógica (EVA, 0-10 cm) consiste numa linha horizontal direta, as linhas verticais são separadas por nove linhas verticais em ambas as extremidades da linha horizontal e a distância entre duas linhas horizontais é igual [Anexo VII]. Tem um total de 11 linhas verticais que variam de 0 a 10, em que 0 indica ausência de dor subjectiva e 10 sugere dor extrema sofrida pelos indivíduos.

Esta escala de avaliação visual analógica de 11 pontos com instruções para selecionar a pontuação de intensidade da dor mais aceitável. A EVA é um instrumento eficaz utilizado para avaliar o nível de dor na comunidade clínica, enquanto os estudos anteriores demonstram um elevado grau de fiabilidade do teste (ICC = 0,96), validade (r = o,95)

* upperlimbdisability

Utilizando um questionário para os braços, pés e mãos (DASH), cada um dos itens medido entre 1 e 5 [Anexo VIII], foi avaliada uma disfunção do membro superior em 30 partes para os participantes que têm doenças não traumáticas de dor no ombro. As pontuações DASH são de 30 a 150 e a percentagem de disfunção do membro superior foi determinada para esta época. Primeiro, a pontuação global dos 30 itens foi dividida na contagem (ou seja, 30), depois a pontuação foi subtraída para 1 e a pontuação derivada foi multiplicada por 25 para obter uma pontuação DASH-Q final após a subtração.

A percentagem calibrada com o questionário DASH situa-se entre 0 e 100, em que 0 não significa qualquer incapacidade e 100 indica uma incapacidade grave do membro superior. O questionário DASH tem excelentes propriedades psicométricas para medir a função do membro superior após uma série de condições de dor no ombro (fiabilidade teste-reteste; ICC=0,93, 82% de sensibilidade, 74% de especificidade). Os doentes foram instruídos a ler cuidadosamente as instruções e a escolher o número adequado para os 30 itens, de acordo com o seu nível de dor e incapacidade.

Medidas de resultados secundários

* **comportamento de evitamento do movimento (cinesiofobia)**

A Escala de Cinesiofobia de Tampa - 11 (TSK-11) [Anexo-IX] mediu o comportamento de prevenção da mobilidade dos participantes. Cada item tem uma pontuação entre 1 e 4. Contém 11 itens. A pontuação global é de 11 a 44, em que 11 não mostram medo de movimentos e 44 têm cinesiofobia extrema. Ao medir o comportamento de prevenção de movimentos, o TSK-11 tem excelentes propriedades psicométricas.

* OmbroROM

A ADM do ombro activada foi medida por um goniómetro portátil com um transferidor de semicírculo com um número de 0-180 graus, braços fixos e móveis. No centro do semicírculo do transferidor estão ligados os braços fixos e móveis. É também um instrumento verdadeiro e fiável para medir a ADM comum.

A ADM para a flexão do ombro foi testada na posição supina, pedindo-se aos participantes que levantassem vigorosamente o membro superior sem dobrar o cotovelo e sem acessórios de movimento do tronco. A linha central do goniómetro foi posicionada lateralmente 1 polegada abaixo do processo do acrómio, e os graus exactos do movimento de abdução foram determinados colocando o braço em movimento paralelo ao braço.

A ADM de expansão do ombro foi calculada em posição supina ou prona, com o centro do braço paralelo ao braço e o braço estacionário paralelo à marquesa, mais de uma polegada abaixo da ponta do processo acrómio. Pediu-se aos participantes que esticassem o ombro até à amplitude disponível.

A amplitude da ADM do ombro foi determinada quer na cuba quer com a posição do encosto. Sem a flexão do cotovelo e o movimento acessório no tronco, foi pedido aos participantes que levantassem o membro superior sobre o pé. A amplitude de movimento foi determinada posicionando o centro do ombro anterior, o braço do goniómetro estacionário paralelo ao plinto e o braço do goniómetro móvel paralelo aos hummers.

A ADM interna e externa do ombro foi avaliada na posição superior, com a abdução do ombro de 45 a 90 graus e a flexão do cotovelo de 90 graus. Em seguida, o centro do goniómetro, o braço estacionário da marquesa e o braço móvel paralelo ao antebraço foram posicionados na ponta do processo olecraniano do cúbito. Para calcular a ADM de rotação interna e externa, foi pedido aos participantes que rodassem o ombro.

- Pontos de gatilho miofasciais

O processo de palpação manual, que tem uma forte fiabilidade intra (r= 0,60) e uma excelente fiabilidade inter-relacionada (r=0,92), para identificar pontos de gatilho foi avaliado quanto à presença de PTM (actuais e latentes) nos músculos da cintura escapular. Foram utilizados métodos adequados de palpação muscular para identificar os pontos com ou sem fita adesiva de aperto na cinta do ombro e cada posição de ponto de gatilho foi marcada acima da superfície cutânea para contar com precisão o número de pontos de gatilho activos e latentes.

Cronograma de medição

A gravidade da dor no ombro na primeira semana, na semana 2, na semana 3 (após a intervenção) e no mês 3 e no mês 6 foi testada na linha de base antes do procedimento, no final da semana 1 e na semana 2 (seguimento). A ocorrência de cinesiofobia (antes da intervenção) foi avaliada na linha de base e nos 6 meses de acompanhamento. Na 3ª semana (pós-intervenção) e no 6º mês (seguimento), os números de PTR ativa e latente foram avaliados na linha de base (Anexo-X).

CAPÍTULO 4

Estatística descritiva: Foram utilizadas abordagens estatísticas não paramétricas e paramétricas para comparar as caraterísticas demográficas e clínicas de base dos grupos, bem como as suas avaliações de base dos resultados primários e secundários. As caraterísticas clínicas dos doentes com NSP foram examinadas utilizando uma análise de regressão básica para verificar se existia uma correlação entre elas.

Estatísticas inferenciais: Para a análise dos dados, foi utilizada uma alocação cega dos grupos e uma estratégia de análise por intenção de tratar. Foi utilizada uma regressão linear simples para avaliar a correlação entre a NSP, a gravidade da dor inicial e as caraterísticas da incapacidade. Dentro de cada grupo, o teste "t" emparelhado revelou o impacto da intervenção em todos os períodos de tempo (semana-1, semana-2, semana-3, mês-3 e mês-6). Foram utilizadas análises de regressão múltipla padrão para examinar a relação entre a duração da NSP, a dor e a incapacidade na linha de base e as pontuações pós-intervenção dos resultados primários (dor e incapacidade).

Os resultados primários (VAS, DASH) e secundários (ADM da articulação do ombro, TSK-11 e número de MTrPs) foram calculados subtraindo as respectivas medidas da linha de tempo dos valores da linha de base para todas as medidas de resultados primários (VAS, DASH) e secundários (ADM da articulação do ombro, TSK-11 e número de MTrPs). A fim de examinar o efeito principal do grupo e da cronologia para a alteração da pontuação em cada um dos resultados primários e secundários (ADM do ombro), bem como os efeitos de interação do grupo x cronologia, duração da NSP, VAS da linha de base e pontuações DASH, foi utilizada uma ANOVA de medidas repetidas com o fator entre sujeitos do grupo (TrP-DN, IMES) e o fator dentro do sujeito das cronologias (semana 1, semana 2, semana 3, 3 meses e 6 meses).

As comparações de pares entre os grupos foram efectuadas separadamente para cada resultado primário e secundário, em cada cronologia, se fosse observado um efeito principal de grupo. Utilizámos análises univariadas, usando as mesmas covariáveis sempre que possível, para examinar o fator primário de interesse de cada grupo (cronologia), e verificámos que este tinha um efeito principal significativo (efeito dentro do grupo). Para encontrar o efeito principal do grupo e dos períodos de tempo, foi utilizada uma ANOVA de medidas repetidas sem covariáveis para analisar os dados com base na duração da NSP, e/ou na gravidade da dor inicial e/ou nas classificações de incapacidade, conforme apropriado, se o modelo indicasse uma interação significativa das variáveis nos resultados primários. Devido à significância estatística do estudo, a conclusão final do estudo sobre o efeito da intervenção nos resultados primários baseou-se nos critérios de diferença mínima clinicamente importante (MCID).

O teste "t" independente foi utilizado para determinar se existia uma diferença entre os grupos na alteração da gravidade da cinesiofobia e do número de TrP (da linha de base à semana 3 e da linha de base ao mês 6) (da linha de base ao mês 6 pós-intervenção). Com níveis alfa fixados em 0,05, todas as análises estatísticas foram efectuadas utilizando o IBM® SPSS® Statistics (versão 21).

4.1: Recrutamento

O fluxograma do estudo descreve as várias fases da investigação (Figura 4.1). Indica também quantas pessoas foram selecionadas e depois excluídas, quantas pessoas foram atribuídas aleatoriamente e quantas pessoas desistiram, bem como a quantidade total de amostras examinadas. Apenas 371 (152 homens e 219 mulheres) dos 638 participantes com problemas de NSP foram incluídos no rastreio de elegibilidade deste estudo, de um total de 638. 141 (38%) dos indivíduos foram considerados não elegíveis após a verificação da elegibilidade (47 indivíduos não cumpriram os critérios de inclusão, 83 indivíduos cumpriram os critérios de exclusão e 11 indivíduos não quiseram dar o seu consentimento).

Um total de 47 pessoas foram excluídas do estudo devido aos critérios de inclusão (n=47). Foram também excluídos os doentes com uma pontuação DASH-Q igual ou inferior a 75, uma pontuação VAS igual ou inferior a 3 ou a ausência de MTrPs nos músculos da cintura escapular. Com base nos critérios de exclusão, foram também excluídos 83 doentes com antecedentes de diabetes (n=54), ombro hemiplégico (n=3), doença cardiovascular (7 doentes), hipotiroidismo (5 doentes), deficiência de vitamina B12 (2 doentes), fobia de agulhas (4 doentes) e outras condições (n=8) que não foram enumeradas acima (n=8). No total, 65,13% (241/371) das pessoas com perturbações das PNS satisfaziam os critérios de participação, mas 11 pessoas recusaram-se a participar devido a questões logísticas, como uma longa deslocação ou outro compromisso em casa ou no trabalho.

As terapias experimentais foram administradas a 230 dos 371 indivíduos (61,99%) com problemas de PNS (98 homens e 132 mulheres) através de uma distribuição aleatória oculta. Devido à disponibilidade de amostras, o recrutamento do ensaio excedeu o tamanho estimado da amostra (n=194) e resultou em 230 participantes. Um único investigador contribuiu com os principais tratamentos, como o TrP-DN e o IMES. Os fisioterapeutas clínicos graduados não tinham conhecimento dos grupos experimentais e supervisionaram todos os sujeitos nos exercícios pendulares de Codman posteriormente. Para além disso, foram demonstrados aos participantes do ensaio procedimentos pré-concebidos de intervenção de exercício vigoroso em casa. Todos os participantes receberam folhetos impressos para os ajudar a sentirem-se mais confiantes no seu programa de fitness em casa.

Oito participantes do grupo TrP-DN e três do grupo IMES retiraram o seu consentimento para o ensaio e deixaram de participar após a primeira intervenção (durante a primeira semana); fizeram-no devido a dor e fadiga pós-agulhamento graves, bem como a transpiração e profusão (n=7), e outros quatro não compareceram ao segundo tratamento devido a viagens ou compromissos de trabalho. Quatro membros do grupo IMES abandonaram o estudo durante a segunda semana por terem recuperado da dor ou por outras razões não reveladas. Mais de dois terços dos 219 indivíduos completaram um programa de tratamento de três semanas (107 do grupo TrP-DN e 108 do grupo IMES). Aquando do exame de acompanhamento, alguns participantes, um de cada grupo, não compareceram.

Nesta investigação, a taxa de sucesso da ocultação do avaliador não foi examinada objetivamente. Ao aconselhar o avaliador e os doentes de ambos os grupos a não falarem sobre a intervenção do seu grupo específico, foram tomadas precauções para manter os avaliadores efetivamente cegos.

Figura 4.1: Fluxograma do Consort para os processos de investigação

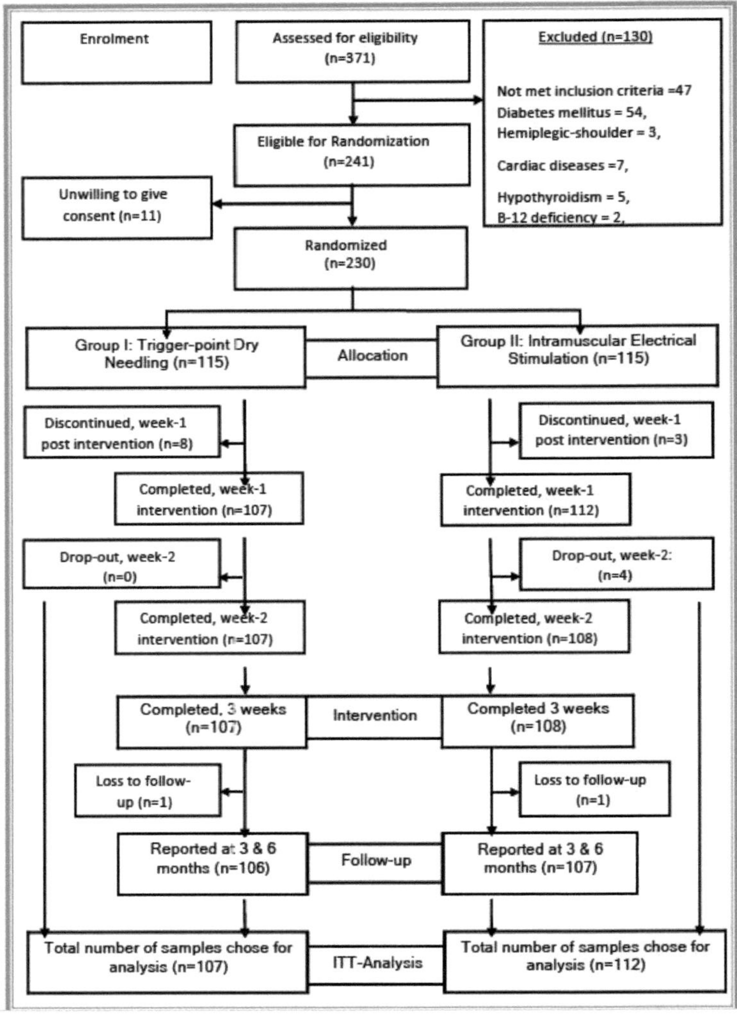
Enrolment
Assessed for eligibility (n=371)
Excluded (n=130)
Not met inclusion criteria =47
Diabetes mellitus = 54,
Hemiplegic-shoulder = 3,
Cardiac diseases =7,
Hypothyroidism = 5,
B-12 deficiency = 2,
Eligible for Randomization (n=241)
Unwilling to give consent (n=11)
Randomized (n=230)
Group I: Trigger-point Dry Needling (n=115)
Allocation
Group II: Intramuscular Electrical Stimulation (n=115)
Discontinued, week-1 post intervention (n=8)
Discontinued, week-1 post intervention (n=3)
Completed, week-1 intervention (n=107)
Completed, week-1 intervention (n=112)
Drop-out, week-2 (n=0)
Drop-out, week-2: (n=4)
Completed, week-2 intervention (n=107)
Completed, week-2 intervention (n=108)
Completed, 3 weeks (n=107)
Intervention
Completed 3 weeks (n=108)
Loss to follow-up (n=1)
Loss to follow-up (n=1)
Reported at 3 & 6 months (n=106)
Follow-up
Reported at 3 & 6 months (n=107)
Total number of samples chose for analysis (n=107)
ITT-Analysis
Total number of samples chose for analysis (n=112)

Os participantes no estudo tinham uma idade média de 47,18 anos (mais ou menos 5,97 anos). Encontrámos um maior número de raparigas (N=132) com problemas de PNE do que de homens (N=98). Houve mais participantes com dominância da mão direita (N=209) do que com dominância da mão esquerda (N=21). No início do estudo, havia 98 voluntários destros e 132 canhotos. Em média, foram necessárias cerca de 10,56 semanas (3,43) para que 230 pessoas recuperassem do problema de NSP. Em termos de idade (p = 0,234), sexo (p = 0,286), dominância da mão (p = 0,492) e lado do braço afetado (p = 0,424), não foram encontradas diferenças significativas. De igual modo, a duração da NSP (p = 0,257) e a distribuição das perturbações da NSP não foram significativamente diferentes entre os dois grupos de participantes (Tabela 4.1).

Ao longo da nossa investigação, encontrámos 109 casos de capsulite adesiva nos ombros, 65 casos de síndrome do impacto do ombro, 26 casos de tendinopatia da coifa dos rotadores e 30 casos de disfunção acromioclavicular. A distribuição das anomalias da NSP nos grupos TrP-DN e IMES não foi significativamente diferente entre os grupos (p = 0,066). Verificamos que não houve diferença significativa no número de MTrPs ativos entre os grupos (p = 0,564). No entanto, a quantidade de MTrPs latentes diferiu significativamente entre os grupos (p = 0,036). (Tabela 4.1). Não houve diferença significativa entre os grupos nos escores da EVA (p = 0,754), DASH (p = 0,098), TSK-11 (p = 0,863), número de MTrPs ativas (p = 0,564) ou latentes (p = 0,383), de acordo com a comparação basal. Quanto à flexão, abdução, rotação interna e rotação externa do ombro, não houve diferença significativa entre os grupos (p = 0,180, abdução, 0,058, 0,1208 e 0,181, respetivamente). Em relação à extensão do ombro, houve uma diferença significativa entre os grupos (p = 0,025) (Tabela 4.1).

Quadro 4.1: Caraterísticas de base

Caraterísticas TrP-DN	Grupo	IMES Grupo	valor de p
Caraterísticas demográficas			
Idade em anos: Média (±S.D)	46.71 (5.61)	47.65 (6.31)	0.234
Sexo: N (%) Masculino	53 (46.1)	45 (39.1)	0.286
Feminino	62 (53.9)	70 (60.9)	
Dominância da mão: N (%) Lado direito	106 (92.2)	103 (89.6)	0.492
Lado esquerdo	9 (7.8)	12 (10.4)	
Caraterísticas relacionadas com a doença			
Lado afetado: N (%) Direito	46 (40)	52 (45.2)	0.424
Esquerda	69 (60)	63 (54.8)	
Capsulite adesiva primária	51 (44.4)	58 (50.5)	0.066
diagnóstico: Síndrome da dor subacromial	38 (33)	27 (23.5)	
N (%) Tendinopatia da coifa dos rotadores	14 (12.2)	12 (10.4)	
Disfunção acromioclavicular	12 (10.4)	18 (15.6)	
Duração da NSP em semanas; Média (± DP)	10.30 (3.45)	10.81 (3.39)	0.257
Caraterísticas dos resultados primários			
VAS; 0-10cm, Média (±S.D)	7.01 (0.83)	7.04 (0.85)	0.754
DASH; 0-100, Média (±S.D)	54.27 (10.29)	56.62 (11.06)	0.098
Caraterísticas dos resultados secundários			
TSK-11; 11-44, ; Média (±S.D)	29.87 (5.24)	29.75 (5.43)	0.863
Número de MTrPs activos; Média (±S.D.)	5.22 (1.77)	5.23 (1.78)	1.00
Número de Latent-MTrPs; Média (±S.D)	5.19 (1.70)	5.39 (1.76)	0.383
Amplitude de movimento do ombro em graus			
Flexão; 0-180°, Média (±S.D)	97.97 (12.29)	95.71 (13.18)	0.180
Extensão; 0-60°, Média (±S.D)	41.28 (5.33)	39.70 (5.31)	0.025*
Abdução; 0-180°, Média (±S.D.)	91.83 (12.04)	88.83 (11.89)	0.058

Rotação interna; 0-70°, Média (±S.D.)	44.73 (6.37)	43.68 (6.22)	0.207
Rotação externa; 0-90°, Média (±S.D.)	40.58 (6.55)	39.47 (6.02)	0.181

*Diferença significativa a um nível alfa de 5% Nota:

A idade, a duração da NSP, o número de PTR activas e latentes, a EVA, o DASH, o TSK-11 e a ADM do ombro foram comparados através do teste t de amostras independentes,
O sexo, a dominância da mão, o lado afetado e o diagnóstico primário são comparados pelo teste do Qui-quadrado (χ^2).

4.2. Relação entre as variáveis de base

A Tabela 4.2.1 mostra a associação linear entre o número total de MTrPs e uma variedade de outras caraterísticas de base. Os MTrP activos e latentes estão diretamente relacionados com a duração dos problemas de NSP, a pontuação VAS da gravidade do desconforto no ombro, a pontuação DASH-Q da disfunção do membro superior e a pontuação TSK-11 da cinesiofobia (p 0,001). As pessoas com problemas de NSP que têm um elevado número de MTrPs activas são mais propensas a ter uma duração mais longa de NSP (20,1 por cento), dor no ombro mais grave (67,3 por cento) e disfunção mais grave do membro superior (43,8 por cento). Muitas MTrPs latentes influenciam a duração da NSP (43,2 por cento), a intensidade da dor no ombro na linha de base (30,8 por cento), o comprometimento do membro superior (81,5%) e a cinesiofobia (63,5 por cento) em pacientes com distúrbios da NSP.

Quadro 4.2.1: Relação entre um certo número de MTrP e a linha de base caraterísticas dos participantes com perturbações NSP

	Número de MTrP			
	Ativo-MTrP		Latente-MTrP	
	R -value^2	valor p.	R -value^2	valor p.
Duração da dor	0.201	<0.001*	0.432	<0.001*
Pontuação VAS	0.673	<0.001*	0.308	<0.001*
Pontuação TSK-11	0.332	<0.001*	0.635	<0.001*
Pontuação DASH-Q	0.438	<0.001*	0.815	<0.001*

Significância estatística (p<0,05) utilizando a regressão linear

As pontuações VAS, DASH-Q e TSK-11 são apresentadas na Tabela 4.2.2 como uma ligação linear. A pontuação cinesiofóbica prevê com exatidão 27,1% da variação no grau da dor inicial no ombro. A gravidade da dor no ombro prevê 38,4% da variação das pontuações médias de incapacidade dos membros superiores. Além disso, a pontuação da cinesiofobia prevê 74,9% da variação da incapacidade inicial do membro superior. Estes resultados mostram que as três variáveis têm uma relação linear.**Tabela 4.2.2:** Relação entre as pontuações basais da gravidade da dor no ombro (pontuação VAS), cinesiofobia (pontuação TSK-11) e disfunção do membro superior (pontuação DASH-Q) dos participantes com perturbações da NSP

Variáveis em interação	R -value^2	valor p.
Pontuação VAS e pontuação TSK-11	0.271	<0.001*
Pontuação VAS e pontuação DASH-Q	0.384	<0.001*
Pontuação DASH-Q e pontuação TSK-11	0.759	<0.001*

Significância estatística (p<0,05) utilizando a regressão linear

A gravidade da dor no ombro, o comprometimento do membro superior e a cinesiofobia têm fortes relações lineares com o tempo que o doente tem de NSP (ver Tabela 4.2.3). A duração da NSP em pessoas com problemas de NSP pode prever 12,2% da pontuação VAS, 46,2% da pontuação DASH e 36,6% da pontuação de cinesiofobia.

Tabela 4.2.3: O comprimento da NSP está associado a valores de referência da pontuação VAS, disfunção dos membros superiores (pontuação DASH-Q) e cinesiofobia (pontuação TSK-11) entre os participantes   com perturbações da NSP   .

Variável independente: duração do PEN

Variáveis dependentes	R -value^2	valor p.
Pontuação VAS	0.122	<0.001*
Pontuação DASH-Q	0.462	<0.001*
Pontuação TSK-11	0.366	<0.001*

Significância estatística (p<0,05) utilizando a regressão linear

4.2.4: Relação da dor no ombro e da incapacidade do membro superior com ADM de base do ombro

ADM do ombro	Estatísticas	Gravidade da dor no ombro	Incapacidade dos membros superiores
Flexão	r	-0.599	-0.930
	R^2	0.359	0.864
Extensão	r	-0.571	-0.857
	R^2	0.326	0.735
Rapto	r	-0.616	-0.917
	R^2	0.379	0.842
Rotação interna	r	-0.492	-0.857
	R^2	0.242	0.735
Rotação externa	r	-0.494	-0.821
	R^2	0.244	0.675

Nota: 'r'- Indica o coeficiente de correlação de Pearson, R^2 - Coeficiente de regressão

A Tabela 4.2.4 mostra uma associação substancial entre a ADM do ombro e os sintomas de desconforto no ombro e a incapacidade do membro superior nas doenças NSP, conforme demonstrado A amplitude de movimento do ombro está negativamente correlacionada com a gravidade do desconforto no ombro e negativamente correlacionada com a incapacidade do membro superior. A análise de regressão linear também revela uma redução de 35,9%, 32,6%, 37,9%, 24,2% e 24,4% na ADM de flexão, extensão, abdução, rotação interna e rotação externa do ombro em resultado do desconforto no ombro. Apesar de a pontuação de deficiência de base indicar uma redução de 73,5% na ADM, existe uma redução de 86,4% na flexão do ombro, extensão, abdução, rotação interna e rotação externa.

NÚMEROS ANALISADOS

Nas análises entre grupos, onze pessoas que abandonaram o estudo não foram incluídas. A pós-intervenção (4 desistências do IMES) e o acompanhamento (uma desistência do IMES cada) foram substituídos pelo valor médio das variáveis correspondentes no momento das linhas de tempo relevantes. No entanto, o nosso estudo conseguiu atingir o tamanho de amostra exigido de n=194, apesar de uma taxa de desistência de 2,6%. Para efetuar a análise de intenção de tratar, utilizámos a abordagem de substituição da média em vez do método de imputação.

RESULTADOS DO DESFECHO PRIMÁRIO

4.3 : Impacto do TrP-DN e do IMES no grau de dor em doentes com PNS.

A Tabela 4.3.1 apresenta uma comparação das pontuações médias da gravidade da dor na EVA de 11 pontos (obtidas na linha de base e após a intervenção) para os grupos TrP-DN e IMES. As pontuações da EVA pós-intervenção diferiram significativamente (p 0,001) da EVA inicial em cada grupo em todos os pontos (Tabela 4.3.1).

Foi encontrada uma associação significativa (p = 0,001) entre as caraterísticas basais da dor e da incapacidade e as pontuações da EVA pós-intervenção em análises de regressão múltipla, indicando que a duração da NSP, a EVA basal e as pontuações da DASH são potenciais covariáveis que podem afetar o resultado da gravidade da dor em vários momentos. Por exemplo, 42,1%, 50,7% e 52,7% da variação das classificações EVA pós-intervenção foram explicadas pela duração da NSP, pela EVA de base e pelas pontuações DASH, respetivamente.

Table 1: .1: Pontuação da gravidade da dor (EVA) antes e depois da intervenção, mostrada como pontuações médias EVA (DP).

Grupo	Linha de base	Semana-1	Semana 2	Semana-3	Mês-3	Mês-6
TrP-DN	7.11 (0.75)	3.17 (0.68)*	1.72 (0.59)*	1.11 (0.74)*	0.36 (0.52)*	0.02 (0.13)*
IMES	7.07 (0.83)	2.48 (0.54)*	1.53 (0.53)*	0.83 (0.73)*	0.32 (0.47)*	0.03 (0.19)*

* indica uma diferença significativa dentro do grupo na gravidade da dor entre a linha de base e a pós-intervenção, ($p < 0,05$).

Diferenças na alteração da pontuação da gravidade da dor entre os grupos:

A Tabela 4.3.2 resume, para ambos os grupos, a alteração absoluta das pontuações da gravidade da dor (EVA) entre a linha de base e cada período de tempo pós-intervenção.

Foi utilizada uma ANOVA de processo iterativo para avaliar as diferenças na alteração das pontuações da gravidade da dor entre e dentro dos grupos, em que a duração da EVA basal da NSP e as pontuações DASH basais foram tidas em conta como covariáveis, com factores de grupo entre sujeitos (TrP-DN, IMES).

Table 2: .2: Alteração da pontuação VAS em cada período de tempo pós-intervenção, expressa em como alteração média da pontuação VAS (DP).

Grupo	Linha de base Vs Semana-1	Linha de base Vs Semana 2	Linha de base Vs Semana-3	Linha de base Vs Mês-3	Linha de base Vs Mês-6
TrP-DN	3.95 (0.04)	5.39 (0.06)	6.02 (0.06)	6.76 (0.06)	7.10 (0.07)
IMES	4.62 (0.05)	5.60 (0.05)	6.29 (0.06)	6.80 (0.06)	7.09 (0.07)

Em todos os períodos de tempo, o grupo IMES demonstrou uma maior melhoria na EVA do que o grupo TrP-DN ($F_{(1, 214)}$ = 66,972, p = 0,001, Eta-quadrado = 0,238) em comparação com o grupo TrP-DN. Nas semanas um, dois e três após as intervenções, as comparações entre pares revelaram que o grupo TrP-DN recuperou a gravidade da dor consideravelmente (p = 0,001) menos do que o grupo IMES (Tabela 4.3.3).

Em outras palavras, houve uma mudança menor na pontuação VAS (ou seja, a diferença entre a linha de base e o período pós-intervenção) no grupo TrP-DN do que no grupo

IMES em comparação com ambos os grupos. Mas nenhuma das discrepâncias de pontuação VAS entre grupos satisfez os critérios MCID (diferença mínima clinicamente significativa), que é definida como uma diferença de 1,4. (Tashjian et al. 2017). Os acompanhamentos do mês 3 e do mês 6 não mostraram diferenças no nível de melhoria da dor entre os dois grupos. É notável que o modelo encontrou uma influência significativa da VAS de linha de base (F (1, 214) = 965,74, p = 0,001, Eta-quadrado = 0,819) e DASH de linha de base (F (1, 214) = 42,76, p = 0,001, Eta-quadrado = 0,167) em relação ao resultado da gravidade da dor (P = 0,001). Verificou-se uma diferença de 81,9 por cento e 16,7 por cento (Eta-quadrado multiplicado por 100) na gravidade da dor entre os grupos, que pode ser atribuída aos níveis iniciais de dor e incapacidade dos doentes.

Os testes estatísticos revelaram que a interação períodos de tempo x grupo foi estatisticamente significativa (F (4, 856) = 37,613, p = 0,001, Eta-quadrado = 0,149). Verificou-se um efeito significativo da interação dentro do grupo (ou seja, períodos de tempo e VAS e DASH basais) no resultado da intensidade da dor (F (4, 856) = 11,00, p=0,001, Eta-quadrado: 0,049) para ambas as pontuações VAS e DASH (F (4, 856) = 09,95, p=0,001, Eta-quadrado: 0.044). No modelo global, não houve efeito significativo nas variações entre grupos na gravidade da dor (F (1, 214) = 2,68, p = 0,103, Eta-quadrado = 0,012) e na interação dentro do grupo para os tempos x duração da NSP.

Com base nas classificações VAS e DASH de base, foi utilizada uma análise de subgrupo para examinar os efeitos das terapias TrP-DN e IMES na alteração das pontuações da intensidade da dor (Tabela 4.3.3).

No âmbito deste estudo, a população estudada foi dividida em dois grupos: dor ligeira (pontuação VAS entre 4 e 7), incapacidade moderada (pontuação DASH entre 25 e 50) e incapacidade grave (pontuação DASH entre 51 e 75).

Foram encontrados efeitos de grupo significativos em análises de subgrupo apenas para aqueles com dor grave (F (1, 66) = 10,37; p = 0,002; Eta-quadrado = 0,136) e severa (F (1, 126) = 8,78; p = 0,004; Eta-quadrado = 0,065) e moderada (F (1, 149)) (F (1, 149) = 4,31; p = 0,004; Eta-quadrado = 0,028) ao longo dos prazos.

As análises de subgrupo, tal como os resultados globais do grupo, mostraram uma maior melhoria na gravidade da dor com o IMES do que com o TrP-DN. F (1, 89) = 0,065, p 0,8, Eta-quadrado = 0,001 para diferenças de gravidade da dor entre grupos no grupo de incapacidade moderada. Verificaram-se variações substanciais entre os grupos com base nos tempos, conforme demonstrado por comparações adicionais entre pares dentro de cada subgrupo. Na semana 1, a recuperação da dor do grupo TrP-DN foi consideravelmente mais baixa do que a do grupo IMES em todos os subgrupos (Tabela 4.3.3). Apenas os subgrupos de dor moderada (na semana 2) e incapacidade grave (na semana 2) apresentaram diferenças significativas entre os grupos na alteração da pontuação da gravidade da dor nas semanas 2 e 3, mas o mesmo não aconteceu com a recuperação da dor nas semanas 2 e 3.

No mês 3 e no mês 6, não se registaram diferenças na gravidade da dor entre os subgrupos. No entanto, as disparidades entre grupos na alteração da pontuação VAS não excederam o limiar MCID de 1,4 para a pontuação VAS, em nenhum dos subgrupos. De um modo geral, registaram-se diferenças significativas entre os dois grupos no que diz respeito à gravidade da dor ao longo da primeira semana de tratamento com IMES.

Tabela 4.3.3: Diferenças entre grupos na alteração da pontuação da gravidade da dor (EVA) em cada período de tempo pós-intervenção. Os dados são apresentados como média e erro padrão (SE), diferenças médias (intervalo de confiança de 95%, IC).

	Grupo TrP-DN Média (SE)	Grupo IMES Média (SE)	Diferença média (IC 95%)[t]
Linha de base vs. Semana 1			
Em geral	**3.91 (0.03)**	**4.63 (0.03)**	**-0,72 (-0,82 a -0,63)***
Subgrupos			
Dor moderada	3.82 (0.06)	4.39 (0.06)	-0,57 (-0,74 a -0,39)*
Dores fortes	4.21 (0.06)	5.03 (0.05)	-0,82 (-0,97 a -0,67)*
Deficiência moderada	3.98 (0.06)	4.51 (0.06)	-0,53 (-0,71 a -0,36)*
Deficiência grave	3.92 (0.08)	4.64 (0.07)	-0,73 (-0,94 a -0,51)*
Linha de base vs. Semana 2			
Em geral	**5.34 (0.04)**	**5.57 (0.04)**	**-0,23 (-0,35 a -0,11)***
Subgrupos			
Dor moderada	5.14(0.08)	5.31 (0.07)	-0,18 (-0,39 a 0,03)
Dores fortes	5.94 (0.06)	6.03 (0.06)	-0,09 (-0,27 a 0,09)
Deficiência moderada	5.37 (0.12)	5.36 (0.12)	0,01 (-0,28 a 0,31)
Deficiência grave	5.39(0.08)	5.66 (0.08)	-0,26 (-0,49 a -0,04)*
Linha de base vs. Semana 3			
Em geral	**5.95 (0.05)**	**6.28 (0.05)**	**-0,34 (-0,48 a -0,19)***
Subgrupos			
Dor moderada	5.85 (0.09)	6.10 (0.09)	-0,25 (-0,49 a -0,01)*
Dores fortes	6.33 (0.09)	6.51 (0.09)	-0,18 (-0,45 a 0,09)
Deficiência moderada	6.01 (0.11)	6.16 (0.12)	-0,09 (-0,41 a 0,23)
Deficiência grave	5.95 (0.09)	6.28 (0.09)	-0,33 (-0,58 a -0,09)*
Linha de base vs. Mês 3			
Em geral	**6.71 (0.04)**	**6.79 (0.04)**	**-0,09 (-0,19 a 0,01)**
Subgrupos			
Dor moderada	6.51 (0.07)	6.49 (0.07)	0,02 (-0,17 a 0,21)
Dores fortes	7.27 (0.09)	7.34 (0.09)	-0,07 (-0,33 a 0,19)
Deficiência moderada	6.65 (0.09)	6.47 (0.09)	0,19 (-0,07 a 0,44)
Deficiência grave	6.82 (0.09)	6.96 (0.08)	-0,14 (-0,38 a 0,11)
Linha de base vs. Mês 6			
Em geral	**7.07 (0.02)**	**7.06 (0.02)**	**0,01 (-0,03 a 0,06)**
Subgrupos			
Dor moderada	6.69 (0.06)	6.61 (0.06)	0,08 (-0,09 a 0,25)
Dores fortes	8.00 (0.05)	7.97 (0.05)	0,03 (-0,16 a 0,10)
Deficiência moderada	6.76 (0.09)	6.49 (0.09)	0,27 (-0,00 a 0,54)
Deficiência grave	7.34 (0.09)	7.40 (0.09)	-0,06 (-0,30 a 0,19)

* denota diferença significativa entre os grupos (*p* <0,05).[ψ] número negativo indica que o grupo TrP-DN tem menor melhora no escore de gravidade da dor. Nenhuma das diferenças médias significativas entre os grupos cumpriu os critérios MCID de ≥1,4 na pontuação VAS. (Nota: Os valores da média e do erro padrão em letras a negrito são ajustados ao efeito das covariáveis no modelo).

Diferenças na alteração da pontuação da gravidade da dor entre os grupos:

O grau exato de alteração da intensidade da dor ao longo do tempo foi determinado através da análise do efeito principal do tempo na alteração das pontuações da EVA. Além disso, a análise univariada com correção post hoc de Bonferroni mostrou que a alteração dos níveis de gravidade da dor entre todos os pontos temporais em ambos os grupos era significativa. (Tabela 3.3.4). Os indivíduos tratados com IMES apresentaram uma melhoria clinicamente significativa na gravidade da dor apenas na semana-1 pós-intervenção, em que a diferença média na pontuação de alteração da gravidade da dor entre as semanas-1 e 2 foi inferior ao valor MCID estabelecido de 1,4 para a pontuação VAS.

O grupo TrP-DN, no entanto, demonstrou uma maior alteração na pontuação da gravidade da dor entre as semanas um e dois, o que é semelhante ao conhecido valor MCID da EVA (Tabela 4.3...4). Como resultado destes resultados, a gravidade da dor do grupo TrP-DN na semana 1 da pós-intervenção foi inferior à da semana 2 com base no MCID. Uma comparação das pontuações médias de alteração da gravidade da dor entre as semanas 1 e 2 nos grupos IMES e TrP-DN revelou que o valor da MCID da EVA no grupo IMES era inferior ao valor da MCID da gravidade da dor nos subgrupos (em comparação com as comparações globais dos grupos) (Tabela 4.3.4).

As diferenças médias e os intervalos de confiança de 95% para o grupo TrP-DN estavam acima da MCID nos subgrupos de dor de base grave (-1,73; IC 95, 1,96 a -1,50). (Em comparação com o grupo IMES). Estes resultados sugerem que o IMES é um tratamento mais eficaz e terapeuticamente útil para reduzir a intensidade da dor na primeira semana.

Tabela 4.3.4: Disparidades nos grupos TrP-DN e IMES na taxa de alteração da pontuação da gravidade da dor (EVA), expressas como diferenças médias discrepâncias entre os períodos de tempo pós-intervenção dos grupos TrP-DN e IMES em termos da alteração da pontuação da gravidade da dor (EVA), relatadas como diferenças médias. (Intervalo de confiança de 95%, IC).

	Grupo TrP-DN	-0,73 (-1,03 a -0,43)*
	Diferença média (95% CI)	-0,11 (-0,25 a -0,03)*
Semana-1 vs. Semana-2		-0,53 (-0,74 a -0,31)*
Subgrupos **globais**	**-1,44 (-1,57 a -1,31) ****	
Dor moderada Dor grave		
Incapacidade moderada	-1,31 (-1,48 a -1,14)*	
deficiência grave	-1,73 (-1,97 a -1,50) **	
Semana 2 vs. Semana 3	-1,40 (-1,63 a -1,16) **	
Subgrupos **globais**	-1,48 (-1,66 a -1,29) **	
Dor moderada Dor severa		
Deficiência moderada	**-0,62 (-0,75 a -0,48)***	
deficiência grave		
Semana-3 vs. Mês-3	-0,72 (-0,87 a -0,56)*	
Subgrupos **globais**	-0,39 (-0,65 a -0,13)*	
Dor moderada	-0,69 (-0,89 a -0,49)*	
dores fortes		
Deficiência moderada	-0,56 (-0,74 a -0,37)*	
deficiência grave		
Mês 3 vs. Mês 6	**-0,75 (-0,89 a -0,60)***	
Subgrupos **globais**	-0,66 (-0,83 a -0,49)*	
Dor moderada		
dores fortes	-0,94 (-1,23 a -0,65)*	
Deficiência moderada	-0,59 (-0,82 a -0,35)*	
Deficiência grave		
	-0,87(-1,06 a -0,68)*	

-0,35 (-0,46 a -0,23)*
-0,18 (-0,31 a -0,05)*

Grupo IMES	-1,02 (-1,11 a -0.92)*	**-0,53 (-0,67 a -0,38)***
Média		
diferença		-0,39 (-0,51 a -0,27)*

(IC 95%)	**-0,69 (-0,82 a -0.57)***	-0,83 (-1,12 a -0,54)*
		-0,31 (-0,52 a -0,11)*
-0.95 (-1.05 a -0,85)*	-0,79 (-0,89 a - 0,69)*	-0,67 (-0,88 a -0,46)*
-0.92 (-1.03 para -0,81)*	-0,49 (-0,74 a -0.23)*	**-0,28 (-0,38 a -0,18)***
-1.00 (-1.00 a -1,00)*	-0,80 (-0,98 a -0.62)*	-0,12 (-0,19 a -0,04)*
		-0,63 (-0,88 a -0,38)*
-0.84 (-1.08 para -0,62)*	-0,63 (-0,81 a -0.44)*	-0,02 (-0,09 a -0,04)*
		-0,45 (-0,63 a -0,27)*

******denota uma diferença significativa entre as linhas de tempo ($p < 0,05$) que cumpre os critérios MCID (diferença mínima clinicamente importante) de $\geq 1,4$ pontos na pontuação VAS, em cada grupo. *Indica uma diferença significativa entre as linhas de tempo ($p < 0,05$) que não cumpre os critérios MCID para a pontuação VAS. $^{\psi}$ O número negativo indica que a primeira semana (cronograma anterior) tem menor melhoria na alteração da pontuação da gravidade da dor em comparação com o acompanhamento / cronograma subsequente. (Nota: Os resultados do grupo principal/geral em letras a negrito são ajustados ao efeito das covariáveis no modelo).

4.4 : Nas pessoas com PNS, são examinados os efeitos do TrP-DN e do IMES sobre a deficiência dos membros superiores.

Tanto para o grupo TrP-DN como para o grupo IMES, as pontuações médias DASH para o comprometimento do membro superior foram resumidas na Tabela 4.4.1 na linha de base e em vários pontos após a intervenção.

As pontuações DASH pós-intervenção de cada grupo diferiram significativamente (p = 0,001) das suas pontuações DASH de base em todos os pontos. (Tabela 4.4.1).

Foi observada uma correlação substancial (p = 0,001) entre as caraterísticas de incapacidade e dor na linha de base e as pontuações DASH pós-intervenção nos modelos de regressão múltipla em todos os períodos de tempo. Isto revelou que a duração da NSP, as pontuações VAS e DASH da linha de base como factores potenciais poderiam alterar o resultado da incapacidade em diferentes intervalos de tempo. - Por exemplo, 58,2 por cento, 28,7 por cento e 81,5 por cento da variação das pontuações de incapacidade pós-intervenção (DASH) foram explicadas pela duração do NSP, pelas pontuações VAS e DASH da linha de base.

Tabela 4.4.1: diferença das pontuações médias entre o pré e o pós-intervenção em termos de incapacidade do membro superior (DP).

	Linha de base	Semana-1	Semana 2	Semana-3	Mês-3	Mês-6
TrP-DN	55.02 (10.14)	20.36 (4.94)*	11.91 (3.41)*	7.14 (2.79)*	2.19 (2.19)*	0.40 (0.93)*
IMES	56.85 (11.11)	17.28 (6.55)*	9.42 (3.49)*	4.73 (2.28)*	1.52 (1.67)*	0.29 (0.69)*

* indica uma diferença significativa dentro do grupo nas pontuações DASH ($p < 0,05$) entre a linha de base e a pós-intervenção.

Disparidades nas pontuações de incapacidade do membro superior entre os dois grupos:

A Tabela 3.4.2 resume as pontuações de alteração da DASH entre a linha de base e cada período pós-intervenção. Os investigadores analisaram as diferenças na alteração das pontuações da DASH entre e dentro dos grupos, utilizando ANOVA de medidas repetidas com factores de grupo (TrP-DN, IMES) e cronologia (semanas 1-2, 3, 3 e 6 meses) como factores intra-sujeitos. A duração da NSP, a EVA basal e as pontuações DASH basais foram todas consideradas como covariáveis.

Tabela 4.4.2: Alteração média de cada período de tempo pós-intervenção na pontuação absoluta da medida DASH para a incapacidade do membro superior (DP).

	Linha de base Vs Semana-1	Linha de base Vs Semana 2	Linha de base Vs Semana-3	Linha de base Vs Mês-3	Linha de base Vs Mês-6
TrP-DN	34.65 (5.78)	43.11 (7.54)	47.87 (8.09)	52.83 (8.39)	54.61 (9.55)
IMES	39.57 (5.72)	47.42 (8.33)	52.12 (9.57)	55.34 (9.93)	56.56 (10.77)

$F(1, 214) = 253,38$, p 0,001, Eta-quadrado = 0,542, foi encontrado um efeito principal significativo do grupo para a alteração da pontuação da incapacidade do membro superior em todos os períodos de tempo, com o grupo IMES a apresentar mais melhorias na pontuação DASH do que o grupo TrP-DN. Em todos os momentos pós-intervenção, a recuperação da incapacidade do membro superior no grupo IMES foi consideravelmente (p = 0,001) superior à do grupo TrP-DN, de acordo com as comparações entre pares (Tabela 4.4.3).

Ou seja, a diferença na alteração da pontuação DASH entre a linha de base e a pós-intervenção foi maior no grupo IMES do que no grupo TrP-DN. Nenhuma das diferenças médias entre os grupos, baseadas na DASH, ultrapassou o limite de MCID (diferença mínima clinicamente significativa) de 11 pontos. A DASH (F (1, 214) = 4197,05, p 0,0001; Eta-quadrado = 0,951) e a EVA (F (1, 214) =4,209, p0,0001; Eta-quadrado=0,019) demonstraram ser preditores significativos de comprometimento dos membros superiores no modelo.

Isto indicou que o nível da pontuação DASH de base foi responsável por 95,1 por cento da variação no resultado da incapacidade entre os grupos. Apesar da importância da EVA de base, o seu impacto nos resultados da DASH foi clinicamente insignificante (1,9 por cento). O resultado da DASH não foi alterado pela duração do NSP.

Houve uma interação significativa entre grupo x prazos nos testes do efeito dentro do sujeito (F (4, 856) = 66,17, p 0,001, Eta-quadrado = 0,236). Além disso, verificou-se uma interação significativa dentro do grupo entre o resultado da incapacidade e a duração da NSP (F (4, 856) = 5,369, p = 0,001, Eta quadrado = 0,024) e as pontuações DASH de base (F (4, 856) = 159,1, p = 001, Eta quadrado = 0,426). Não houve efeito de interação significativo dentro do grupo nas pontuações DASH com base na EVA basal (F (4, 832) = 1,093, p=0,359, Eta quadrado = 0,005). Por este motivo, foi utilizada uma análise de subgrupo para avaliar melhor o impacto do TrP-DN e do IMES nas pontuações DASH com base na duração da NSP e nas pontuações DASH basais (Tabela 4.4.3).

Para efeitos desta investigação, a população do estudo foi dividida em quatro grupos: os que tinham uma NSP há menos de 12 semanas, os que tinham uma NSP há mais de 12 semanas, os que tinham incapacidade moderada (pontuações DASH entre 25 e 50) e os que tinham incapacidade grave (pontuações DASH entre 51 e 75).

Nas análises dos subgrupos, verificou-se que o efeito principal do grupo para a alteração da pontuação no resultado da incapacidade ao longo dos períodos de tempo era significativo; no entanto, este efeito só se verificou nos subgrupos com uma duração de 12 semanas ou menos de PEN (F(1, 160) = 11,57, p = 0,001, Eta-quadrado = 0,067), incapacidade moderada (F(1, 89) = 5,171, p = 0,025, Eta-quadrado = 0,055) e incapacidade grave (F(1, 89) = 5,171, p = 0,025, Eta-quadrado = 0,055). Quando comparados com o TrP-DN, as análises de subgrupo demonstraram uma melhoria superior nas pontuações DASH com o IMES, semelhante aos resultados do grupo total.

Foi observada uma diferença significativa entre os grupos nas pontuações DASH ao longo da linha do tempo no subgrupo com mais de 12 semanas de experiência em NSP (F (1, 55) = 2,925, p = 0,093, Eta ao quadrado = 0,051) no subgrupo com mais de 12 semanas de experiência em NSP. Outras análises utilizando comparações de pares em cada subgrupo indicaram diferenças estatisticamente significativas entre os grupos que diferiam consoante os períodos de tempo.

Entre todos os subgrupos, a recuperação da incapacidade dos membros superiores do grupo TrP-DN foi substancialmente mais lenta do que a do grupo IMES (p = 0,001). (Tabela 4.4.3). Apenas as pessoas gravemente incapacitadas e as que estavam incapacitadas há muito tempo, tal como definido pelo NSP, apresentaram diferenças significativas entre os grupos na alteração da pontuação DASH à terceira semana. O único subgrupo que apresentou uma alteração significativa na pontuação da DASH entre os meses 3 e 6 foi o grupo com deficiência grave. Em suma: As alterações médias entre grupos na pontuação DASH não corresponderam ao limiar MCID de 11 na pontuação DASH, para nenhum subgrupo (Tabela 4.4.3).

Tabela 4.4.3: Alteração das pontuações de incapacidade do membro superior (DASH) em cada momento pós-intervenção entre os dois grupos Análise dos dados em termos de média e erro padrão (SE) (intervalo de confiança de 95%, IC).

	Grupo TrP-DN Média (SE)	Grupo IMES Média (SE)	Diferença média (95% CI)[†]
Linha de base vs. Semana-1			
Geral	**35.11 (0.22)**	**39.13 (0.21)**	**-4,02 (-4,63 a -3,42)***
Subgrupos			
NSP ≤12-Semanas	32.73 (0.47)	37.18 (0.48)	-5,05 (-6,38 a -3,72)*
NSP >12-Semanas	42.90 (0.56)	45.54 (0.49)	-2,63 (-4,12 a -1,15)*
Deficiência moderada	29.91 (0.28)	34.38 (0.29)	-4,47 (-5,27 a -3,67)*
Deficiência grave	38.22 (0.62)	43.06 (0.60)	-4,83 (-6,54 a -3,12)*
Linha de base vs. Semana-2			
Geral	**43.77 (0.18)**	**46.79 (0.18)**	**-3,03 (-3,53 a -2,53)***
Subgrupos			
NSP ≤12-Semanas	39.75 (0.65)	43.95 (0.66)	-4,2 (-6,05 a -2,35)*
NSP >12-Semanas	54.10 (0.74)	56.11 (0.65)	-2 (-3,98 a -0,04)*
Deficiência moderada	36.79 (0.43)	38.71 (0.43)	-1,92 (-3,14 a -0,71)*
Deficiência grave	47.87 (0.73)	53.28 (0.69)	-5,41 (-7,40 a -3,42)*
Linha de base vs. Semana-3			
Geral	**48.63 (0.16)**	**51.39 (0.16)**	**-2,78 (-3,22 a -2,33)***
Subgrupos			
NSP ≤ 12 semanas	44.32 (0.76)	48.19 (0.77)	-3,87 (-6,01 a -1,74)*
NSP >12-Semanas	59.52 (0.74)	61.94 (0.66)	-2,42 (-4,41 a -0,43)*
Deficiência moderada	40.89 (0.42)	41.88 (0.43)	-0,99 (-2,19 a 0,20)
Deficiência grave	53.13 (0.77)	59.00 (0.73)	-5,86 (-7,97 a -3,76)*
Linha de base vs. Mês-3			
Geral	**53.60 (0.12)**	**54.59 (0.11)**	**-0,99 (-1,31 a -0,67)***
Subgrupos			
NSP ≤12-Semanas	49.12 (0.78)	51.2 (0.79)	-2,08 (-4,28 a 0,12)
NSP >12-Semanas	64.97 (0.74)	65.67 (0.66)	-0,70 a (-2,69 a 1,29)

Deficiência moderada	45.38 (0.41)	44.53 (0.42)	0,85 (-0,31 a 2,01)
Deficiência grave	58.44 (0.76)	62.59 (0.73)	-4,15 (-6,23 a -2,07)*
Linha de base vs. Mês 6			
Geral	**55.50 (0.06)**	**55.71 (0.06)**	**-0,21 (-0,38 a -0,39)***
Subgrupos			
NSP ≤12-Semanas	50.50 (0.87)	51.99 (0.89)	-1,49 (-3,95 a 0,97)
NSP >12-Semanas	68.07 (0.75)	67.99 (0.66)	-0,08 (-1,91 a 2,08)
Deficiência moderada	45.70 (0.39)	44.82 (0.40)	0,88 (-0,23 a 1,99)
Deficiência grave	61.32 (0.82)	64.45 (0.78)	-3,12 (-5,37 a -0,88)*

*Indica diferença significativa entre os grupos ($p < 0,05$). O número [negativo] indica que o grupo TrP-DN tem menor melhoria na pontuação DASH. Nenhuma das diferenças médias significativas entre os grupos cumpriu os critérios MCID de ≥ 11 pontos na pontuação DASH. (Nota: Os valores de média e erro padrão em letras em negrito são ajustados ao efeito das covariáveis no modelo).

Variações dentro do grupo na alteração da pontuação da incapacidade do membro superior

Para a alteração da pontuação de incapacidade do membro superior ($F (4, 856) = 8{,}609$, p 0,001; Eta-quadrado = 0,04), foi detectado um efeito principal significativo da cronologia (DASH). Além disso, em ambos os grupos, as análises univariadas com correção post hoc de Bonferroni demonstraram um impacto significativo na alteração da pontuação DASH entre todos os momentos (Tabelas 4.4.4). As pontuações DASH de ambos os grupos não atingiram a MCID (diferença mínima clinicamente relevante) de 11 pontos entre os dois momentos. Verificou-se que a alteração média da pontuação DASH não cumpriu os critérios da MCID em nenhum dos subgrupos (com base na NSP e na duração inicial da DASH), exceto no subgrupo com uma duração superior a 12 semanas.

Ao comparar os indivíduos tratados com TrP-DN com os tratados com IMES, as diferenças médias na alteração da pontuação DASH entre a semana 1 e a semana 2 do subgrupo com >12 semanas de duração de NSP cumpriram os critérios MCID (-11,20; intervalo de confiança de 95%, -12,42 a -997). (-10,57; IC de 95%, -11,34 a -9,80). No entanto, a importância das disparidades entre as pontuações DASH no subgrupo crónico de pessoas com NSP pode ser contestada. Tendo tudo isto em consideração, os resultados indicam que tanto o TrP-DN como o IMES têm um efeito semelhante no prognóstico da incapacidade em doentes com NSP.

Tabela 4.4.4: Para os grupos TrP-DN e IMES, diferenças médias no membro superior (DASH) entre os períodos pós-intervenção foram analisados (95 por cento Intervalo de confiança, IC).

Semana-1 vs. Semana-2	Grupo TrP-DN Diferença média (95% CI)	Grupo IMES Diferença média (95% CI)
Em geral	**-8,46 (-8,92 a -7,99)***	**-7,85 (-8,54 a -7,17)***
Subgrupos		
NSP ≤12-Semanas	-7,62 (-8,22 a -7,02)*	-6,77 (-8,10 a -5,44)*
NSP >12-Semanas	-11,20 (-12,43 a -9,97) **	-10,57 (-11,34 a -9,80)*
Deficiência moderada	-6,88 (-7,70 a -6,07)*	-4,33 (-5,46 a -3,20)*
Deficiência grave	-9,64 (-10,43 a -8,86)*	-10,22 (-11,22 a -9,23)*
Semana 2 vs. Semana 3 **Em geral**	**-4,76 (-5,19 a -4,33)***	**-4,69 (-5,12 a -4,26)***
Subgrupos	- 4,56 (-5,05 a -4,07)*	- 4,24 (-4,92 a -3,56)*
NSP ≤12-Semanas	- 5,42 (-6,59 a -4,25)*	- 5,83 (-6,69 a -4,97)*
NSP >12-Semanas	- 4,09 (-4,72 a -3,46)*	- 3,16 (-3,77 a -2,56)*
Deficiência moderada	- 5,27 (-5,88 a -4,65)*	- 5,72 (-6,38 a -5,06)*

Deficiência grave		
Semana-3 vs. Mês-3		
Em geral	**-4,96 (-5,37 a -4,54)***	**3,21 (-3,60 a -2,83)***
Subgrupos		
NSP ≤12-Semanas	4,81 (-5,30 a -4,31)*	- 3,01 (-3,45 a -2,57)*
NSP >12-Semanas	- 5,45 (-6,28 a -4,61)*	- 3,72 (-4,62 a -2,83)*
Deficiência moderada	- 4,49 (-5,27 a -3,72)*	- 2,65 (-3,13 a -2,17)*
Deficiência grave	- 5,30 (-5,76 a -4,86)*	- 3,59 (-4,17 a -3,02)*
Mês 3 vs. Mês 6		
Em geral	- **1,78 (-2,09 a -1,47)***	**-1,22 (-1,52 a -,93)***
Subgrupos		
NSP ≤12-Semanas	- 1,38 (-1,89 a -0,87)*	-0,79 (-1,19 a -0,39)*
NSP >12-Semanas	- 3,10 (-4,04 a -2,17)*	-2,32 (-3,03 a -1,61)*
Deficiência moderada	-0,33 (-0,70 a 0,05)	-0,29 (-0,61 a 0,02)
Deficiência grave	-2,88 (-3,39 a -2,37)*	-1,85 (-2,37 a -1,34)*

** Uma diferença significativa na temporalidade (p 0,05) entre grupos que cumpre o critério MCID (diferença mínima clinicamente relevante) de uma diferença de pontuação DASH de 11 pontos ou menos é indicada por este símbolo. Para ser considerada uma pontuação DASH, a diferença entre as duas cronologias tem de ser estatisticamente significativa (p 0,05). Verificou-se uma menor melhoria na pontuação da incapacidade do membro superior na primeira semana (a cronologia mais precoce) em comparação com o seguimento/ cronologia mais tardio. Para ter em conta os efeitos das variáveis do modelo, os valores médios utilizados para calcular os resultados do grupo principal/global estão a negrito.

RESULTADOS SECUNDÁRIOS

4.5: Tratamento com TrP-DN e IMES para cinesiofobia em pacientes com PNS

A Tabela 4.5.1 resume as pontuações médias de cinesiofobia entre os grupos TrP-DN e IMES, conforme testado na linha de base e seis meses após o fim da intervenção. A pontuação de cinesiofobia pós-intervenção de cada grupo no mês 6 diferiu estatisticamente de forma significativa (p = 0,001) das respectivas classificações de base (Tabela 4.5.1).

Table 1: .1: As pontuações de cinesiofobia na linha de base e após a intervenção são
apresentados como valores médios (S.D)

	Grupo TrP-DN		Grupo IMES	
Linha de base	**Mês-6**	**Linha de base**	**Mês-6**	
30.13 (5.33)	11.25 (0.65)*	29.73 (5.49)	11.21 (0.49)*	

* indica uma diferença significativa dentro do grupo na cinesiofobia entre a linha de base e a pós-intervenção, (*p* < 0,05).

De acordo com a diferença entre os grupos nas pontuações de alteração da cinesiofobia (linha de base vs. mês), não houve diferença estatisticamente significativa (t (217) = 0,468 e p = 0,610). (Tabela 4.5.2). Verificou-se que os indivíduos com PNS beneficiavam das abordagens de tratamento TrP-DN e IMES em termos de diminuição do grau de cinesiofobia.

Table 2: .2: A média (desvio-padrão) e a diferença média das
são relatadas alterações nas pontuações de cinesiofobia entre os grupos (95 por cento
CI)

Grupo TrP-DN	Grupo IMES	TrP-DN vs. IMES
Média (S.D)	**Média (S.D)**	**Diferença média (95% CI)**
18,88 (5,06)	18,52 (5,36)	0,36 (-1,03 a 1,75)

4.5 : Sobre o número de MTrPs em pessoas com PNS, o efeito de TrP-DN e O IMES foi investigado.

A Tabela 4.6.1 resume o número médio de MTrPs activos e latentes entre os grupos TrP-

DN e IMES, medidos na linha de base e três e seis meses após a intervenção (semana 3 e 6 meses), respetivamente. O número de MTrPs em cada grupo no final da terceira semana e no final do sexto mês foi significativamente diferente (p = 0,001) do número de pontos-gatilho no início do estudo (Tabela 4.6.1).

Tabela 4.6.1: Pontos de gatilho miofasciais na linha de base e pós-intervenção, apresentados como pontuações médias (S.D)

	Linha de base	Semana-3	Mês-6
MTrPs activos			
Grupo TrP-DN	5.33 (1.14)	0.63 (0.68)*	0.58 (0.68)*
Grupo IMES	5.25 (1.17)	0.22 (0.42)*	0.19 (0.41)*
Latentes-MTrPs			
Grupo TrP-DN	5.26 (1.72)	0.61 (0.79)*	1.11 (1.09)*
Grupo IMES	5.40 (1.77)	0.28 (0.48)*	0.80 (0.85)*

* indica uma diferença significativa dentro do grupo no número de MTrPs entre a linha de base e a pós-intervenção, ($p < 0,05$).

Foram observadas diferenças na alteração da pontuação dos MTrPs activos entre os grupos.
A Tabela 4.6.2 apresenta os resultados de um teste "t" independente utilizado para comparar a alteração do número de Medps-Activas entre os dois grupos. A alteração mediana observada nas MTrP activas desde a linha de base até à semana 3 é de 5 em ambos os grupos, o que é consistente com os resultados anteriores. Em contraste, o grupo TrP-DN teve um intervalo interquartil mais estreito de pontuação de alteração (IQR: 4 a 5) em comparação com o grupo IMES (IQR: 4 a 6). Verificou-se uma diferença estatisticamente significativa entre as alterações médias dos pontos-gatilho nos tratamentos TrP-DN e IMES na semana 3, o que mostra que, para reduzir o número de pontos-gatilho activos da linha de base ao mês 3, a terapia IMES é melhor (t (217) =-2,502, p=0,013). Da mesma forma, a pontuação de alteração interquartil do grupo TrP- DN (IQR: 4 - 5) foi inferior à do grupo IMES (IQR: 5 - 6) no sexto mês após a intervenção. Verificou-se que o tratamento IMES foi mais eficaz do que o tratamento TrP-DN na redução da quantidade de TrP-M activos desde o início até ao mês 6 (t (217) = -2,538, p 0,012) em comparação com o tratamento TrP-DN (t (217) = -2,538).

Tabela 4.6.2: Pontos-gatilho miofasciais activos e latentes, bem como a média (DP) e a mediana (M) da alteração das pontuações entre os grupos (IQR).

TrP-DN Grupo|IMES	Grupo|Diferença média				
	Média (S.D)	Mediana (IQR)	Média (S.D)	Mediana (IQR)	(IC 95%)
MTrPs activos					
Semana-3	4.70 (0.88)	5 (4-5)	5.03 (1.04)	5 (4-6)	-0,32 (-0,58 a -0,07)*
Mês-6	4.75 (0.85)	5 (4-5)	5.06 (0.98)	5 (4-6)	-0,31 (-0,56 a -0,07)*
Latentes-MTrPs					
Semana-3	4.65 (1.39)	5 (4-5)	5.13 (1.57)	6 (4-6)	-0,47 (-0,86 a - 0,07)*
Mês-6	4.15 (1.15)	4 (3-5)	4.60 (1.27)	5 (4-6)	-0,45 (-0,77 a -0,12)*

*Significância estatística (p<0,05) para o teste "t" de amostras independentes

Verificou-se uma alteração mediana de 5 (IQR: 4 - 5) e 6 (IQR: 4 - 6,75) nos PTR latentes desde o início até à semana 3 nos grupos TrP-DN e IMES, respetivamente. As pontuações dos pontos de gatilho na terceira semana mostraram uma diferença significativa nas pontuações de alteração média entre os dois grupos de tratamento, indicando um número mais baixo de MTrPs latentes no grupo IMES do que no grupo TrP-DN durante o período pós-intervenção da terceira semana (t (217) = -2,350, p = 0,02). No sexto mês, houve uma alteração mediana de quatro pontos (intervalo interquartil: quatro a cinco) nas latências-MTrPs nos grupos TrP-DN e IMES, respetivamente, em relação à linha de base.

Houve uma diferença estatisticamente significativa entre os grupos nas pontuações médias de alteração dos pontos de gatilho no mês 6. Esta diferença entre os grupos também indica que o tratamento com IMES é mais eficaz (t (217) = -2,740, p = 0,007) do que o tratamento com TrP-DN em termos de redução do número de PTR latentes no mês 6 (t (217) = -2,740, p = 0,007).

4.6: Amplitude de movimento de flexão do ombro em pacientes com NSP tratados com TrP-DN e IMES

A Tabela 4.7.1 resume as pontuações médias da amplitude de movimento de flexão do ombro obtidas na linha de base e ao longo dos períodos de tempo pós-intervenção (semana 1, semana 2, semana 3, mês 3 e mês 6) para os grupos TrP-DN e IMES, bem como para o grupo combinado. A amplitude de movimento de flexão do ombro pós-intervenção de cada grupo em todos os pontos foi substancialmente diferente (p = 0,001) da linha de base em todos os pontos (Tabela 4.7.1).

Ao analisar os resultados da ADM de flexão do ombro pós-intervenção utilizando análises de regressão múltipla, verificou-se que as pontuações DASH basais estavam significativamente associadas à incapacidade, dor e duração da NSP. Isto sugere que as pontuações DASH de base podem atuar como potenciais covariáveis que influenciam a ADM de flexão do ombro ao longo do tempo. Verificou-se uma diferença de 81,7% na ADM de flexão do ombro pós-intervenção entre os grupos com base nas pontuações DASH, VAS e NSP, respetivamente.

Tabela 4.7.1: Pontuações médias de ADM de flexão para o ombro pré e pós-intervenção flexão (DP).

	Linha de base	Semana-1	Semana 2	Semana-3	Mês-3	Mês-6
TrP-DN	97.52	137.76*	152.73*	162.64*	170.12*	173.64*
Grupo	(11.88)	(13.20)	(12.02)	(9.30)	(5.20)	(3.29)
IMES	95.54	142.29*	157.39*	167.14*	171.95*	174.32*
Grupo	(13.26)	(14.99)	(11.24)	(7.21)	(4.64)	(3.49)

* indica uma diferença significativa dentro do grupo na ADM de flexão do ombro entre a linha de base e a pós-intervenção, ($p < 0,05$).

Diferenças entre grupos na alteração da pontuação da ADM para a flexão do ombro

Utilizando uma ANOVA de medidas repetidas, examinámos as diferenças entre e dentro do grupo na alteração da pontuação da ADM de flexão do ombro, tendo em conta as pontuações VAS e DASH da linha de base e a duração da NSP. A Tabela 4.7.2 resume a pontuação de alteração absoluta para a ADM de flexão do ombro entre a linha de base e cada um dos seguintes prazos pós-intervenção: semana-1, semana-2, semana-3, mês-3 e mês-6.

Tabela 4.7.2: Nos períodos de tempo pós-intervenção, a pontuação de alteração absoluta para a amplitude de movimento de flexão do ombro com base na amplitude de movimento inicial da linha de base é fornecida como Média (DP).

	Linha de base Vs Semana-1	Linha de base Vs Semana 2	Linha de base Vs Semana-3	Linha de base Vs Mês-3	Linha de base Vs Mês-6
TrP-DN Grupo	40.23 (4.16)	55.21 (4.68)	65.11 (6.30)	72.60 (8.35)	76.11 (9.83)
IMES	46.76 (4.76)	61.86 (6.96)	71.61 (8.52)	76.41 (10.08)	78.79 (10.97)

A alteração global nas pontuações da ADM de flexão do ombro (em todos os períodos de tempo) indicou um efeito principal significativo do grupo (F (1, 214) = 74,71, p = 0,001, Eta-quadrado = 0,259), com o grupo IMES a apresentar resultados superiores na ADM de flexão do ombro do que o grupo TrP-DN. Foi encontrada uma interação substancial entre o grupo e os períodos de tempo ao testar os efeitos dentro dos sujeitos. O progresso do grupo TrP-DN na ADM de flexão do ombro foi consideravelmente (p = 0,001) inferior ao do grupo IMES nas semanas 1, 2 e 3, bem como nos meses 3 e 6 após as intervenções, de acordo com as comparações entre pares (Tabela 4.7.3). Também se verificou que a EVA basal (F (1, 214) = 8,852, p = 0,003, Eta-quadrado = 0,040) e a DASH (F (1, 214) = 79,467, p > 0,01; Eta-quadrado = 0,271) tiveram um impacto significativo no resultado da ADM da flexibilidade do ombro pós-intervenção (F (1, 214) = 8,852, p = 0,01; Eta-quadrado = 0,040) entre os grupos.

Tabela 4.7.3: Discrepâncias na amplitude de movimento de flexão do ombro entre os grupos em cada momento pós-intervenção, são apresentados os dados ajustados para a situação média e os desvios-padrão (SEs) (intervalo de confiança de 95%, IC).

Grupo	TrP-DN Média (SE)	Grupo IMES Média (SE)	Diferença média (95% CI)
Linha de base vs. Semana-1	-40,09 (0,42)	-46,89 (0,41)	6,80 (5,64 a 7,96)*
Linha de base vs. Semana 2	-55.27 (0.55)	-61.79 (0.53)	6,52 (5,01 a 8,04)*
Linha de base vs. Semana 3	-65.43 (0.52)	-71.30 (0.51)	5,87 (4,43 a 7,30)*
Linha de base vs. Mês 3	-73.25 (0.40)	-75.86 (0.39)	2,53 (1,41 a 3,66)*
Linha de base vs. Mês 6	-76.86 (0.41)	-78.06 (0.41)	1,12 (0,05 a 2,35)*

*denota diferença significativa entre os grupos (*p* < 0,05). (Nota: Os valores de média e erro padrão são ajustados para o efeito das covariáveis no modelo). Nenhuma das diferenças médias significativas entre os grupos cumpre o valor MCID (diferença mínima clinicamente importante) para $\geq 12^{0}$ pontuação de ROM de flexão do ombro.

Tabela 4.7.4: Alteração da ADM de flexão ao longo dos períodos de tempo pós-intervenção para
Os grupos TrP-DN e IMES foram significativamente diferentes. As diferenças médias são utilizadas
para representar as diferenças nos dados (intervalo de confiança de 95%, IC).

	Grupo TrP-DN Diferença média (95% CI)	Grupo IMES Diferença média (95% CI)
Semana-1 vs. Semana-2	14,97 (14,03 a 15,91) **15	,09 (13,70 a 16,50) **
Semana 2 vs. Semana 3	9,91 (8,99 a 10,82)*9	,75 (8,60 a 10,90)*
Semana-3 vs. Mês-3	7,48 (6,41 a 8,56)*4	,80 (3,97 a 5,64)*
Mês 3 vs. Mês 6	3,51 (0,72 a 4,31)*2	,37 (1,77 a 2,98)*

** denota uma diferença significativa dentro do grupo (*p* < 0,05) que cumpre a MCID (diferença mínima clinicamente importante) para a pontuação da ADM de flexão do ombro. *denota uma diferença significativa dentro do grupo (*p*
< 0,05) que não atingiram a MCID (diferença mínima clinicamente importante) para o escore de ADM de flexão do ombro. Nota: Os resultados são obtidos a partir dos valores médios que são ajustados para o

Variação intra-grupo da amplitude de movimento de flexão:

Para a pontuação de alteração da amplitude de movimento de flexão do ombro, verificou-se a existência de um efeito principal estatisticamente significativo do tempo (F (4, 856) = 32,056, p 0,001, Eta-quadrado = 0,130). As análises univariadas com correção post hoc de Bonferroni revelaram que a pontuação de alteração da amplitude de movimento de flexão do ombro entre todas as linhas de tempo em ambos os grupos foi significativamente afetada pelo efeito do intervalo de tempo (Tabela 4.7.4). Por outro lado, a melhoria clinicamente significativa na amplitude de movimento de extensão do ombro (ADM) só foi observada na semana 2 (quando comparada com a semana 1), quando a diferença média nas pontuações de alteração para a ADM de extensão do ombro (Tabela 4.7.4) foi superior ao valor conhecido da diferença mínima clinicamente importante (DMI) de 120 em ambos os grupos.

4.7 : Foi investigado o efeito do TrP-DN e do IMES na amplitude de movimento de extensão do ombro em pessoas com PNS.

A Tabela 4.8.1 resume as pontuações médias da ADM de extensão do ombro para os grupos TrP-DN e IMES na linha de base, semana 1, semana 2, semana 3, mês 3 e mês 6. Foi observada uma diferença substancial (p = 0,001) entre a ADM de extensão do ombro pré-intervenção e pós-intervenção em cada grupo (Tabela 4.8.1).

A análise da ADM de extensão do ombro pós-intervenção mostrou uma correlação significativa entre a incapacidade inicial, a dor e a duração das caraterísticas da NSP, o que indicou estas pontuações iniciais como potenciais covariáveis que afectam a ADM de extensão do ombro em diferentes momentos, em todo o grupo. Verificou-se uma diferença de 73,7% na ADM de extensão do ombro pós-intervenção entre os grupos, com base na pontuação DASH, na pontuação VAS e na duração da NSP, respetivamente.

Tabela 4.8.1: As medições da amplitude de movimento (ADM) da extensão do ombro na linha de base e durante a intervenção são apresentadas como Média (DP).

	Linha de base	Semana-1	Semana 2	Semana-3	Mês-3	Mês-6
TrP-DN	40.86	48.94*	54.38*	57.53*	59.09*	59.51*
Grupo	(5.07)	(4.25)	(3.42)	(2.04)	(0.80)	(0.69)
IMES	39.52	50.31*	56.13*	58.49*	59.35*	59.88*
Grupo	(5.25)	(3.97)	(2.14)	(0.95)	(0.55)	(0.38)

* indica uma diferença significativa dentro do grupo na ADM de extensão do ombro entre a linha de base e a pós-intervenção, ($p < 0,05$).

Alteração da pontuação da ADM para a extensão do ombro entre os grupos:

A Tabela 4.8 resume a mudança absoluta na ADM de extensão do ombro entre os momentos inicial e pós-intervenção. Utilizando uma ANOVA de medidas repetidas, avaliámos as diferenças entre grupos e entre grupos na alteração das pontuações da ADM de extensão do ombro, em que as pontuações VAS e DASH da linha de base e a duração da NSP foram consideradas como factores do resultado.

Tabela 3.8.2: Com base na ADM de flexão da linha de base, a pontuação da Alteração Absoluta Média para a ADM de extensão do ombro nos períodos pós-intervenção (DP).

Grupo	Linha de base Vs Semana-1	Linha de base Vs Semana 2	Linha de base Vs Semana-3	Linha de base Vs Mês-3	Linha de base Vs Mês-6

TrP-DN	8.08 (2.21)	13.52 (3.20)	16.67 (4.27)	18.23 (4.70)	18.65 (4.71)
Grupo					
IME		16.62 (3.92)	18.97 (4.98)	19.83 (5.14)	20.36 (5.17)
10.79 (2.53)					

$F_{(1, 214)} = 30,35$, p 0,001, Eta-quadrado = 0,124) foi identificada para a alteração global nas pontuações da ADM de extensão do ombro (em todas as linhas de tempo), com o IMES a apresentar melhores resultados do que o TrP-DN na alteração global. $F_{(4, 856)} = 34,42$, p 0,001; Eta-quadrado = 0,139, uma interação significativa grupo x linhas de tempo nos testes de efeito dentro do sujeito. Na primeira, segunda e terceira semanas pós-intervenção, meses três e seis, houve uma melhoria significativamente menor na ADM de extensão do ombro no grupo TrP-DN do que no grupo IMES, conforme observado por comparações de pares (p = 0,001). (Tabela 4.8.3). Como resultado destes resultados, podemos concluir que a duração da NSP ($F_{(1, 214)}$ =12,134, p = 0,001, Eta-quadrado=0,054) e a DASH basal ($F_{(1, 214)}$ =138,92, p 0,001, Eta-quadrado=0,394) tiveram um impacto significativo no resultado da ADM da extensão do ombro.

Tabela 4.8.3: As pontuações de mudança para a ADM de extensão do ombro em cada ponto de tempo pós-intervenção diferiram entre os grupos. Os dados ajustados são apresentados com médias e desvios padrão (SEs) (intervalo de confiança de 95%, IC).

Grupo	TrP-DN	GrupoIMES	Diferença média
	Média (SE)	Média (SE)	(95% CI)[t]
Linha de base vs. Semana-1	-8.13 (0.21)	-10.74 (0.21)	2,60 (2,00 a 3,20)*
Linha de base vs. Semana 2	-13.64 (0.26)	-16.49 (0.25)	2,85 (2,12 a 3,57)*
Linha de base vs. Semana 3	-16.93 (0.28)	-18.72 (0.28)	1,79 (1,01 a 2,58)*
Linha de base vs. Mês 3	-18.55 (0.26)	-19.51 (0.25)	0,96 (0,23 a 1,68)*
Linha de base vs. Mês 6	-18.98 (0.26)	-20.04 (0.25)	1,06 (0,35 a 1,78)*

*denota diferença significativa entre os grupos ($p < 0,05$). (Nota: Os valores da média e do erro padrão são ajustados ao efeito das covariáveis no modelo). Nenhuma das diferenças médias significativas entre os grupos cumpre o valor MCID (diferença mínima clinicamente importante) de $\geq 9^0$ para a pontuação de ROM de extensão do ombro.

Tabela 4.8.4: A alteração na ADM de extensão do ombro ao longo dos períodos pós-intervenção para os grupos TrP-DN e IMES foi significativamente diferente. As diferenças médias são utilizadas para representar as diferenças nos dados (intervalo de confiança de 95%, IC).

Grupo TrP-DN

Diferença média
(IC 95%) **Grupo IMES**

Diferença média
(95% CI)

*denota uma diferença significativa dentro do grupo ($p < 0,05$) que não atingiu a MCID (diferença mínima clinicamente importante) para a pontuação da ADM de extensão do ombro. Nota: Os resultados são obtidos a partir dos valores médios que são ajustados para o efeito das covariáveis no modelo.

Semana-1 vs. Semana-2	5,44 (5,02 a 5,86)*	5,82 (5,31 a 6,33)*
Semana 2 vs. Semana 3	3,15 (2,77 a 3,53)*	2,36 (2,05 a 2,66)*
Semana-3 vs. Mês-3	1,56 (1,22 a 1,90)*	0,86 (0,66 a 1,06)*
Mês 3 vs. Mês 6	0,42 (0,27 a 0,57)*	0,53 (0,38 a 0,67)*

Diferenças entre os grupos no que respeita às pontuações da ADM para a extensão do ombro:

Para a pontuação de alteração da ADM da extensão do ombro, foi detectado um efeito principal significativo dos períodos de tempo (F (4, 856) = 36,79, p 0,001, Eta-quadrado = 0,147). Um efeito significativo adicional na pontuação de alteração da amplitude de movimento de extensão do ombro entre todos os períodos de tempo em ambos os grupos foi demonstrado por análises univariadas com correção post hoc de Bonferroni (Tabela 4.8.4). No caso da ADM da extensão do ombro, no entanto, não foi encontrada uma melhoria clinicamente significativa, uma vez que a diferença média na pontuação da alteração foi inferior ao valor estabelecido para a diferença mínima clinicamente importante (MCID) de 9o (Tabela 4.8.4).

4.8 : ADM de abdução do ombro em pacientes com NSP tratados com TrP-DN e IMES Para os grupos TrP-DN e IMES, a ADM média de abdução do ombro foi resumida na Tabela 4.9.1 na linha de base e seis meses após a intervenção (semanas 1, 2, 3, 4 e 6). Em todos os momentos, a diferença entre a ADM de abdução do ombro da linha de base em cada grupo e a ADM de abdução do ombro pós-intervenção foi substancial (p = 0,001). (Tabela 4.9.1).

As análises de regressão múltipla revelaram uma associação estatisticamente significativa entre a incapacidade de base, a dor e a duração das caraterísticas NSP e o resultado da ADM de abdução do ombro pós-intervenção em todos os grupos, indicando que estas pontuações de base são potenciais covariáveis que afectam o resultado da ADM de abdução do ombro em diferentes períodos de tempo nos grupos, de acordo com os resultados. Entre outras coisas, a diferença entre os grupos na pontuação DASH de base, na pontuação VAS e na duração da NSP explicou 80,4% da variação na ADM de abdução do ombro pós-intervenção e 36,4% e 56,5% da variação na ADM de abdução do ombro pós-intervenção.

Table 1: .1: Pontuação da ADM de abdução do ombro no início e após intervenção, expressa em média (DP).

	Linha de base	Semana-1	Semana 2	Semana-3	Mês-3	Mês-6
TrP-DN	91.10	132.47*	147.60*	158.80*	169.31*	173.40*
Grupo	(11.32)	(12.93)	(12.15)	(9.04)	(4.54)	(3.00)
IMES	88.53*	137.26*	152.21*	163.63*	171.22*	174.12*
Grupo	(11.85)	(14.88)	(11.19)	(7.26)	(4.38)	(3.30)

* indica uma diferença significativa dentro do grupo na ADM de abdução do ombro entre a linha de base e a pós-intervenção, (p < 0,05).

Diferenças entre grupos na alteração da pontuação da ADM para abdução do ombro

Foi utilizada uma ANOVA de medidas repetidas com factores de grupo entre sujeitos (TrP-DN, IMES) e factores de cronologia dentro do sujeito (semana-1, semana-2, semana-3, mês-3 e mês-6) para examinar as diferenças nas pontuações de alterações absolutas para a ADM de abdução do ombro entre a linha de base e cada cronologia pós-intervenção. Foram tidas em consideração as pontuações VAS e DASH da linha de base, bem como a duração da NSP.

Table 2: .2: Com base na ADM de flexão do ombro na linha de base, a pontuação de alteração absoluta para a ADM de abdução do ombro nos períodos de tempo pós-intervenção foi calculada e apresentada como ADM média (DP).

	Linha de base Vs Semana-1	Linha de base Vs Semana 2	Linha de base Vs Semana-3
TrP-DN		41.36 (5.38)	56.50
		(4.99)	67.70
Grupo IMES		(6.15)	78.21
		(8.57)	82.30
Grupo		(9.49)	
		48.73 (5.41)	63.69
		(7.03)	75.10
		(7.83)	82.70
		(9.31)	85.59
		(9.82)	

Entre os grupos, um efeito principal estatisticamente significativo do grupo (F (1, 214) = 84,945, p 0,001, Eta-quadrado = 0,294) foi encontrado para a mudança geral nos escores de amplitude de movimento de abdução do ombro (em todas as linhas de tempo), com o grupo IMES demonstrando um melhor resultado na amplitude de movimento de abdução do ombro do que o grupo TrP-DN. Os testes do efeito dentro do sujeito revelaram uma interação estatisticamente significativa entre o grupo e o tempo (F (4, 856) = 32,957, p 0,001, Eta-quadrado = 0,133). Usando comparações de pares, descobriu-se que a melhoria na ADM de abdução do ombro no grupo TrP-DN foi significativamente (p = 0,001) menor do que a melhoria na ADM de abdução do ombro no grupo IMES na semana-1, semana-2 e semana-3, bem como no mês-3 e no mês-6 após as intervenções (Tabela 4.9.3). Verificou-se uma forte correlação entre a ADM de abdução do ombro após a intervenção e a EVA e a DASH da linha de base (Eta-quadrado multiplicado por 100) no modelo. Isto significa que a VAS e a DASH da linha de base explicam 1,1% e 18,3% (Eta ao quadrado multiplicado por 100) da variação da ADM de abdução do ombro após a intervenção.

Tabela 4.9.3: As classificações de ADM para abdução do ombro em cada momento pós-intervenção diferiram significativamente entre os grupos. Os dados ajustados são apresentados com médias e desvios-padrão (SEs) (intervalo de confiança de 95%, IC).

	Grupo TrP-DN Média (SE)	Grupo IMES Média (SE)	Diferença média (IC 95%)[t]
Linha de base vs. Semana-1	-41.15 (0.48)	-48.93 (0.47)	7,77 (6,43 a 9,12)**
Linha de base vs. Semana 2	-56.47 (0.59)	-63.71 (0.57)	7,24 (5,61 a 8,87)**
Linha de base vs. Semana 3	-67.94 (0.54)	-74.87 (0.53)	6,92 (5,44 a 8,42)**
Linha de base vs. Mês 3	-78.80 (0.45)	-82.12 (0.44)	3,32 (2,07 a 4,57)*
Linha de base vs. Mês 6	-82.95 (0.43)	-84.96 (0.42)	2,00 (0,80 a 3,21)*

** indica uma diferença significativa entre os grupos ($p < 0,05$) que cumpre a MCID de $\geq 7^0$ para a pontuação da ADM de abdução do ombro. (Nota: Os valores de média e erro padrão são ajustados para o efeito das covariáveis no modelo). *denota as diferenças médias significativas entre os grupos, mas não atende ao valor MCID (diferença mínima clinicamente importante) de $\geq 7^0$ para pontuação de ROM de abdução do ombro.

Tabela 4.9.4: As pontuações de alteração da ADM de abdução do ombro diferiram entre os grupos TrP-DN e IMES após a intervenção. As diferenças médias são utilizadas para representar as diferenças nos dados (intervalo de confiança de 95%, IC).

Grupo TrP-DN

	Diferença média (95% CI)	Diferença média (95% CI)
Semana-1 vs. Semana-2	15,13 (13,92 a 16,34) **	14,95 (13,52 a 16,40) **
Semana 2 vs. Semana 3	11,20 (10,14 a 12,28) **	11,41 (10,18 a 12,65) **
Semana-3 vs. Mês-3	10,50 (9,33 a 11,68) **	7,59 (6,67 a 8,53) **
Mês 3 vs. Mês 6	4,09 (3,33 a 4,85)*	2,89 (2,32 a 3,47)*

**denota uma diferença significativa dentro do grupo ($p < 0{,}05$) que cumpre o valor MCID (diferença mínima clinicamente importante) de $\geq 7^{0}$ para a pontuação da ADM de abdução do ombro. Nota: Os resultados são obtidos a partir dos valores médios que são ajustados para o efeito das covariáveis no modelo. *denota diferença significativa dentro do grupo ($p < 0{,}05$) que não atingiu o valor MCID (diferença mínima clinicamente importante) de $\geq 7^{0}$ para a pontuação de ROM de abdução do ombro.

Variações entre grupos na alteração da ADM da abdução do ombro Verificou-se um impacto principal significativo dos prazos (F $(4,\ 856) = 21{,}783$, p $0{,}001$, Eta-quadrado = 0,092) na pontuação de alteração da ADM da abdução do ombro (Eta-quadrado = 0,092). Além disso, as análises univariadas com correção post hoc de Bonferroni demonstraram o efeito significativo na pontuação de alteração da ADM de abdução do ombro entre todas as datas em ambos os grupos (Tabela 4.9.4). Verificou-se que a melhoria clinicamente significativa na ADM de abdução do ombro foi encontrada na semana 2 (em comparação com a primeira semana), nas semanas 3 (em comparação com a segunda semana) e nos meses 3 (em comparação com a terceira semana), onde se registaram diferenças significativas na pontuação de alteração da ADM de abdução do ombro em ambos os grupos.

4.9: Amplitude de movimento de rotação interna do ombro de indivíduos com NSP após tratamento com TrP-DN e IMES

A Tabela 4.10.1 resume a ADM média da coifa dos rotadores na linha de base, semana 1, semana 2, semana 3, mês 3 e mês 6 para os grupos TrP-DN e IMES. Encontrámos uma diferença significativa (p=0,001) na amplitude de movimento de rotação interna do ombro pós-intervenção entre os grupos em todos os momentos (Tabela 4.10.1).

Estas pontuações de base revelaram-se preditores significativos do resultado da ADM de rotação interna do ombro após a intervenção, o que demonstrou que estas pontuações de base podem ser utilizadas como potenciais covariáveis que afectam a ADM de rotação interna do ombro em diferentes momentos, em todos os grupos. Por exemplo, 75,2 por cento, 28,9 por cento e 56,2 por cento da variação da ADM de rotação interna do ombro após a intervenção foram explicados pela pontuação DASH, pela pontuação VAS e pelo comprimento NSP, respetivamente.

Table 1:   **0.1:** Comparar as amplitudes de movimento pré e pós-intervenção no rotação interna do ombro (SD).

	Linha de base	Semana-1	Semana 2	Semana-3	Mês-3	Mês-6
TrP-DN	44.45	53.09*	61.16*	66.23*	67.91*	68.28*
Grupo	(6.38)	(5.95)	(5.46)	(3.03)	(1.92)	(1.84)
IMES	43.74	54.63*	62.29*	66.48*	68.52*	69.18*
Grupo	(6.29)	(6.02)	(5.03)	(2.59)	(1.38)	(0.94)

* indica uma diferença significativa dentro do grupo na ADM de rotação interna do ombro entre a linha de base e a pós-intervenção, ($p < 0{,}05$).

Diferenças na alteração das pontuações da ADM de rotação interna do ombro nos vários grupos

Foi utilizada uma ANOVA de medidas repetidas com factores de grupo entre sujeitos (TrP-DN, IMES) e factores de tempo dentro do sujeito (semana-1, semana-2, semana-3, mês-3 e mês-6) para examinar as diferenças nas pontuações de alteração da ADM de rotação interna do ombro entre a linha de base e cada período de tempo pós-intervenção. As pontuações VAS e DASH da linha de base, bem como a duração de cada período de tempo pós-intervenção, foram utilizadas como covariáveis.

Table 2:   **0.2:** Com base na ADM de rotação interna do ombro de referência, esta é a pontuação de alteração absoluta para a ADM de rotação interna do ombro nos períodos pós-intervenção (DP).

Grupo	Linha de base Vs Semana-1	Linha de base Vs Semana 2	Linha de base Vs Semana-3	Linha de base Vs Mês-3	Linha de base Vs Mês-6
TrP-DN Grupo	8.64 (1.44)	16.71 (2.77)	21.79 (4.95)	23.46 (5.10)	23.83 (5.18)
IMES	10.88 (3.23)	18.54 (2.89)	22.74 (4.51)	24.78 (5.40)	25.44 (5.75)

Para a alteração global das pontuações da ADM de rotação interna do ombro (em todos os períodos de tempo), verificou-se um efeito principal significativo do grupo (F (1, 214) = 10,161, p = 0,002, Eta-quadrado = 0,045), em que o grupo IMES apresentou melhores resultados na ADM de rotação interna do ombro do que o grupo TrP-DN. Foi encontrada uma interação significativa entre o grupo e os períodos de tempo (F (4, 856) = 32,679, p 0,001, Eta-quadrado = 0,055) nos testes de efeito intra-sujeito. Nas semanas um e dois, as comparações entre pares demonstraram que o grupo TrP-DN melhorou menos a ADM de rotação interna do ombro do que o grupo IMES (p = 0,001). Nas semanas 3, 3 e 6, após as intervenções, não há diferença significativa entre os grupos nas pontuações de mudança da rotação interna do ombro (Tabela 4.10.3). Como resultado destes resultados, o modelo mostrou que as durações da NSP e da DASH tiveram uma influência significativa no resultado da ADM da rotação interna do ombro, o que indicou que a VAS e a DASH da linha de base explicaram, respetivamente, 3,3% e 20,99% (Eta-quadrado multiplicado por 100) da variância nos resultados da ADM da rotação interna do ombro após a intervenção entre os grupos.

Table 3: **0.3:** Discrepâncias na pontuação de alteração da ADM entre grupos em cada ponto de tempo da intervenção pós . Os dados ajustados são apresentados como médias e desvios-padrão (SEs) (intervalo de confiança de 95%, IC).

	Grupo TrP-DN Média (SE)	Grupo IMES Média (SE)	Diferença média (95% CI)[t]
Linha de base vs. Semana-1	-8.70 (0.23)	-10.82 (0.23)	2,12 (1,47 a 2,77)*
Linha de base vs. Semana 2	-16.83 (0.25)	-18.43 (0.24)	1,59 (0,90 a 2,30)*
Linha de base vs. Semana 3	-22.13 (0.30)	-22.41 (0.29)	0,27 (0,56 a 1,12)
Linha de base vs. Mês 3	-23.87 (0.28)	-24.38 (0.27)	0,51 (0,26 a 1,29)
Linha de base vs. Mês 6	-24.27 (0.29)	-25.01 (0.29)	0,74 (0,07 a 1,55)

*denota diferença significativa entre os grupos ($p < 0,05$). (Nota: Os valores da média e do erro padrão são ajustados para o efeito das covariáveis no modelo). Nenhuma das diferenças médias significativas entre os grupos cumpre o valor MCID (diferença mínima clinicamente importante) para a pontuação da ADM de rotação interna do ombro.

As pontuações de alteração da amplitude de movimento (ADM) da rotação interna do ombro diferiram entre os grupos.

A alteração na ADM da rotação interna do ombro (F $(4, 856) = 20,003$, p 0,001, Eta-quadrado = 0,085) teve um impacto principal significativo dos períodos de tempo. Também se verificou um efeito significativo na pontuação de alteração da rotação interna do ombro em ambos os grupos quando a correção post hoc de Bonferroni foi utilizada na análise univariada (Tabela 4.10.4). Na semana 2 (em comparação com a semana 1) e na semana 3 (em comparação com a semana 2), foram encontradas melhorias clinicamente significativas na ADM de rotação interna do ombro, em que a diferença média na pontuação de alteração da ADM de rotação interna do ombro foi inferior ao valor conhecido de diferença mínima clinicamente importante (MCID) de 3o para a ADM de rotação interna do ombro.

Table 4: **0.4:** As pontuações de alteração da ADM da rotação interna do ombro diferiram entre os Grupos TrP-DN e IMES pós-intervenção. As diferenças médias são utilizadas para representar as diferenças nos dados (intervalo de confiança de 95%, IC).

	Diferença média (IC 95%) **Grupo TrP-DN**	Diferença média (95% CI)
Semana-1 vs. Semana-2	8,06 (7,45 a 8,68) **	7,66 (7,00 a 8,33) **
Semana 2 vs. Semana 3	5,07 (4,39 a 5,76) **	4,19 (3,64 a 4,76) **
Semana-3 vs. Mês-3	1,57 (1,15 a 2,20)*	2,03 (1,65 a 2,42)*
Mês 3 vs. Mês 6	0,37 (0,17 a 0,58)*	0,66 (0,43 a 0,89)*

**denota uma diferença significativa dentro do grupo ($p < 0,05$) que cumpre o valor MCID (diferença mínima clinicamente importante) de $\geq 3^0$ para a pontuação de ROM de rotação interna do ombro. Nota: Os resultados são obtidos a partir dos valores médios que são ajustados para o efeito das covariáveis no modelo. *denota diferença significativa dentro do grupo ($p < 0,05$) que não atingiu o valor MCID (diferença mínima clinicamente importante) de ≥3^0 para a pontuação de ROM de rotação interna do ombro.

4.10 : Amplitude de movimento de rotação externa do ombro em pacientes COM NSP após o tratamento com TrP-DN e IMES

A Tabela 4.11.1 resume a média da ADM de rotação externa do ombro para os grupos TrP-DN e IMES na linha de base e seis meses após a intervenção (semana 1, semana 2, semana 3, mês 3 e mês 6). Encontrámos uma diferença significativa (p=0,001) entre a amplitude de movimento (ADM) de rotação externa do ombro antes e depois da intervenção em cada grupo (Tabela 4.11.1).

Verificou-se uma forte correlação entre a incapacidade, a dor e a duração das caraterísticas da NSP na linha de base com os resultados da ADM de rotação externa do ombro após a intervenção, o que indicou que estas pontuações na linha de base podem influenciar a ADM em diferentes momentos, em todos os grupos. Por exemplo, 73,2 por cento, 37,5 por cento e 51,4 por cento da variação da ADM de rotação externa do ombro após a intervenção foram explicados pela pontuação DASH, pontuação VAS e NSTablng4lj,1 lespeMtivanye ADM de rotação externa do ombro antes e depois da a intervenção (DP).

	Linha de base	Semana-1	Semana 2	Semana-3	Mês-3	Mês-6
TrP-DN				40.34		53.92* (6.28)
Grupo				(6.58)		
IMES				39.44		56.82* (6.35)
Grupo				(6.09)		

* indica uma diferença significativa dentro do grupo na ADM de rotação externa do ombro entre a linha de base e a pós-intervenção, (p < 0,05).

Diferenças na pontuação de mudança da ADM de rotação externa entre os grupos

Houve uma diferença absoluta na ADM de rotação externa do ombro entre a linha de base e cada período pós-intervenção, como mostrado na Tabela 4.11.2. Quando as pontuações VAS e DASH da linha de base, bem como a duração da NSP, são tidas em conta como factores dos resultados da ADM de rotação externa do ombro, é utilizada uma ANOVA para avaliar as diferenças entre e dentro dos grupos para a alteração das pontuações da ADM de rotação externa do ombro.

Tabela 4.11.2: A alteração absoluta na ADM de rotação externa do ombro após a intervenção, calculada a partir do valor de base e apresentada como média (DP).

Grupo	Linha de base Vs Semana-1	Linha de base Vs Semana 2	Linha de base Vs Semana-3	Linha de base Vs Mês-3	Linha de base Vs Mês-6
TrP-DN					
Grupo	13.58 (3.16)	25.21 (3.43)	36.31 (4.39)	43.22 (4.11)	45.18 (4.44)
IMES	17.38 (3.49)	29.41 (4.60)	39.80 (5.05)	45.38 (4.31)	46.88 (4.37)

Ao comparar os grupos IMES e TrP-DN, foi registado um efeito principal significativo do grupo (F (1, 214) = 40,003, p 0,001, Eta-quadrado = 0,157) para a alteração total das pontuações da rotação externa (em todas as linhas de tempo). Houve uma interação significativa entre o grupo e os períodos de tempo nos testes do efeito dentro do sujeito (F (4, 856) = 29,627, p 0,001, Eta-quadrado = 0,092). Nas semanas um, dois, três, quatro e seis após as intervenções, as comparações entre pares revelaram que a melhoria do grupo TrP-DN na ADM de rotação externa do ombro foi consideravelmente (p = 0,001) menor do que a do grupo IMES (Tabela 4.11.3). De acordo com os resultados do modelo (F (1,

214) = 4,637, p=0,032 e Eta-quadrado=0,001), a duração da NSP (Eta-quadrado multiplicado por 100) explicou 2,1% da variação na rotação externa do ombro pós-intervenção (Eta-quadrado dividido por 100) entre os grupos.

Tabela 4.11.3: Em cada cronograma pós-intervenção, as disparidades entre os grupos na alteração nas pontuações da ADM de rotação externa do ombro Os dados ajustados são apresentados Médias e desvios-padrão (SEs) (intervalo de confiança de 95%, IC).

	Grupo TrP-DN Média (SE)	Grupo IMES Média (SE)	Diferença média (IC 95%)[t]
Linha de base vs. Semana-1	-13.61 (0.31)	-17.35 (0.31)	3,74 (2,87 a 4,62)**
Linha de base vs. Semana 2	-25.13 (0.39)	-29.45 (0.38)	4,28 (3,20 a 5,37)**
Linha de base vs. Semana 3	-36.32 (0.46)	-39.79 (0.45)	3,46 (2,19 a 4,74)**
Linha de base vs. Mês 3	-43.42 (0.35)	-45.18 (0.35)	1,76 (0,78 a 2,75)*
Linha de base vs. Mês 6	-45.45 (0.32)	-46.62 (0.31)	1,16 (0,28 a 2,06)*

**denota diferença significativa entre os grupos ($p < 0,05$) que cumprem o valor MCID de $\geq 3^0$ para a rotação externa. (Nota: Os valores de média e erro padrão são ajustados para o efeito das covariáveis no modelo). **denota as diferenças médias significativas entre os grupos que atendem ao valor MCID (diferença mínima clinicamente importante) de $\geq 3^0$ para a pontuação de ROM de rotação externa do ombro.

Alteração da ADM na rotação interna do ombro: diferenças intra e intergrupos para a pontuação de alteração da ADM de rotação externa, foi detectado um efeito principal significativo dos períodos de tempo (F (4, 856) = 15,088, p 0,001, Eta-quadrado = 0,066). Houve também uma influência significativa na pontuação de alteração da ADM de rotação externa do ombro em ambos os grupos quando a correção post hoc de Bonferroni foi aplicada à análise univariada (Tabela 4.11.4). Foram encontradas melhorias clinicamente substanciais semelhantes na ADM de rotação externa do ombro na semana 2, na semana 3 e no mês 3, em que a diferença média na pontuação de alteração da ADM de rotação externa do ombro foi superior ao valor MCID reconhecido de 3 graus.

Tabela 4.11.4: As pontuações de alteração da ADM de rotação externa do ombro diferiram entre os
Grupos TrP-DN e IMES pós-intervenção. As diferenças médias são utilizadas para representar as diferenças nos dados (intervalo de confiança de 95%, IC).

	TrP-DN group	IMES group
	Mean difference (95% CI)	Mean difference (95% CI)
Week-1 vs. Week-2	11.62 (10.97 to 12.29) **	12.02 (11.17 to 12.88) **
Week-2 vs. Week-3	11.10 (10.38 to 11.83) **	10.39 (9.55 to 11.24) **
Week-3 vs. Month-3	6.91 (5.96 to 7.87) **	5.57 (4.66 to 6.48) **

**denota uma diferença significativa dentro do grupo ($p < 0{,}05$) que cumpre o valor MCID (diferença mínima clinicamente importante) de $\geq 3^0$ para a pontuação de ROM de rotação externa do ombro. Nota: Os resultados são obtidos a partir dos valores médios que são ajustados para o efeito das covariáveis no modelo. *denota diferença significativa dentro do grupo ($p < 0{,}05$) que não atingiu o valor MCID (diferença mínima clinicamente importante) de $\geq 3^0$ para a pontuação de ROM de rotação externa do ombro.

4.11 : No final do período de tratamento, a percentagem de melhoria.

Foi desenvolvida uma fórmula para cada grupo para determinar a variação percentual dos resultados primários e secundários ao longo de vários períodos de tempo. É igual ao produto da média ou mediana da linha de base e da média ou mediana da série temporal.

A percentagem de melhoria nas medidas de resultados primários e secundários para o tratamento TrP-DN e IMES da semana 1 ao mês 6 é apresentada na tabela 4.1.1. Na primeira semana de tratamento, as pontuações VAS e DASH-Q dos participantes que receberam ambos os tratamentos TrP-DN e IMES melhoraram em mais de metade. Também se verificou uma percentagem máxima de melhoria nas medições dos resultados da dor e da incapacidade em vários horários.

Tanto o tratamento TrP-DN como o tratamento IMES melhoraram a cinesiofobia entre os participantes com problemas de PNS, de acordo com a alteração percentual no TSK-11 no mês 6. Parece que ambos os grupos reduziram significativamente os PTM nos músculos da cintura escapular dos participantes com problemas de PNS, como evidenciado pela melhoria da percentagem de PTM activos e latentes nas semanas 3 e 6 do estudo. Os participantes tratados com TrP-DN e IMES apresentaram uma maior melhoria na flexão, extensão, abdução e rotação interna e externa da ADM do ombro em vários momentos, desde a primeira semana até ao sexto mês. Entre os vários movimentos dos ombros estão a flexão e a abdução.

Quando comparados com outros movimentos como a extensão do ombro e a rotação interna, os movimentos de rotação foram os que registaram mais progressos. Este estudo mostra claramente que ambos os grupos beneficiaram das suas respectivas terapias ao longo de todo o estudo. Em contraste com o TrP-DN, a terapia IMES resultou numa maior percentagem de melhoria.

Tabela 4.12.1: A percentagem de melhoria dos resultados da terapia TrP-DN e IMES em diferentes pontos de tempo.

Medidas de resultado / Grupo	TrP-DN	Semana-1	Semana 2	Semana-3	Mês-3	Mês-6
pontuação VAS	IMES	55	76	84	95	100
	TrP-DN	65	79	88	95	100
Pontuação DASH-Q	IMES	63	78	87	96	100
	TrP-DN	70	84	92	97	99.5
Pontuação TSK-11	IMES	--	--	--	--	63
	TrP-DN	--	--	--	--	63
MTrPs activos	IMES	--	--	88.5	--	89
	TrP-DN	--	--	96	--	96.5
Latentes-MTrPs	IMES	--	--	89	--	79
	TrP-DN	--	--	95	--	85.5
Flexão do ombro	IMES	41.5	60	67	74.5	79
	TrP-DN	49	68	76	81	84
Extensão do ombro	IMES	20	33	41	45	46
	TrP-DN	28	43.5	52	52	53
Abdução do ombro		45.5	62	74.5	86	90.5
	IMES	56	73.5	87	95	98.5
Ombro interno rotação	TrP-DN	19.5	38	49	53	54
	IMES	24	42.5	52	57	58
Ombro externo-rotação	TrP-DN	34	63	90.5	107	112
	IMES	44	75.5	102	116	120

Nota: a percentagem de melhoria é calculada para as pontuações brutas das pontuações da linha de base e da linha de tempo pós-intervenção

A Tabela 4.12.2 mostra a diferença na melhoria percentual entre os grupos TrP-DN e IMES em termos das suas métricas de resultados. A diferença percentual da semana 1 na pontuação da EVA entre os grupos é de 10%, que é a diferença mais significativa no período de tempo em comparação com outros pontos de tempo. As pontuações do DASH-Q na primeira semana (7%) indicam igualmente uma diferença maior do que as diferenças noutros períodos, mostrando um padrão semelhante de maiores alterações percentuais. Para o TSK-11, descobrimos que os tratamentos TrP-DN e IMES melhoraram a percentagem de melhoria do TSK-11 em 0,00 por cento.

No caso das TrP-MTrP activas, a diferença projectada na melhoria percentual entre TrP-DN e IMES é superior a 7% às 3 semanas e aos 6 meses. As diferenças de melhoria dos MTrP latentes na semana 3 e no mês 6 são de 6 e 6,5%, respetivamente. Como consequência deste estudo, é possível que o tratamento com IMES possa ser uma melhor opção clínica do que o tratamento com TrP-DN para reduzir a quantidade de PTR activas e latentes nos músculos de doentes com distúrbios de NSP. Existe uma diferença estatisticamente significativa entre o tratamento IMES e o tratamento TrP-DN no tratamento da restrição de movimento do ombro causada por distúrbios NSP na semana 1, semana 2, semana 3, mês 3 e mês 6, conforme medido pela percentagem de melhoria na flexão, extensão e abdução do ombro, rotação interna e externa.

Tabela 4.12.2: % de melhoria nos indicadores de resultados primários e secundários para o IMES
sobre TrP-DN em vários prazos

Medidas de resultados	Percentagem de melhoria entre os grupos em vários momentos				
	1 semana	2 semanas	3 semanas	3 meses	6 meses
VAS	10	3	4	0.6	0.14
DASH-Q	7	6	5	1	0.5
TSK-11	-	-	-	-	0.00
MTrPs activos	-	-	7.5	-	7.5
Latentes-MTrPs	-	-	6	-	6.5
Flexão do ombro	7.5	8	9	6.5	5
Extensão do ombro	8	10.5	11	7	7
Abdução do ombro	10.5	11.5	12.5	9	8
Rotação interna do ombro	4.5	5	3	4	4
Rotação externa do ombro	10	13	11.5	9	8

Nota: as pontuações acima são a diferença real entre a percentagem de melhoria das medidas de
resultados no TrP-DN e no IMES

4.13: Tamanho do efeito

A análise de variância de medidas repetidas foi utilizada para calcular a magnitude do efeito principal global entre grupos, dividindo a soma da linha do tempo ao quadrado pelas pontuações da soma da linha do tempo ao quadrado e da soma do quadrado do erro. Pequeno ($n2 = 0,02$), médio ($n2 = 0,06$) e grande ($n2 = 0,13$) são os três níveis de tamanho do efeito que podem ser alcançados por análises de variância repetidas.

Fórmula utilizada: $\eta^2 p = SS_{effect} / SS_{effect} + SS_{error}$

Consequentemente, o valor d de Cohen foi utilizado para indicar a magnitude do tamanho do efeito entre grupos ao longo do tempo. O valor d de Cohen foi calculado tomando a diferença média entre os dois grupos e dividindo-a pelo desvio padrão agrupado, e depois calculando o valor d. No que respeita ao tamanho do efeito, Cohen divide-o em três categorias: 'pequeno, médio e grande', cada uma com um valor de 0,02.

Fórmula utilizada: d de Cohen = (Média do grupo 1 - Média do grupo 2) / $DP_{pooied,}$

As medidas de resultados primários e secundários são apresentadas na tabela 4.13.1, que calcula o tamanho do efeito para cada grupo separadamente. A análise de variância para as pontuações VAS, DASH-Q e amplitude de movimentos do ombro produz um tamanho de efeito maior (Eta quadrado parcial > 0,132). Quando se trata de reduzir a dor e a incapacidade no ombro e de melhorar a amplitude de movimento do ombro, a técnica IMES supera a técnica TrP-DN em termos de tamanho do efeito estimado clinicamente.

Na primeira semana, as pontuações VAS ($d = 1,09$) e as pontuações DASH-Q ($d = 0,94$) fornecem sinais de um tamanho de efeito maior, conforme determinado pelo cálculo do tamanho do efeito. Foi encontrada uma diferença importante entre os dois grupos. Para o TSK-11, não encontrámos nenhuma diferença clinicamente significativa entre os grupos, apesar de um tamanho de efeito reduzido. Não foi possível identificar um tamanho de efeito maior em nenhuma das linhas de tempo para a amplitude de movimento do ombro.

Para a semana 2, semana 3 e mês 6, descobrimos tamanhos de efeito médios ($d = 0,61$) para a ADM de extensão do ombro, tamanhos de efeito quase médios ($d = 0,59$) para a semana 3 e tamanhos de efeito médios ($d = 0,60$) para a ADM de abdução do ombro. Também descobrimos um tamanho de efeito que variou de modesto a médio

para diferentes medidas de tempo da amplitude de movimento do ombro.

Tabela 4.13: Nas medidas de resultados primários e secundários, a magnitude de Tamanho do efeito do IMES acima do TrP DN

Efeito principalTamanho do efeito entre grupos

Medida do resultado

Tamanho do efeito em diferentes pontos da cronologia

(Cohen's d)

	tamanho $(\eta p)^2$	Semana-1	Semana 2	Semana-3	Mês-3	Mês-6
Pontuação VAS	0.238***	1.09***	0.36*	0.37*	0.08	0.06
Pontuação DASH-Q	0.542***	0.53*	0.72**	0.94***	0.34*	0.13
Pontuação TSK-11	--	--	--	--	--	0.07
MTrPs activos	--	--	--	0.72**	--	0.69**
Latentes-MTrPs	--	--	--	0.50*	--	0.32*
ADM do ombro						
Flexão	0.259***	0.32*	0.40*	0.54*	0.37*	0.20*
Extensão	0.124***	0.33*	0.61**	0.60**	0.38*	0.66**
Rapto	0.294***	0.34*	0.39*	0.59**	0.43*	0.23*
Rotação interna	0.045*	0.26*	0.21*	0.09	0.36*	0.61**
Rotação externa	0.157***	0.46*	0.50*	0.40*	0.30*	0.26*

Nota: Valor Eta-quadrado parcial do tamanho do efeito principal calculado com base no valor médio ajustado da alteração da pontuação. *** Indica uma dimensão de efeito grande, ** Indica uma dimensão de efeito média, * Indica uma dimensão de efeito pequena

4.14: Efeitos adversos

A Tabela 4.14 ilustra o número de pacientes que relataram efeitos colaterais após o tratamento com TrP-DN e IMES. Os participantes que receberam TrP-DN com ou sem IMES sentiram dores musculares tardias. O TrP-DN com (N = 91) e sem (N = 88) IMES não diferiu significativamente em termos do número de participantes que apresentaram dores musculares. O segundo efeito adverso mais prevalente na nossa população de investigação foi um hematoma ligeiro (30%). Quando uma agulha seca é inserida num ponto de gatilho, a sensação de dor surda e dolorosa é uma resposta fisiológica típica. Mas 22 participantes (numa única ocasião ao longo da intervenção de 3 semanas) tiveram um desconforto grave quando foram submetidos ao(s) procedimento(s) IMES ou TrP-DN. Após o IMES e o TrP-DN, apenas algumas pessoas em ambos os grupos relataram transpiração excessiva. No entanto, não se registaram anomalias em nenhum dos sinais vitais.

Tabela 4.14: Nos participantes do nosso estudo, o TrP-DN e o IMES tiveram impactos negativos.

Efeitos adversos	Número de doentes com acontecimentos adversos			%
	TrP-DN	IMES	Total	
Dor induzida pelo agulhamento a seco	91	88	179	77.82
Contusão	32	38	70	30.43
Tonturas	9	7	16	6.95
Dor intensa durante o agulhamento	10	12	22	9.56
Fadiga	7	6	13	5.65
Suores profusos	4	5	9	3.91
Reacções alérgicas cutâneas	2	Nulo	2	0.86
Perturbações do sono	7	3	10	4.34
Dor excessiva pós-agulhamento	8	8	16	6.95

Nota: estas percentagens de efeitos adversos calculadas indicam o número de participantes que sofreram

Após a primeira sessão de TrP-DN e IMES, alguns indivíduos relataram tonturas e exaustão algumas horas mais tarde. Apenas uma pequena percentagem de participantes abandonou o estudo por escolha própria ou por conselho do seu prestador de cuidados de saúde. Os pacientes que abandonaram o estudo, por outro lado, receberam tratamento fora do estudo, como a fisioterapia tradicional. Pneumotórax, desmaios, infecções locais ou sistémicas e celulite, bem como hemorragias intramusculares e externas graves não ocorreram em nenhum dos nossos doentes, o que é extremamente importante. Também não se registaram lesões por picada de agulha em profissionais de saúde ou outras pessoas envolvidas na eliminação de agulhas.

CAPÍTULO 5

CONCLUSÃO

O IMES (utilizando o IEP) aplicado durante o TrP-DN pode desativar eficazmente os MTrPs activos e latentes e diminuir os sintomas de dor generalizada em comparação com o TrP-DN como tratamento individual em pessoas com perturbações NSP, de acordo com o ensaio clínico aleatório de superioridade. Com base na diferença média (e no intervalo de confiança de 95%) que satisfaz os valores de diferença de importância clínica mínima (MCID) de todas as medidas de resultados primários e secundários selecionados, foram interpretadas "diferenças estatisticamente significativas entre os grupos de intervenção experimental e entre os prazos de pós-intervenção de dentro e entre os grupos".

Com base na pontuação de alteração da gravidade da dor no ombro no período pós-intervenção, os resultados do estudo demonstram uma diferença estatisticamente significativa a favor dos grupos de intervenção IMES em comparação com o TrP-DN na semana 1, na semana 2 e na semana 3. Apesar das variações substanciais, o grupo IMES não demonstrou variações clinicamente significativas em relação ao TrP-DN na redução da intensidade da dor em nenhuma das datas. De forma semelhante, quando comparado com o grupo TrP-DN, as diferenças temporais para o resultado da gravidade da dor no grupo IMES não foram estatisticamente significativas e não satisfizeram os valores MCID (para a pontuação VAS). [i]

O IMES superou o TrP-DN em termos de gravidade da dor no ombro na semana 1, nomeadamente no subgrupo de participantes com dor intensa. No entanto, para além da pontuação de alteração entre a linha de base e a semana 1, nos grupos TrP-DN e IMES, não foram detectadas alterações clinicamente significativas na incapacidade (pontuação DASH) entre os períodos de tempo. Embora existam diferenças significativas entre os grupos nos resultados principais (VAS e DASH), as diferenças médias não satisfizeram os valores MCID correspondentes.

O estudo também comparou o impacto do TrP-DN e do IMES na cinesiofobia, na quantidade de MTrPs e na ADM do ombro. No mês 6, não houve diferença estatisticamente significativa entre os efeitos do TrP-DN e do IMES ao comparar os resultados entre grupos na cinesiofobia. Para os MTrPs, o IMES utilizando a PEI foi preferível ao TrP-DN em termos de redução do número de MTrPs activos e latentes nas semanas 3 e 6, respetivamente. No entanto, nas semanas 1, 2 e 3, a favor do grupo IMES, foram observadas diferenças clinicamente significativas para a amplitude de movimento (ADM) do ombro, tanto em abdução como em rotação externa. Essas diferenças médias entre os grupos também atingiram o valor MCID de 7° para a ADM em abdução e 3° para a ADM em rotação externa. No entanto, os resultados da nossa investigação para outras amplitudes de movimento do ombro, incluindo flexão, extensão e rotação interna, demonstram poucas variações entre grupos em todos os períodos.[ii]

Recrutamento dos participantes

Dos 638 doentes clínicos com dor no ombro, selecionámos 371 para detetar anomalias da PND. A prevalência de distúrbios da PSN neste estudo foi de 58,15%, o que é semelhante aos resultados de estudos de prevalência anteriores na comunidade indiana (variando de 11,8 a 60,9%) e na população em geral (variando de 3,9 a 41%). Dos 638 doentes, 152 homens (23,8%) e 219 mulheres (34,3%) apresentavam perturbações das PEN, o que indica que as mulheres têm maior probabilidade de sofrer destas perturbações do que os homens. Esta conclusão é consistente com a de Greving et al. [33] (2012), que descobriram que os problemas de NSP afectavam 26,2% dos homens e 32,2% das mulheres na população em geral.[iii]

Caraterísticas de base

Os participantes do nosso estudo tinham, em média, 47,18 anos de idade (mais ou menos 5,98 anos). De acordo com Mitchell et al. (2005), as doenças da coifa dos rotadores afectam normalmente pessoas com idades compreendidas entre os 35 e os 75 anos, enquanto o ombro congelado afecta normalmente pessoas com idades compreendidas entre os 40 e os 60 anos. (Tabela 3.1). De acordo com Greving et al., os problemas de PND foram detectados em mais de 40% das pessoas da população em geral com idades compreendidas entre os 45 e os 60 anos. A população (n=682) com doenças não traumáticas do braço, ombro e mão tinha uma mediana de idade de 45 anos (intervalo=18-64), segundo Feleus et al. A população de meia-idade é a mais frequentemente afetada por problemas de PNE, de acordo com as comparações entre as idades médias da população do nosso estudo e dos estudos anteriores.[iv]

Nas 230 populações clínicas deste estudo com doenças NSP, a capsulite adesiva foi encontrada em 109 (47,4%) ombros, as síndromes de impacto do ombro em 65 (28,26%) ombros, as tendinopatias da coifa dos rotadores em 26 (11,3%) ombros e a disfunção acromioclavicular em 30 (13,04%) ombros. Este resultado demonstra que, entre os adultos com perturbações das PND, a capsulite adesiva e a síndrome do impacto são os problemas de dor no ombro mais prevalentes. Este resultado está de acordo com as conclusões de Singh et al (2015), segundo as quais a periartrite do ombro, incluindo a artrite glenoumeral, era prevalente na população indiana em 53,1 por cento, o impacto subacromial em 13,8 por cento, as perturbações agudas da coifa dos rotadores em 13,1 por cento e a disfunção da articulação acromio-clavicular em 8,5 por cento. Os nossos dados também revelam que há mais ombros do lado esquerdo (n=132, 57,4%) do que do lado direito (n=98, 42,6%) afectados por problemas de NSP.[v]

Uma pontuação média de 7 na EVA de 0-10 cm, que indica a intensidade da dor no ombro em doenças NSP, indica que existe um desconforto subjetivo mais do que grave no ombro. Na fase inicial, o nível de dor na nossa amostra de investigação era comparável aos resultados destas investigações anteriores.

Nas doenças NSP, a pontuação média do DASH-Q para a incapacidade do membro superior foi de 55,45 (10,72) na linha de base, indicando uma incapacidade moderada do membro superior. A consistência das pontuações de incapacidade entre as perturbações NSP é demonstrada pela comparação da pontuação de incapacidade do nosso estudo com a pontuação de incapacidade de estudos anteriores. A pontuação média do TSK-11 para o comportamento de evitamento do medo é de 29,81 (5,32).[vi]

Entre 230 participantes, a média da amplitude de movimento (ADM) inicial para flexão, extensão, abdução, rotação interna e rotação externa do ombro foi de 96,84° (12,76°), 40,48° (5,36°), 90,33° (12,03°), 44,2° (6,31°) e 40,03° (6,3o), respetivamente.[vii]

Nos músculos da cintura escapular, o número mediano de MTrPs activos foi de 5 (IQR = 4-6), e havia um número equivalente de MTrPs latentes (IQR = 4-7), de acordo com o nosso estudo. Este achado sugere que os PTM activos e latentes têm uma relação linear significativa. De acordo com a nossa investigação, existe uma correlação significativa entre a quantidade de PTM activos e a pontuação da EVA da intensidade da dor no ombro, com esta última a prever a primeira por um fator de 67%. A maior concentração de compostos nociceptivos perto dos MTrP activos

Os PTM, como já discutido na literatura, podem ser a causa da associação substancial entre essas variáveis.[viii]

O número de MTrPs latentes e a pontuação DASH-Q de incapacidade do membro superior estão fortemente correlacionados, com o número de MTrPs latentes a prever uma pontuação média de 81% de incapacidade do membro superior. Os PTM latentes caracterizam-se pela diminuição do comprimento muscular e pelo aumento da tensão, que são frequentemente citados como causas da hipomobilidade das articulações e das estruturas dos tecidos moles. Os PTR latentes e a incapacidade do membro superior têm uma ligação elevada, o que sugere que este mecanismo fisiopatológico pode estar envolvido.

A existência de comportamentos de evitamento do medo indica que os problemas do ombro são crónicos. De acordo com os resultados da nossa investigação, existe quase uma correlação elevada entre a pontuação TSK-11 para a cinesiofobia e a quantidade de PTR latentes nos músculos da cintura escapular. Esta descoberta sugere que a sensibilização dos neurónios centrais, que resulta em dor crónica, pode ser causada pela presença de PTM latentes não resolvidos nos músculos da cintura escapular. Além disso, descobrimos que a sensibilização central pode começar a manifestar-se logo 3 meses após o início dos problemas de NSP, o que é consistente com a duração de 10 semanas das perturbações de NSP no nosso estudo. A duração prevista da NSP é de 46,2 por cento da pontuação inicial da DASH e 36,6 por cento da pontuação da cinesiofobia.[ix]

De acordo com os nossos resultados, existe uma associação moderada (rho = 0,61) entre as pontuações VAS e DASH-Q. Os problemas de NSP têm uma relação moderadamente negativa com toda a amplitude de movimento do ombro e uma forte correlação negativa com a pontuação de incapacidade inicial.

Os investigadores também descobriram que a disfunção do ombro estava fortemente associada à diminuição da amplitude de movimento na abdução, flexão e rotação do ombro, bem como na extensão do ombro. Descobrimos também que existe uma elevada associação entre a evitação do medo e a disfunção dos membros superiores. De acordo com estes dados, o aumento das pontuações de incapacidade e a cinesiofobia parecem estar associados à cronicidade das doenças NSP.

Diferença entre o efeito do TrP-DN e do IMES na gravidade da dor no ombro

Quando se trata de reduzir a gravidade da dor no ombro em doenças NSP, nossa primeira pergunta de pesquisa foi: "existe algum efeito superior do IMES empregando IEP para TrP-DN?" A presença de TrP-MTrPs ativos nos músculos da cintura escapular é um fator primário no aumento da intensidade da dor no ombro em NSP causadas por MPS. De acordo com a nossa hipótese, o IMES empregando a PEI pode ser mais eficaz na desativação de TrP-MTrP activos generalizados, de modo a diminuir a intensidade da dor mais rapidamente. Assim, medidas repetidas de análise de variância foram usadas para examinar os efeitos gerais e dependentes do tempo de TrP-DN e IMES sobre a gravidade do desconforto no ombro.[x]

O grande tamanho do efeito (Eta-quadrado parcial = 0,238) para a diferença global entre grupos e a diferença média da semana-1 (d de Cohen = 1,09), o pequeno tamanho do efeito para a semana-2 (d de Cohen = 0,36) e a semana-3 (d de Cohen = 0,37) sugerem que o IMES produziu uma mudança significativa na dor no ombro durante as primeiras 3 semanas de intervenção quando comparado com o TrP-DN. No início da semana 1, parece que o IMES pode ser mais eficaz do que o TrP-DN na redução da dor do que a abordagem TrP-DN.

A diferença de 1,4 cm entre os grupos não foi atingida na nossa investigação. Na semana 1, o IMES tinha atingido um valor MCID de 4,63 cm, que é 0,72 centímetros mais alto do que o valor MCID de 3,91 cm no TrP-DN nessa altura. Na primeira semana, os resultados da análise de subgrupos mostraram que o IMES utilizando o IEP é superior ao TrP-DN. Estes resultados revelaram igualmente um valor MCID mais elevado a favor do IMES (MCID = 5,03 cm) para o grupo que sofre de dor intensa. Por um lado, os pacientes dos grupos TrP-DN e IMES registaram uma melhoria da gravidade da dor no ombro superior ao valor geralmente reconhecido de 40%. Consequentemente, uma diferença estatística de 10 por cento entre os grupos na semana 1 indica que seguir duas sessões de IMES (numa semana) teve um impacto substancial na redução da dor em distúrbios de NSP. Em pacientes com NSP grave, o IMES pode ser superior ao TrP-DN na semana 1 para reduzir o grau de dor no ombro, mesmo que não exista uma diferença clinicamente significativa entre os grupos em qualquer altura.[xi]

De acordo com os nossos resultados na semana 1, o grupo IMES teve uma diferença média de 4,63 cm, ou 46,3 mm, em comparação com o estudo de Hadizadeh e colegas, que registou uma diferença de 4,63 cm (ou 46,3 mm). O seu estudo sobre IMES através de agulhamento a seco em 19 adultos com MTrPs do trapézio superior estimulou os MTrPs utilizando um ânodo (elétrodo de superfície) colocado sobre a coluna cervical e um cátodo (agulha seca) nos pontos de gatilho com uma frequência de 2 Hz e uma duração de impulso de 200 segundos através de uma colocação convencional de eléctrodos. No nosso estudo, os sinais eléctricos foram transmitidos aos músculos através da implantação inversa de eléctrodos, utilizando agulhas secas como eléctrodos anódico e catódico. Ambas as explicações poderiam explicar o facto de o nosso grupo demográfico ter menos desconforto. No entanto, é necessária mais investigação para distinguir entre os impactos das técnicas CEP e IEP nos tratamentos de controlo da dor.

Para aqueles que tinham dor no ombro, o tratamento TrP-DN nos MTrPs e nos segmentos paraespinhais adjacentes reduziu significativamente a intensidade da dor. Durante o período de intervenção, a pontuação de alteração da EVA dos pacientes tratados com IMES foi superior à dos pacientes tratados com TrP-DN para redução da dor.

A PDN foi considerada ligeiramente mais útil do que a TrP-DN por si só. Ga et al. e o nosso estudo tinham protocolos de agulhamento idênticos, no entanto, encontrámos um melhor resultado em termos de dor do que eles. Os músculos da cintura escapular foram tratados para MTrPs activos e latentes, o que pode ter contribuído para uma melhor redução da dor nos participantes do nosso estudo.

Quando as agulhas foram inseridas nos músculos do ombro, estimularam-nos durante seis horas por dia. Após quatro semanas de tratamento, a pontuação média dos 13 indivíduos tratados com IMES percutânea diminuiu de 3,6 cm para 0,8 cm. Usando uma técnica científica inteiramente nova, o nosso estudo descobriu que a terapia IMES resultou numa diferença VAS de 6,28 cm (SE= 0,05) para os MTrPs. Wilson et al. e o nosso estudo mostram que o IMES, sob qualquer forma, pode aliviar a dor com sucesso após 3 semanas. Ambas as investigações se centraram na desativação dos pontos de gatilho e no alívio da dor.[xii]

Os músculos da cintura escapular foram tratados com Acu-TENS a uma frequência de 5 Hz para aliviar o desconforto e as disfunções de movimento relacionadas. Num período de duas a três semanas, a dor no ombro foi completamente aliviada. No entanto, desta vez, utilizámos uma corrente geradora de contracções musculares de 1 Hz (duração do impulso de 250 segundos, intervalo entre impulsos de 3 segundos) para desativar os PTM e dessensibilizar os componentes neuronais, utilizando o mesmo procedimento de implantação de eléctrodos. Duas sessões de IMES na nossa população de investigação resultaram numa recuperação máxima de três semanas, que se prolongou por três e seis meses. Os nossos resultados levam-nos a prescrever o IMES empregando a PEI durante 2 a 3 semanas para controlar eficazmente a dor, e pode ser utilizado em conjunto com outros tratamentos tradicionais para um alívio rápido da dor.

Após quatro sessões de IMES, o IMES com agulha foi aplicado em cada ponto de gatilho durante três minutos e a VAS ganhou dois centímetros. O ganho da EVA no nosso estudo é mais elevado, com uma média de mais de 4 centímetros ao longo do estudo. Embora ambos os ensaios tenham seguido um período de estimulação de três minutos por ponto-gatilho, existem algumas distinções metodológicas, tais como IEP, IMES para mais de dois músculos, intervalo interpulso adequado e seleção de locais de gatilho activos e latentes para desativação, neste estudo. Estes dois estudos podem ser comparados para verificar se existem diferenças nos benefícios terapêuticos entre eles.[xiii]

A estimulação eléctrica dos locais de acupunctura, que estimula predominantemente a libertação de endorfina, foi o único método utilizado nesta investigação. Com base na localização dos MTrPs, utilizámos o IMES na nossa investigação. Consequentemente, é útil tanto ao nível periférico como ao nível central da regulação da dor. Entretanto, é necessária mais investigação para compreender melhor os mecanismos de alívio da dor proporcionados pela electroacupunctura e pelo IMES nos MTrPs em várias doenças músculo-esqueléticas.

Os pontos a seguir podem explicar por que o IMES utilizando a PEI mostrou uma melhora maior do que os estudos publicados anteriormente, em comparação com a PEI sozinha.

1. Os locais de ativação miofascial (activos e latentes) podem ser desactivados através de uma transmissão extensiva de impulsos eléctricos se os eléctrodos forem colocados de forma incorrecta.

2. Na primeira semana, os nossos subgrupos, como os que sofrem de dores fortes e de deficiências, registaram uma melhoria significativa da gravidade da dor em resultado do IMES e do IEP.

3. É possível dessensibilizar eficazmente os neurónios nociceptivos periféricos e centrais utilizando o IMES com a PEI.

Utilizando a técnica IEP, verificámos que o IMES teve um maior impacto na nossa população de estudo.

Podem ser avançadas muitas explicações científicas para apoiar o efeito superior do IMES, tais como o fecho da porta da dor, a desativação dos pontos de gatilho induzida pelo twitch, o aumento da circulação local e da cicatrização dos tecidos e a libertação de inibidores nociceptivos, que são todos apoiados pela literatura existente sobre o mecanismo de alívio da dor.[xiv]

A modulação da dor nos sistemas nervosos periféricos e centrais pode ser reforçada por impulsos eléctricos que fluem a partir de um nível espinal, de acordo com o nosso modelo hipotético de PEI. Um nível mais elevado de controlo cortical sobre a estrutura periférica e espinal é também possível através da estimulação de mecano-receptores numa área maior do dermatoma em relação aos segmentos espinais. O intervalo entre os impulsos eléctricos também ajuda a diminuir o efeito de acomodação e a aumentar os mecanismos de amortecimento das células para obter os maiores efeitos de estimulação e recuperação celular.

A entidade clínica da dor no ombro foi tratada no nosso estudo, mas o mecanismo que gerou a dor no ombro foi diferente. Estes resultados implicam que o IMES pode ser um tratamento eficaz para uma variedade de perturbações do ombro.

Nas três semanas de tratamento, verificámos que existia uma diferença estatisticamente significativa no grau de desconforto no ombro entre os dois grupos. Não houve diferença estatisticamente significativa entre os resultados de dor no ombro dos grupos nos meses três e seis. Não existe um valor MCID reconhecido para a disparidade entre os grupos. É aceitável uma melhoria 10% superior no grupo IMES na primeira semana de intervenção, com base na percentagem de melhoria avaliada em diferentes períodos de tempo. Os períodos de tempo geral e da semana 1 tiveram um tamanho de efeito substancial, no entanto, as semanas 2 e 3 após a intervenção tiveram tamanhos de efeito pequenos. Assim, conclui-se que o IMES utilizando um IEP é clinicamente superior ao TrP-DN na redução da gravidade da dor no ombro para doenças NSP, rejeitando assim a hipótese nula.

Diferença entre o efeito do TrP-DN e do IMES na incapacidade dos membros superiores

A pesquisa para saber se o IMES empregando a PEI é melhor do que o TrP-DN no tratamento das deficiências dos membros superiores em pessoas com NSP também é uma consideração importante. Para piorar a situação, quando a NSP sofre de deficiência nos membros superiores devido à MPS, os músculos da cintura escapular incluem tanto os TrP-M latentes quanto os ativos. Como resultado, levantamos a hipótese de que a utilização de IMES em conjunto com um Plano de Educação Individualizado (IEP) pode ser mais eficaz na redução da deficiência do membro superior do que a utilização de IMES isoladamente. Foi assim determinado que o TrP-DN e o IMES tiveram um efeito cumulativo e sequencial na deficiência do membro superior.

Os resultados das comparações post-hoc entre pares mostraram ainda que o IMES tinha uma vantagem significativa em todos os períodos.[xv]

Sugere-se que o IMES utilizando o IEP é mais eficaz do que o TrP-DN durante as 3 semanas de intervenção e durante o período de seguimento de 3 meses pelo grande tamanho do efeito (Eta-quadrado parcial = 0,542) para a diferença global entre grupos e para a diferença entre grupos na semana 3 (Cohen's d = 0,94), tamanho do efeito médio na semana 1 (Cohen's d = 0.53) e na semana 2 (d de Cohen = 0,72), e tamanho de efeito pequeno no mês Quando comparado com a abordagem TrP-DN, os tamanhos de efeito da semana 2 e da semana 3, em particular, fornecem informações adicionais sobre o efeito máximo do IMES que os participantes conseguiram atingir para a redução da incapacidade do membro superior após a intervenção ter durado 2-3 semanas.[xvi]

Como resultado, utilizámos uma mudança de 11 pontos na pontuação DASH como um valor MCID padrão para as inferências do nosso estudo, e descobrimos que nunca houve uma realização de MCID de 11 pontos entre os grupos ao longo do período. O IMES utilizando o IEP superou, no entanto, o TrP-DN em termos de MCID na semana 1 de intervenção nos subgrupos com duração de NSP superior a 12 semanas (MCID = -11,20, 95% CI; -12,43 a -9,97). Adicionalmente, esta descoberta mostrou um valor MCID mais elevado a favor do IMES empregando o IEP para o subgrupo (duração do NSP superior a 12 semanas). No entanto, tanto com o TrP-DN como com o IMES, a proporção de melhoria na incapacidade do membro superior excedeu a melhoria geralmente reconhecida das sensações de dor de 40%.

As pontuações do DASH-Q à 1 semana mostraram uma diferença de 7 por cento entre os grupos na melhoria da percentagem (ou seja, uma diferença de 7 pontos entre os grupos), a maior diferença ao longo da linha de tempo. O valor MCID adequado não foi excedido durante todo o período de intervenção, apesar de o tratamento IMES ter apresentado uma melhoria percentual mais elevada. [xvii]A intervenção com o TrP-DN também provocou uma grande diferença na pontuação da incapacidade. Se tivesse sido incluído um grupo de controlo, este estudo teria permitido determinar com precisão o valor MCID para o tratamento IMES.

No nosso estudo, verificámos que a pontuação DASH-Q para a incapacidade dos membros superiores se alterou significativamente após três semanas na mesma amostra clínica. Este resultado indica que é compatível com os resultados da investigação de Shanmugam et al. Após duas sessões de agulhamento a seco, a pontuação DASH-Q aumentou acima da diferença mínima clinicamente significativa permitida no grupo de músculos da cintura escapular com pontos-gatilho miofasciais.

O resultado da diferença entre os grupos na primeira semana não atingiu a pontuação DASH mínima exigida de 11 pontos. Embora tenha havido uma diferença estatisticamente significativa na pontuação de alteração da incapacidade na semana 1, concordamos com Leon-Hernandez et al. que os grupos não atingiram o valor MCID de 11 pontos.

Para além disso, os resultados do nosso estudo demonstram que os tratamentos TrP-DN e IMES reduzem consideravelmente a pontuação DASH-Q a partir da linha de base, resultando consistentemente numa melhor melhoria do que os resultados de Perez-Palomares et al. na funcionalidade dos doentes com dor no ombro. Os resultados do nosso estudo indicam ainda que, para maximizar os benefícios do TrP-DN e do IMES, é fundamental tratar os MTrPs extensos nos músculos da cintura escapular com um período de intervalo suficiente e movimentos activos livres frequentes.[xviii]

De acordo com os nossos resultados, houve uma diferença estatisticamente significativa nas pontuações de comprometimento do membro superior dos grupos após a intervenção com duração de três semanas e após o período de acompanhamento com duração de três meses. Adicionalmente, os resultados não revelam diferenças apreciáveis entre os níveis de comprometimento do membro superior dos grupos após seis meses. De acordo com a análise de subgrupo, os participantes com mais de 12 semanas de NSP superaram o valor MCID no IMES usando a abordagem IEP. O valor MCID global que foi estimado para os vários períodos de tempo entre os grupos, no entanto, não atingiu valores MCID aceitáveis. Uma vez que não existe diferença clinicamente significativa entre os efeitos do TrP-DN e do IMES na redução da disfunção do membro superior, aceitámos a hipótese nula e rejeitámos a hipótese alternativa.

Implicações clínicas:

1. Os indivíduos que tenham tido NSP durante mais de 12 semanas podem beneficiar do tratamento com IMES

quando o PEI é combinado com actividades de apoio como o exercício pendular de

Codman.

Diferença entre o efeito do TrP-DN e do IMES na cinesiofobia

O IMES tem um efeito melhor do que o TrP-DN na redução da cinesiofobia em pessoas com perturbações da PNS, pergunta uma das questões secundárias do estudo. Por conseguinte, foi utilizado o teste "t" independente para comparar os efeitos do TrP-DN e do IMES na cinesiofobia. Um declínio estatisticamente significativo na cinesiofobia é indicado pela melhoria média nos grupos TrP-DN (18,84, intervalo de confiança de 95%: 17,87 a 19,82) e IMES (18,73, intervalo de confiança de 95%: 17,72 a 19,75). Não existe uma diferença estatisticamente significativa entre as pontuações médias de alteração da cinesiofobia nos grupos TrP-DN (18,84) e IMES (18,73), conforme demonstrado pela diferença estimada de 0,11 (intervalo de confiança de 95%: -1,19 a 1,51). Além disso, há um tamanho de impacto insignificante, ou um tamanho de efeito que é menor do que pequeno (d'=0,1 de Cohen), que também não favorece o IMES utilizando o IEP.[xix]

As percentagens de melhoria dos grupos TrP-DN (62,64%) e IMES (62,65%) no nosso estudo para o TSK-11 indicam que ambos os grupos têm uma pontuação de importância clínica mínima que é aceitável. No entanto, não há diferença clinicamente significativa entre as modalidades de terapia TrP-DN e IMES no tratamento da cinesiofobia, como evidenciado pela diferença insignificante entre as melhorias percentuais.

O nosso estudo mostra que após três semanas de TrP-DN com ou sem IMES empregando PEI em distúrbios NSP, há uma redução superior a 90% na cinesiofobia aos seis meses. Estes dados sugerem que, em pacientes com problemas de NSP, a nossa abordagem terapêutica pode reduzir com sucesso a cinesiofobia.[xx]

Um exemplo clínico de sensibilização central com funcionamento neuronal espinal e cortical desadaptado é a cinesiofobia. Na nossa investigação, os sintomas de cinesiofobia foram significativamente reduzidos pelos tratamentos TrP-DN e IMES. Significativamente, a inserção da agulha seca ao nível da coluna vertebral em ambos os grupos foi capaz de diminuir a pressão sobre as raízes nervosas espinais, relaxando os músculos cervicais profundos das costas e ajudando na dessensibilização dos segmentos espinais completos. Este facto pode ter sido mais importante na redução da sensibilização central no grupo de estudo. A atividade dos interneurónios encefalinérgicos, que também é responsável pelo alívio da dor, é induzida quando os músculos da coluna vertebral estão relaxados, o que também ajuda a diminuir a hiperatividade simpática e a propagação ascendente da dor.

Os nossos resultados sugerem que não há diferença clínica ou estatisticamente significativa nas pontuações de cinesiofobia dos grupos. Por conseguinte, rejeitamos a hipótese alternativa e aceitamos a hipótese nula, que mostra que o IMES utilizando a PEI não tem um efeito superior na redução do comportamento de evitamento do medo ou da cinesiofobia em pessoas com perturbações da PNS.

Diferença entre o efeito do TrP-DN e do IMES nos MTrPs

A incidência substancial de PTM nos músculos da cintura escapular foi apoiada por estudos anteriores. O tratamento dos PTM nos músculos da cintura escapular foi identificado em várias investigações como uma das doenças NSP. No entanto, apenas um pequeno número de estudos demonstrou a presença (número real) de PTM após a terapia, apesar do facto de investigações anteriores terem demonstrado o envolvimento causal dos PTM no aparecimento de dor e incapacidade. O nosso estudo contabilizou o número de

MTrPs activos e latentes três semanas e seis meses após a pós-intervenção.[xxi]

De acordo com a nossa investigação, os participantes que receberam tratamento com IMES e TrP-DN observaram uma mudança significativa no número de MTrPs activos (pontuação de mudança = 5) e TrP-DN (pontuação de mudança = 5). De acordo com as estatísticas, houve uma diferença significativa entre a pontuação de mudança do grupo TrP-DN e IMES usando IEP nas marcas de 3 semanas e 6 meses (diferença média = -0,32, 95% CI: -0,58 a -0,07). Este resultado mostra que o tratamento com IMES reduz a quantidade de TrP-MTrPs activos de forma mais eficaz do que o tratamento com TrP-DN. Mais notavelmente, os indivíduos em ambos os grupos de intervenção mantiveram a mudança no número de TrP-M ativos no acompanhamento de 6 meses. Foi encontrada uma diferença significativa entre a pontuação de alteração do TrP-DN e do IMES utilizando o grupo IEP às 3 semanas (diferença média = 0,47, 95% CI; -0,86 a -0,07) e aos 6 meses (diferença média = -0,45, 95% CI; -0,77 a - 0,12) no caso das PTR latentes. Este resultado também revelou que o tratamento IMES é mais eficaz na redução do número de latent-MTrPs do que o tratamento TrP-DN.[xxii]

Os nossos resultados sugerem que o tratamento simultâneo dos MTrP activos e latentes com agulhamento seco pode resultar numa maior melhoria terapêutica. Esta descoberta realça a importância do tratamento de ambos os tipos de MTrP para aliviar eficazmente a dor e melhorar a amplitude de movimento da articulação.

O número de MTrPs para o grupo TrP-DN diminuiu significativamente como resultado da nossa investigação. Na nossa investigação, a alteração mediana dos MTrPs do grupo IMES foi maior do que a do grupo TrP-DN. Este facto sugere que a terapia IMES é uma opção terapêutica superior em comparação com a TrP-DN.

Mesmo após seis meses, o nosso estudo, que utilizou um período de intervenção de 3 semanas, encontrou uma diminuição significativa no número de MTrPs sobre os músculos da cintura escapular. Além disso, de acordo com os nossos resultados, os pacientes com problemas de NSP podem reduzir a quantidade de MTrPs com apenas três semanas de tratamento com TrP-DN ou IMES.[xxiii]

Comparando a terapia TrP-DN com a IMES utilizando a PEI, os nossos resultados demonstram que a IMES utiliza a PEI para reduzir significativamente os MTrPs. Portanto, rejeitamos a hipótese nula e aceitamos a hipótese alternativa, que mostra que o IMES utilizando a PEI tem um impacto superior na redução de um número de MTrPs activos e latentes em doenças NSP em comparação com o TrP-DN.

Diferença entre o efeito do TrP-DN e do IMES na ADM do ombro

Investigamos ainda a melhor eficácia do IMES empregando a PEI em comparação com o TrP-DN no tratamento de deficiências de movimento do ombro em participantes com distúrbios NSP. A existência de TrP-MTrPs latentes e TrP-MTrPs activos nos músculos da cintura escapular é o principal fator que inibe a ADM do ombro em NSP produzidas por MPS. Assim, a fim de melhorar a ADM do ombro, levantamos a hipótese de que a aplicação de IMES via IEP poderia ser mais eficaz na desativação de ambos os latent-MTrPs generalizados e ativos-MTrPs. Assim, usando medidas repetidas de análise de variância, os efeitos globais e temporais de TrP-DN e IMES na ADM do ombro foram investigados.

De acordo com os resultados globais, existe uma diferença estatisticamente significativa (p = 0,001) entre os efeitos do TrP-DN e do IMES no resultado da ADM total do ombro.

Também foi encontrada uma diferença significativa entre os grupos na comparação post-hoc de pares para a alteração da ADM (p 0,05) em cada linha de tempo. A diferença total entre os grupos na amplitude de movimento de flexão, extensão, abdução e rotação externa do ombro tem um tamanho de efeito estimado substancial (eta-quadrado parcial > 0,128). A diferença de melhoria total entre os grupos na rotação interna do ombro teve uma pequena magnitude de impacto.

ADM de flexão do ombro:

Um dos principais movimentos necessários para as actividades aéreas eficazes do membro superior é a amplitude de movimento de flexão do ombro (ADM). A superioridade do IMES empregando IEP sobre o TrP-DN para melhorar a amplitude de movimento de flexão do ombro (ADM) foi examinada, e os resultados revelaram uma diferença estatisticamente significativa entre os grupos (F(1, 214) = 74,71, p = 0,001, Eta-quadrado = 0,259).[xxiv]

Houve um tamanho de efeito grande para a diferença geral entre os grupos (p2 = 0,259), um tamanho de efeito médio na semana 3 (d de Cohen = 0,54) e tamanhos de efeito menores nas semanas 1, 2, 4, 3 e 6 (d de Cohen = 0,32, 0,40, 0,37, 0,37 e 0,20, respetivamente) (Tabela 3.13). Embora tenha sido observado um grande tamanho de impacto em geral, um tamanho de efeito médio só foi observado na terceira semana, indicando que a maior diferença entre os grupos a favor do IMES utilizando o IEP foi alcançada neste ponto. Por outro lado, na semana 1 verificou-se uma melhoria superior a 40% na amplitude de movimento do ombro, enquanto o mês 6 registou a maior melhoria percentual (> 80% em ambos os grupos). É importante notar que, em comparação com o TrP-DN, o IMES que emprega IEP teve uma melhoria de 9% na ADM de flexão do ombro na semana 3. A alteração da ADM do ombro entre as semanas um e dois no IMES é superior ao valor MCID recomendado de 12 graus.[xxv]

Extensão do ombro ROM:

Foi encontrada uma diferença estatisticamente significativa entre os grupos para a amplitude de movimento de extensão do ombro (F(1, 214) = 74,71, p = 0,001, Eta-quadrado = 0,259).

Encontrámos um tamanho de efeito grande para a diferença global entre grupos (p2 = 0,14), um tamanho de efeito médio na semana 2 (d de Cohen = 0,61), um tamanho de efeito pequeno na semana 1 (d de Cohen = 0,33) e um tamanho de efeito pequeno no mês 3 (d de Cohen = 0,38). (Tabela 3.13). Embora tenha havido uma diferença significativa entre os grupos em geral, apenas uma diferença modesta entre os grupos foi observada nas semanas 2, 3 e 6. Isto sugere que a maior diferença entre os grupos a favor do IMES empregando o IEP ocorreu durante as semanas 2, 3 e 6 da linha do tempo.[xxvi]

A percentagem máxima de melhoria (> 40%) foi atingida em ambos os grupos no sexto mês (Tabela 3.12.1). No entanto, quando comparado com o TrP-DN, o IMES com recurso ao IEP melhorou a amplitude de movimento de extensão do ombro em 11% na semana 3. Este resultado sugere que, ao comparar os participantes tratados com IMES com os tratados com TrP-DN, existe uma maior amplitude de movimento (ADM) nas extensões do ombro. A alteração da ADM do ombro entre as semanas um e dois no IMES é superior ao valor MCID recomendado de 9o na semana dois.[xxvii]

ADM de abdução do ombro:

A amplitude de movimento de abdução do ombro (ADM) é outro movimento crucial do ombro que, em última análise, desempenha um papel significativo nas actividades aéreas do membro superior. O comprometimento do ombro e do membro superior é exacerbado pela diminuição da amplitude de movimento de abdução (ADM). Quando a análise de variância de medidas repetidas foi usada para comparar os efeitos do IMES empregando o IEP e o TrP-DN na amplitude de movimento de abdução do ombro em distúrbios NSP, os resultados revelaram uma diferença estatisticamente significativa entre os grupos (F(1, 214) = 88,945, p 0,001, Eta-quadrado = 0,294).[xxviii]

O d de Cohen foi grande para a diferença global entre grupos (p2 = 0,294), médio para o tamanho do efeito na terceira semana (d de Cohen = 0,59) e pequeno para o tamanho do efeito na primeira semana (d de Cohen = 0,34), na segunda semana (d de Cohen = 0,39), no terceiro mês (d de Cohen = 0,43) e no sexto mês (d de Cohen = 0,23). Apesar de se ter registado um grande efeito global, apenas se registou um efeito médio na terceira semana, o que indica que foi na terceira semana que se atingiu a maior diferença entre os grupos. Em ambos os grupos, a percentagem máxima de melhoria (> 90%) foi atingida no sexto mês. No entanto, quando comparado com o TrP-DN, o IMES que empregou o IEP teve uma melhoria percentual 12,5% superior na ADM de abdução do ombro na semana 3. Este resultado sugere que, ao comparar os participantes tratados com IMES com os tratados com TrP-DN, existe uma maior amplitude de movimento (ADM) na abdução do ombro. A mudança na ADM de abdução entre as semanas 1 e 2 entre os grupos mostrou uma diferença maior do que o valor MCID padrão de 7o na semana 2.[xxix]

Rotação interna do ombro:

Para a amplitude de movimento de rotação interna do ombro, as medidas repetidas da análise de variância revelaram uma diferença global estatisticamente significativa entre os grupos (F(1, 214) = 10,161, p = 0,002, Eta-quadrado = 0,045).[xxx]
A diferença geral entre os grupos teve um tamanho de efeito pequeno (p2 = 0,045). As diferenças médias entre grupos para a primeira semana (d de Cohen = 0,26), a segunda semana (d de Cohen = 0,21) e o terceiro mês (d de Cohen = 0,36) também apresentaram um pequeno impacto. Além disso, foi descoberta a diferença entre os grupos com um grande tamanho de efeito para o mês 6 (d de Cohen = 0,61). A magnitude destes tamanhos de efeito para os resultados da rotação interna do ombro em vários períodos de tempo implica que o IMES utilizando o IEP pode ser marginalmente superior ao TrP-DN.[xxxi]
A percentagem máxima de melhoria (> 50%) na rotação interna do ombro foi atingida em ambos os grupos no sexto mês (Tabela 3.12.1). Quando comparado com o TrP-DN, o IMES empregando o IEP melhorou, no entanto, a amplitude de movimento de rotação interna do ombro em 5% logo na semana 2. A diferença na ADM do ombro entre as semanas um e dois nos grupos TrP-DN e IMES excedeu o valor MCID padrão de 3o. Apesar de os resultados estatísticos e o tamanho do efeito entre grupos favorecerem o IMES utilizando o IEP, ainda não excedeu o valor do TrP-MCID DN para a ADM de rotação interna do ombro.

Rotação externa do ombro:

Tão importante quanto a ADM de abdução e flexão do ombro é a ADM de rotação externa do ombro. Quando a eficácia do IMES contra a TrP-DN para aumentar a amplitude de rotação externa do ombro foi avaliada, os resultados revelaram uma diferença significativa na ADM de rotação externa do ombro entre os indivíduos tratados com IMES empregando IEP (F(1, 214) = 40,003, p = 0,001, Eta-quadrado = 0,157).[xxxii]
Encontrámos um tamanho de efeito grande para a diferença global entre grupos (p2 =

0,17), um tamanho de efeito médio na semana 2 (d de Cohen = 0,5), um tamanho de efeito pequeno na semana 1, um tamanho de efeito grande na semana 3, um tamanho de efeito pequeno no mês 3 e um tamanho de efeito grande no mês 6 (d de Cohen = 0,26). Apesar do facto de ter sido observado um tamanho de efeito significativo para as diferenças entre grupos em geral, apenas foi observado um tamanho de efeito médio na linha temporal da semana 2, indicando que a semana 2 foi a altura em que se observou a maior diferença entre grupos. A percentagem máxima de melhoria (> 100%) foi atingida em ambos os grupos no sexto mês. Mas, em comparação com o TrP-DN, o IMES que empregou o IEP teve uma melhoria de 13% na ADM de rotação externa do ombro na semana 2. A diferença entre os grupos na alteração da pontuação de rotação externa demonstrou que o IMES utilizando o IEP superou o valor MCID reconhecido de 3o nas semanas um, dois e três após a intervenção. Estes resultados sugerem que o IMES com IEP pode ser superior ao TrP-DN para melhorar a amplitude de movimento externo do ombro em pessoas com doenças NSP.[xxxiii]

Os resultados do nosso estudo mostram que, três semanas após a intervenção, houve uma diferença de melhoria entre os grupos para a flexão do ombro de 9%, extensão do ombro de 11%, abdução de 12,5%, rotação interna de 3% e rotação externa de 11,5%. Para a amplitude de movimento (ADM) de flexão, extensão, abdução, rotação interna e rotação externa do ombro, verificamos diferenças de melhoria de 5%, 7%, 8%, 4% e 8% entre os grupos, respetivamente, após seis meses. Estes resultados mostram que, em comparação com o TrP-DN, o IMES que emprega o IEP alcançou uma elevada percentagem de melhoria após três semanas de intervenção, particularmente para a ADM de flexão, extensão, abdução e rotação externa do ombro.

Lee et al.[29] (2008) encontraram um aumento significativo na média dos graus de flexão do ombro *(de 149,9° ± 9,29° para 156,07° ± 11,12°p = 0,014)*, extensão *(de 44,30° ± 8,66° para 49.60° ± 8,64° p = 0,004)* e abdução *(de 166,17°± 7,77° para 169,63° ± 7,92° p = 0,002)* após quatro sessões de IMES sobre os MTrPs activos no ombro. No entanto, a diferença observada foi mínima quando comparada com os resultados do nosso estudo no grupo IMES. Isto é possível por duas razões: em primeiro lugar, nós tratámos vários músculos da cintura escapular, enquanto eles trataram apenas o músculo trapézio superior e, em segundo lugar, o método PEI pode ser um fator potencial que funciona não só para o alívio eficaz da dor, mas também como um regulador do movimento.

Os resultados do nosso estudo indicam que houve uma alteração considerável nas amplitudes de movimento do ombro, incluindo flexão, extensão, abdução, rotação interna e rotação externa. Os nossos resultados corroboram os resultados de investigações anteriores, segundo os quais os MTrP nos músculos da cintura escapular são desactivados pelo IMES, aumentando os graus de ADM.

De facto, ao comparar o grupo de tratamento IMES com o grupo de tratamento TrP-DN relativamente à diferença na alteração média da ADM do ombro, o grupo de tratamento IMES demonstra uma melhoria consistentemente superior. A nossa investigação demonstra que o IMES pode ser tratado eficazmente com abordagens IEP, e os nossos resultados sugerem que esta terapia deve ser mantida durante duas ou três semanas consecutivas, com uma frequência de duas vezes por semana, de modo a obter resultados óptimos.

De acordo com os resultados da nossa investigação, após uma semana de terapia com TrP-DN ou IMES, a rotação interna do ombro altera-se em 8,7 graus e 11 graus, respetivamente.

Três semanas após a intervenção, as magnitudes dos tamanhos dos efeitos entre grupos são as seguintes: tamanho do efeito da flexão do ombro: 0,54; tamanho do efeito da extensão do ombro: 0,61; tamanho do efeito da abdução do ombro: 0,59; tamanho do efeito da rotação interna do ombro: 0,09; e tamanho do efeito da rotação externa do ombro: 0,39. Este resultado sugere que o tamanho do efeito foi modesto para a maior parte da amplitude de movimento do ombro. Também demonstra que o tratamento IMES aumentou consideravelmente a ADM quando comparado com o tratamento TrP-DN após três semanas. De forma semelhante, o tamanho do efeito entre grupos para seis meses de flexão do ombro é de 0,2, enquanto o tamanho do efeito para a extensão do ombro é de 0,64. 0,2 graus para a amplitude de movimento (ADM) da abdução, 0,6 graus para a rotação interna e 0,25 graus para a rotação externa. Estes resultados também indicam que os efeitos do IMES na ADM do ombro são visivelmente superiores aos do tratamento TrP-DN de uma forma substancial.

Existe uma diferença estatisticamente significativa entre o tratamento TrP-DN e o tratamento IMES, de acordo com os resultados da análise de variância de medidas repetidas efectuada na rotação externa do ombro. O IMES com IEP foi considerado superior ao TrP-DN porque produziu uma melhoria percentual significativamente mais elevada na maior parte da ADM do ombro e um valor MCID significativo para alguns movimentos importantes do ombro, como a abdução do ombro e a ADM de rotação externa. Este facto levou os investigadores a concluir que o IMES com PEI é o método mais eficaz. Além disso, a amplitude dos resultados da terapia alcançados pelo IMES utilizando a PEI é significativamente maior em comparação com os alcançados pelo TrP-DN. Como resultado, a hipótese nula não é suportada e a hipótese alternativa é aceite. Isto leva-nos a concluir que o IMES com IEP é uma estratégia de intervenção clínica superior para aumentar a ADM do ombro em distúrbios NSP quando comparado com o TrP-DN.

Efeitos adversos do TrP-DN e do IMES

A penetração da agulha seca profundamente no músculo produz efeitos terapêuticos, mas também destrói os tecidos moles que rodeiam os seus pontos de inserção. As reacções inflamatórias pós-agulhamento são causadas por danos celulares e pelo aumento da circulação capilar nas áreas de inserção da agulha seca. As 230 pessoas que receberam TrP-DN ou IMES não tiveram efeitos secundários graves, tais como hemorragias profusas no local, hematoma intramuscular, ferimentos com agulhas, agulhas partidas, choque elétrico, pneumotórax ou morte.[xxxiv]

Os pacientes que apresentavam dor extrema, alergia cutânea ou dor de cabeça eram encaminhados para médicos ortopedistas que administravam a medicação adequada para minimizar a gravidade dos sintomas. Durante a fase do ensaio conhecida como período de intervenção, sete participantes do ensaio que tinham desenvolvido eventos adversos, tais como tonturas, transpiração excessiva e dor excessiva, como resultado do agulhamento seco do ponto de gatilho ou da estimulação eléctrica intramuscular, foram retirados do grupo de participantes do ensaio.

Durante o período que se segue ao agulhamento, é normal que os doentes apresentem efeitos secundários, como nódoas negras e desconforto muscular. Entre estes problemas, a dor muscular provocada pelo agulhamento a seco ou dor pós-agulhamento é o termo mais comum utilizado para descrever a sensação de peso que se desenvolve nas áreas que foram agulhadas. É possível que os doentes sintam desconforto pós-agulhamento imediatamente após receberem o agulhamento seco ou várias horas depois.[xxxv] Por outro lado, esta sensação pode desaparecer no prazo de 24 a 48 horas, ou mesmo mais, se a gravidade da dor for particularmente grave ou se forem prestados cuidados pós-agulhamento inadequados à dor muscular.

Os resultados deste estudo também revelam que a maioria dos participantes sentiu dores musculares induzidas pela agulha, independentemente da intensidade da dor no ombro do participante antes de receber TrP-DN com ou sem IMES.

Os resultados da nossa investigação indicaram que o agulhamento seco profundo aplicado a pontos de gatilho miofasciais activos nos músculos da cintura escapular resultou numa maior incidência de desconforto muscular. Estes resultados levam-nos a concluir que é possível que o desconforto muscular seja causado pelo agulhamento seco após o tratamento de pontos-gatilho miofasciais activos e latentes com agulhamento seco profundo.

A aplicação de pressão manual sobre a pele imediatamente a seguir à remoção da agulha seca do local de tratamento é uma prática padrão que é efectuada para reduzir o risco de ocorrência de muitos resultados adversos. A compressão isquémica foi aplicada na área agulhada num ensaio aleatório em dupla ocultação para verificar se pode diminuir a intensidade da dor muscular que ocorre após o agulhamento seco profundo. Após uma sessão de agulhamento seco, a aplicação de compressão isquémica imediatamente a seguir resultou numa redução considerável da intensidade e da duração do desconforto pós-agulhamento. Embora a nossa investigação não tenha relatado o papel da compressão isquémica, investigações futuras poderiam adotar esta abordagem como uma terapia adjuvante padrão pós-agulhamento, a fim de avaliar a eficácia clínica de várias técnicas de tratamento pós-agulhamento.

Conclusão

Em pacientes diagnosticados com dor neurogénica no ombro (NSP), os pontos de gatilho miofasciais estão frequentemente localizados nos músculos da cintura escapular. O IMES, que é utilizado durante o TrP-DN, é uma intervenção relativamente nova para o tratamento da MPS. Por outro lado, o TrP-DN é a intervenção habitualmente utilizada para tratar os MTrP. Investigámos se o IMES (utilizando o IEP) é mais eficaz do que o TrP-DN como tratamento autónomo para a dor no ombro e para os resultados de incapacidade em pacientes com distúrbios NSP.

Este estudo forneceu provas de que o IMES é superior ao TrP-DN como intervenção isolada na redução da gravidade da dor na semana-1 (ou seja, recuperação imediata e/ou a curto prazo), particularmente no subgrupo dos que sofriam de dor grave em resultado da NSP. Na mesma linha, descobriu-se que o IMES é superior ao TrP-DN na semana-1 para a redução da incapacidade do membro superior em pacientes que foram diagnosticados com NSP por um período superior a 12 semanas. Além disso, os resultados do estudo demonstraram que o IMES é mais eficaz do que o TrP-DN como intervenção autónoma em termos de aumento da amplitude de movimento (ADM) do ombro em abdução e rotação externa da semana 1 à semana 3 (a diferença entre os grupos atingiu o MCID). De acordo com os resultados desta investigação, é evidente que o IMES é mais eficaz do que o TrP-DN na redução do número de MTP activos e dormentes nos músculos da cintura escapular na semana 3 e no mês 6, respetivamente.

No entanto, os resultados da nossa investigação indicaram que os tratamentos TrP-DN e IMES são intervenções clínicas igualmente eficazes para a redução da dor no ombro e das incapacidades relacionadas com a deficiência na semana-3 (curto prazo), no mês-3 (médio prazo) e no mês-6 (ou seja, resultado a longo prazo), bem como a redução da cinesiofobia no mês-6.

Chegámos à conclusão de que o IMES utilizando a PEI é uma técnica minimamente invasiva segura que reduz o nível de dor sentida pelos doentes com NSP em 65% no final da primeira semana de tratamento. Após algumas sessões de tratamento com IMES, aconselhamos também que os médicos possam adotar este método como uma das intervenções-chave para alcançar a máxima recuperação da dor e da disfunção de movimento concomitante.

Pontos fortes deste ensaio

Este é o primeiro ensaio clínico prospetivo randomizado, cego para o avaliador, com uma alocação oculta, que examina o efeito do TrP-DN com e sem IMES numa amostra clínica, tanto quanto sabemos. Na nossa investigação, os dois grupos de pessoas com perturbações da PNS partilham muitas das mesmas caraterísticas no que diz respeito a dados demográficos, factores relacionados com a doença e medições de resultados no início do estudo. O tratamento dos PTM activos e latentes é o foco principal da nossa investigação atual. Ao empregar a análise de subgrupos, os investigadores conseguiram investigar o efeito principal que os factores, incluindo a gravidade da dor no ombro na linha de base, a incapacidade e a duração da NSP, desempenham na condição. Os indivíduos neste ensaio não relataram quaisquer efeitos nocivos importantes e, como resultado, a percentagem de participantes que abandonaram o ensaio foi inferior a 10 por cento.

Limitações deste ensaio

Com o objetivo de determinar o valor exato da diferença mais pequena que constitui uma diferença clinicamente relevante entre o tratamento IMES e os cuidados padrão, esta investigação poderia ter incluído um grupo de controlo. Poderíamos ter incluído uma medida de resultado adicional de acordo com o modelo de reabilitação da CIF, que avalia a qualidade de vida de uma pessoa. A adução horizontal do ombro poderia ter sido avaliada juntamente com as outras amplitudes de movimento do ombro como uma possível opção de avaliação. Não foi realizada a IMES nos músculos peitoral menor, serrátil anterior e subescapular devido aos desafios práticos associados à posição do paciente e também para manter a prática da IMES segura. A influência de variáveis externas, como o consumo de medicamentos para desconforto no ombro antes da intervenção, durante o período de intervenção e após a intervenção, não foi limitada. Isso foi especialmente verdadeiro durante o período pré-intervenção.

ÂMBITO DA INVESTIGAÇÃO FUTURA

* Para descobrir a função definitiva da colocação inversa dos eléctrodos, é possível realizar investigações que comparem os efeitos da IMES realizada com a colocação normal dos eléctrodos com os efeitos da IMES realizada com a colocação inversa dos eléctrodos.

* Numa investigação posterior, poder-se-ia tentar determinar a eficácia de IMES através da administração de várias correntes terapêuticas, que diferem umas das outras em termos de frequência e de duração dos impulsos.

* Um regime de estimulação eléctrica intramuscular comparável poderia ser investigado

para utilização no tratamento de outras doenças músculo-esqueléticas associadas à síndrome da dor crónica.

•	Investigação para avaliar se o IMES é ou não mais rentável do que outras abordagens terapêuticas em termos do número total de sessões de terapia necessárias para um doente num contexto de cuidados de saúde.

•	Um estudo que permite avaliar a intensidade da atividade neuronal (em resposta ao IMES, utilizando a PEI), bem como as alterações do nível de perfusão nos neurónios centrais e periféricos.

Referências

[i] Mahopathra S, Shaikh A, Nayak P, Navada R. Perigos e riscos para a saúde encontrados por dragas de areia manuais de Udupi, Índia: um estudo transversal. J Clin Diagn Res 2017;11(7):LC11-LC17.

[ii] Vasanth D, Ramesh N, Fathima FN, Fernandez R, Jennifer S, Joseph B. Prevalência, padrão e factores associados a perturbações músculo-esqueléticas relacionadas com o trabalho entre os depenadores numa plantação de chá em Tamil Nadu, Índia. Indian J Occup Environ Med 2015;19(3):167-170.

[iii] Das B. Gender differences in prevalence of musculoskeletal disordersamong the rice farmers of West Bengal, India. Work 2015;50(2):229-240.

[iv] Greving K, Dorrestijn O, Winters JC, Groenhof F, Van der Meer K, StevensM, et al. Incidência, prevalência e taxa de consulta de queixas do ombro na prática geral. Scand J Rheumatol 2012;41(2):150-155.

[v] Singh S, Gill S, Mohammad F, Kumar S, Kumar D, Kumar S. Prevalência de perturbações do ombro num centro de cuidados terciários. Int J Res Med Sci 2015;3:917-920.

[vi] Shanmugam S. A colocação inversa de eléctrodos pode ajudar a melhorar os efeitos electroterapêuticos no domínio do tratamento da dor crónica. Korean J Pain 2016;29(3):202-204.

[vii] Kromer TO, Sieben JM, de Bie RA, Bastiaene CH. Influência das crenças de evitamento do medo na incapacidade em pacientes com dor subacromial no ombro nos cuidados primários: uma análise secundária. Phys Ther 2014;94(12):1775-1784.

[viii] Mintken PE, Cleland JA, Whitman JM, George SZ. Propriedades psicométricas do Questionário de Crenças de Evitação do Medo e da Escala Tampa de Cinesiofobia em Pacientes com Dor no Ombro. Arch Phys Med Rehabil 2010;91:1128-1136.

[ix] Silverstein B, Welp E, Nelson N, Kalat J. Incidência de queixas de perturbações das extremidades superiores relacionadas com o trabalho; estado de Washington 1987 a 1995. Am J Public Health 1998;88(12):1827-1833.

[x] Llamas-Ramos, Rocio, et al. "Comparação dos resultados a curto prazo entre o agulhamento seco do ponto de gatilho e a terapia manual do ponto de gatilho para o tratamento da dor cervical mecânica crónica: um ensaio clínico randomizado." *journal of orthopaedic & sports physical therapy* 44.11 (2014): 852-861.

[xi] Martin-Rodriguez, Aida, et al. "Effects of dry needling in the sternocleidomastoid muscle on cervical motor control in patients with neck pain: Um ensaio clínico randomizado". *Acupunctura em Medicina* 37.3 (2019): 151-163.

[xii] Calvo-Lobo, César, et al. "Agulhamento seco nos pontos-gatilho miofasciais latentes e ativos do infraespinhal em adultos mais velhos com dor inespecífica no ombro: um ensaio clínico randomizado". *Jornal de Fisioterapia Geriátrica (2001)* 41.1 (2018): 1.

[xiii] Gaubeca-Gilarranz, Alberto, et al. "Eficácia do agulhamento seco dos pontos-gatilho do reto abdominal para o tratamento da dismenorreia primária: um estudo randomizado de grupos paralelos". *Acupunctura em Medicina* 36.5 (2018): 302-310.

[xiv] Fernandez-de-Las-Penas, Cesar, e Jo Nijs. "Agulhamento seco do ponto de gatilho para o tratamento da síndrome da dor miofascial: perspectivas atuais dentro de um paradigma da neurociência da dor". *Jornal de pesquisa da dor* 12 (2019): 1899.

[xv] Roy JS, MacDermid JC, Woodhouse LJ. Medir a função do ombro: uma revisão sistemática de quatro questionários. Arthritis Rheum 2009;61:623- 632.

[xvi] Schmitt JS, Di Fabio RP. A mudança fiável e as proporções da diferença mínima importante (MID) facilitaram as comparações da capacidade de resposta do grupo utilizando critérios de limiar individuais. J Clin Epidemiol 2004;57:1008-1018.

[xvii] Lane E, Clewley D, Koppenhaver S. Queixas de dormência e formigueiro na extremidade superior aliviadas com agulhas secas do redondo menor e infra-espinal: um relato de caso. J

Orthop Sports Phys Ther 2017;47(4):287- 292.

[xviii] Ziaeifar M, Arab A.M, Karimi N, Nourbakhsh M.R. The effect of dry needling on pain, pressure pain threshold and disability in patients with a myofascial trigger point in the upper trapezius muscle. J Bodyw Mov Ther 2014;18:298-305.

[xix] Monticone M, Ambrosini E, Rocca B, Foti C, Ferrante S. Responsividade e mudanças mínimas clinicamente importantes para a Escala Tampa de Cinesiofobia após a fusão lombar durante a reabilitação cognitivo-comportamental. Eur J Phys Rehabil Med 2017;53(3):351-358.

[xx] Tellez-Garcia M, de-la-Llave-Rincon AI, Salom-Moreno J, Palacios-Cena M, Ortega R, Fernandez- de-Las-Penas C. Educação em neurociência para além do agulhamento seco de pontos de gatilho para a gestão de pacientes com dor lombar crónica mecânica: Um ensaio clínico preliminar. J Bodyw MovTher 2015;19(3):464-472.

1. [xxi] Calvo-Lobo C, Pacheco-da-Costa S, Martínez-Martínez J, Rodríguez-SanzD, Cuesta-Álvaro P, López-López D. Dry needling on the infraspinatus latent and active trigger points in older adults with nonspecific shoulder pain: a randomized clinical trial. J Geriatr Phys Ther 2016; 41(1): 1-13.

2. [xxii] Hsieh YL, Kao MJ, Kuan TS, Chen SM, Chen JT, Hong CZ. O agulhamento seco de um ponto de gatilho miofascial chave pode reduzir a irritabilidade dos MTrPs satélite. Am J Phys Med Rehabil 2007;86(5):397-403.

3. [xxiii] Myburgh C, Hartvigsen J, Aagaard P, Holsgaard-Larsen A. Contractilidade do músculo esquelético, dor auto-relatada e sensibilidade tecidual em mulheres com dor no pescoço / ombro e pontos de gatilho miofascial do trapézio superior - um estudo de intervenção randomizado. Chiropr Man Therap 2012;20(1):36.

[xxiv] Bullock, Michael P., Nadine E. Foster, e Chris C. Wright. "Impacto no ombro: o efeito da postura sentada na dor no ombro e na amplitude de movimento". *Terapia manual* 10.1 (2005): 28-37.

[xxv] Mullaney, Michael J., et al. "Fiabilidade da amplitude de movimento do ombro comparando um goniómetro com um nível digital." *Physiotherapy theory and practice* 26.5 (2010): 327-333.

[xxvi] Gajdosik, R. L., J. P. Hallett, e L. L. Slaughter. "Insuficiência passiva dos músculos do ombro de duas articulações". *ClinicalBiomechanics* 9.6 (1994): 377-378.

[xxvii] Hunter, Donald J., et al. "Relação entre a síndrome do impacto do ombro e a postura torácica". *Fisioterapia* 100.4 (2020): 677-686.

[xxviii] Gong, Wontae, Hyunmin Lee, e Yoonmi Lee. "Efeitos da Mobilização de Gong Aplicada à Articulação do Ombro na Abdução do Ombro". *Journal of Physical Therapy Science* 23.3 (2011): 391-393.

[xxix] Simpson, Cole S., Allison M. Okamura e Elliot W. Hawkes. "Exomuscle: Um dispositivo insuflável para apoio à abdução do ombro". *Conferência Internacional IEEE 2017 sobre Robótica e Automação (ICRA)*. IEEE, 2017.

[xxx] Awan, Raza, Jay Smith, e Andrea J. Boon. "Medição da amplitude de movimento da rotação interna do ombro: uma comparação de 3 técnicas." *Arquivos de medicina física e reabilitação* 83.9 (2002): 12291234.

[xxxi] Kibler, W. Ben, Aaron Sciascia, e Stephanie Moore. "Um episódio agudo de arremesso diminui a rotação interna do ombro". *Clinical Orthopaedics and Related Research®* 470.6 (2012): 1545-1551.

[xxxii] Reinold, Michael M., et al. "Electromyographic analysis of the rotator cuff and deltoid musculature during common shoulder external rotation exercises." *Journal of orthopaedic & sports physical therapy* 34.7 (2004): 385-394.

[xxxiii] Oyama, Sakiko, et al. "Improper trunk rotation sequence is associated with increased maximal shoulder external rotation angle and shoulder joint force in high school baseball pitchers." *The American Journal of Sports Medicine* 42.9 (2014): 2089-2094.

[xxxiv] Brady, Sarah, et al. "Eventcs adversos após agulhamento seco do ponto de gatilho: uma pesquisa prospetiva de fisioterapeutas licenciados". *Journal of Manual & Manipulative Therapy* 22.3 (2014): 134-140.

[xxxv] Leon-Hernandez JV, Martin-Pintado-Zugast A, Frulos LG, Alguacil-Diego IM, de la Llave-Rincon AI, Fernandez-Carnero J. Efeitos imediatos e de curto prazo da combinação de agulhamento seco e TENS percutâneo na dor pós-agulhamento em pacientes com dor cervical miofascial crônica. Braz J Phys Ther 2016;20(5):422-431.

BIBLIOGRAFIA

1. Feleus A, Bierma-Zeinstra SM, Miedema HS, Bernsen RM, Verhaar JA, Koes BW. Incidência de queixas não traumáticas do braço, pescoço e ombro na prática geral. Man Ther 2008;13(5):426-433.

2. Linsell L, Dawson J, Zondervan K, Rose P, Randall T, Fitzpatrick R, et al. Prevalência e incidência de adultos que recorrem a consultas por problemas no ombro nos cuidados primários do Reino Unido; padrões de diagnóstico e encaminhamento. Rheumatology 2006;45:215-221.

3. Pope DP, Croft PR, Pritchard CM, Silman AJ. Prevalência de dor no ombro na comunidade: Ann Rheum Dis 1997;56:308-312.

4. Brox JI, Sundae P, Schroder CP, Engebretsen K, Skare O, Ekeberg OM,et al. Nontraumatic shoulder pain. Tidsskr Nor Laegeforen 2010;130(21): 2132-2135.

5. Picavet HS, Schouten JS. Dor músculo-esquelética nos Países Baixos: prevalências, consequências e grupos de risco, o estudo DMC (3). Pain2003;102:167-178.

6. Feleus A, Dalen TV, Bierma-Zeinstra S, Bernsen R, Verhaar J, Koes BW, et al. Cinesiofobia em pacientes com queixas não traumáticas do braço, pescoço e ombro: um estudo de coorte prospetivo em clínica geral. BMC Musculoskelet Disord 2007;8:117.

7. Muthunarayanan L, Ramraj B, Russel JK. Prevalência de dor entre adultos rurais que procuram cuidados médicos através de campos médicos em Tamil Nadu. Indian J Pain 2015;29:36-40.

8. Tarique G. Prevalência de distúrbios músculo-esqueléticos em agricultores de Kanpur-Rural, Índia. J Community Med Health Educ 2013;3:249.

9. Nash P, Hazleman BL. Ombro congelado. Baillieres Clin Rheumatol 1989;3:551-566.

10. Jordan KP, Kadam UT, Hayward R, Porcheret M, Young C, Croft P. Annual Prevalência da consulta de problemas músculo-esqueléticos regionais nos cuidados primários: um estudo observacional. BMC Musculoskelet Disord. 2010;11:144.

11. Kelly MJ, Shaffer MA, Kuhn JE, Michener LA, Seitz AL, Uhl TL, et al. Dor no ombro e défices de mobilidade: capsulite adesiva. J Orthop Sports Phys Ther 2013;43(5):A1-A31.

12. Kuijpers T, van Tulder MW, van der Heijden GJ, Bouter LM, van der Windt DA. Costs of shoulder pain in primary care consulters: a prospectivecohort study in The Netherlands. BMC Musculoskelet Disord 2006;7:83.

13. Littlewood C. Disfunção contrátil do ombro (rotator cufftendinopathy): uma visão geral. J Man Manipulat Ther 2013;20(4):209-213.

14. Bot SD, van der Waal JM, Terwee CB, van der Windt DA, Schellevis FG, Bouter LM, et al. Incidência e prevalência de queixas do pescoço e da extremidade superior na prática geral. Ann Rheum Dis 2005;64(1):118-123.

15. Buchbinder R, Staples MP, Shanahan EM, Roos JF. Gestão da dor no ombro pelo médico de clínica geral em comparação com as expectativas de cuidados do reumatologista e as melhores evidências: um inquérito nacional australiano.PLoS One 2013;8(4):e61243.

16. Rha DW, Park GY, Kim YK, Kim MT, Lee SC. Comparação dos efeitos terapêuticos da injeção de plasma rico em plaquetas guiada por ultrassom e agulhamento seco na doença do manguito rotador: um estudo controlado randomizado. Clin Rehabil 2013;27(2):113-122.

17. Jain TK, Sharma NK. A eficácia das intervenções fisioterapêuticas em tratamento do ombro congelado/ capsulite adesiva: uma revisão sistemática. J Back Musculoskelet Rehabil 2014;27(3):247-273.

18. Artus M, Holt TA, Rees J. O ombro doloroso: uma atualização sobre avaliação, tratamento e encaminhamento. Br J Gen Pract 2014;64(626):e593-5.

19. Dommerholt J, Grieve R, Hooks T, Layton M. Uma visão crítica da literatura atual sobre dor miofascial - outubro de 2015. J Bodyw Mov Ther 2015;19(4):736-746.

20. Dommerholt J, Finnegan M, Grieve R, Hooks T. Uma visão crítica da atual literatura sobre dor miofascial - janeiro de 2016. J Bodyw Mov Ther 2016;20(1):156-167.

21. Bron C, Dommerholt J, Stegenga B, Wensing M, Oostendorp RA. Alta prevalência de músculos da cintura escapular com pontos de gatilho miofasciais em pacientes com dor no ombro. BMC Musculoskelet Disord 2011;12:139.

22. Melzack R, Stillwell DM, Fox EJ. Trigger-points and acupuncture-points forpain: correlations and implications. Pain 1977; 3: 3-23.

23. Bowsher D. Fisiologia da Acupunctura. Acupunct Med 1987;4:12-14.

24. Legge D. História do agulhamento a seco. J Musculoskelet Pain 2014; 1-7.

25. Baldry P. Gestão da dor miofascial dos pontos de gatilho. Acupunct Med2002; 20(1):2-10.

26. Lewit C. O efeito da agulha no alívio da dor miofascial. Dor 1979;6:83-90.

27. Dommerholt J. Dry needling- peripheral and central considerations. J Man Manipulat Ther 2011;19(4):223-237.

28. Wilson RD, Bennett ME, Lechman TE, Stager KW, Chae J. Estimulação do nervo periférico percutâneo de chumbo único para o tratamento da dor no ombro hemiplégico: um relato de caso. Arch Phys Med Rehabil 2011;92(5):837-840.

29. Lee SH, Chen CC, Lee CS, Lin TC, Chan RC. Efeitos da estimulação eléctrica intramuscular por agulha no ombro e na síndrome da dor miofascial cervical e na microcirculação J Chin Med Assoc 2008;71(4):200-206.

30. Chu J. Estimulação intramuscular com contração muscular (TOIMS): observações a longo prazo no tratamento da radiculopatia cervical parcial crónica. Electromyogr Clin Neurophysiol 2000;40(8):503-510.

31. Shanmugam S, Mathias L, Thakur A, Kumar D. Efeitos da estimulação eléctrica intramuscular utilizando eléctrodos colocados inversamente na síndrome da dor miofascial no ombro: uma série de casos. Korean J Pain 2016;29(2):136-40

32. Rocha JM, Rainey CE. Tratamento da dor inespecífica da coluna torácica com agulhamento seco do ponto de gatilho e estimulação elétrica intramuscular: uma série de casos. Int J Sports Phys Ther 2014;9(5):699-711.

33. Luime JJ, Koes BW, Hendriksen IJ, Burdorf A, Verhagen AP, MiedemaHS, et al. Prevalência e incidência de dor no ombro na população em geral; uma revisão sistemática. Scand J Rheumatol 2004;33(2):73-81.

34. Bergenudd H, Lindgarde F, Nilsson B, Peterson CJ. Dor no ombro na meia-idade: um estudo de prevalência e relação com a carga de trabalho e factores psicossociais. Clinical Orthopaedics 1988;231:234-238.

35. Anderson HI, Ejlertsson G, Leden I, Rosenberg C. Chronic-pain in a geographically defined general population: studies of differences in age, gender, social class, and localização da dor. Clin J Pain 1993;9(3):174-182.

36. Croft P, Pope D, Silman A. The clinical course of shoulder pain: prospective cohort study in primary care. Grupo de Estudo do Ombro da Sociedade de Reumatologia dos Cuidados Primários. Br Med J 1996;313:601-602.

37. Hasvold, T, Johnsen, R. Cefaleias e dores no pescoço ou no ombro - queixas frequentes e incapacitantes na população em geral. Scand J Prim Health Care 1993;11:219-224.

38. Warnakulasuriya SS, Peiris-John RJ, Coggon D, Ntani G, Sathiakumar N, Wickremasinghe AR. Dor músculo-esquelética em quatro populações ocupacionais no Sri Lanka. Occup Med (Lond) 2012;62(4):269-272.

39. Eltayeb SM, Staal JB, Hassan AA, Awad SS, de Bie RA. Queixas do braço, pescoço e ombro entre os trabalhadores de escritórios informáticos no Sudão: estudo de prevalência com validação de um questionário árabe sobre factores de risco. Environ Health 2008;7:33.

40. Ajidahun AT, Phillips J. Prevalência de distúrbios músculo-esqueléticos entre músicos instrumentais num centro de artes performativas na África do Sul. Med Probl Perform Art 2013;28(2):96-99.

41. Rosenbaum DA, Mora DC, Arcury TA, Chen H, Quandt SA. Diferenças entre empregadores em distúrbios músculo-esqueléticos da parte superior do corpo e dor entre trabalhadores imigrantes latinos de processamento de aves. Journal Agromedicine 2014;19(4):384-394.

42. Myer D, Silvertein B, Nelson NA. Predictors of shoulder and back injuries in nursing home workers: a prospective study (Preditores de lesões no ombro e nas costas em trabalhadores de lares de idosos: um estudo prospetivo). J Ind Med 2002;41(6):466- 476.

43. Frisch KE, Clark J, Hanson C, Fagerness C, Conway A, Hoogendoorn L. Elevada prevalência de dores no ombro não traumáticas numa amostra regional de atletas femininas de voleibol do ensino secundário. Orthop J Sports Med 2017;5(6): 2325967117712236.

44. Girish N, Ramachandra K, Arun GM, Asha K. Prevalência de distúrbios músculo-esqueléticos entre trabalhadores de fábricas de caju. Arch Environ Occup Health 2012;67(1):37-42.

45. Prudhvi K, Murthy KR. Self-reported musculoskeletal pain among dentists in Visakhapatnam: Um estudo de prevalência de 12 meses. Indian J Dent Res 2016;27(4):348- 352.

46. Bedi HS, Moon NJ, Bhatia V, Sidhu GK, Khan N. Avaliação de distúrbios músculo-esqueléticos em Dentistas e aplicação da técnica DMAIC para melhorar a Ergonomia em Clínicas Dentárias e Meta-Análise da Literatura. J Clin Diagn Res 2015;9(6):ZCO1-ZCO3.

47. Arun Vijay S. Work-related musculoskeletal health disorders among the information technology professionals in India: a prevalence study (Perturbações da saúde músculo-esquelética relacionadas com o trabalho entre os profissionais das tecnologias da informação na Índia: um estudo de prevalência). Int J Mgmt Res Bus Strat 2013;2(2):118-128.

48. Pribicevic M. A epidemiologia da dor no ombro: Uma revisão narrativa da literatura. Capítulo 7; Dor em Perspetiva, p-147-186; 2012. InTech.

49. Morén-Hybbinette I, Moritz U, Scherstén B. O quadro clínico do ombro diabético

doloroso - história natural, consequências sociais e análise da síndrome da mão concomitante. Ata Med Scand 1987;221(1):73.

50. Ostergren PO, Hanson BS, Balogh I, Ektor-Andersen J, Isacsson A, Orbaek P, et al. Incidência de dores no ombro e no pescoço numa população ativa: modificação do efeito entre exposições mecânicas e psicossociais no trabalho? Resultados de um ano de acompanhamento da coorte do estudo Malmo^shoulder and neck. J Epidemiol Community Health 2005;59:721-728.

51. Badcock LJ, Lewis M, Hay EM, Croft PR. Consultation and the outcome of shoulder and neck pain: a cohort study in the population. J Rheumatol 2003;30(12):2694- 2699.

52. Ingber RS. Impacto do ombro em jogadores de ténis/raquetebol com tratamento miofascial do subescapular. Arch Phys Med Rehabil 2000;81(5): 679-682.

53. Van der Heijden GJ. Distúrbios do ombro: uma revisão do estado da arte. Baillieres Best Pract Res Clin Rheumatol 1999;13(2):287-309.

54. Andersson HI, Ejlertsson G, Leden I, Scherstén B. Musculoskeletal chronicpain in general practice. Scand J Prim Health Care 1999;17(2):87-92.

55. Nijis J, Daenen L, Cras P, Struyf F, Roussel N, Oostendrorp R. A nocicepção afecta a produção motora: uma revisão sobre a interação sensório-motora com foco nas implicações clínicas. Clin J Pain 2012;28:175-181.

56. Alipour A, Ghaffari M, Shariati B, Jensen I, Vingard E. Occupational neck and shoulder pain among automobile manufacturing workers in Iran (Dores profissionais no pescoço e nos ombros dos trabalhadores do sector automóvel no Irão). Am J Ind Med 2008;51(5):372-379.

57. Andersen JH, Kaergaard A, Frost P, Thomsen JF, Bonde JP, Fallentin N,et al. Factores de risco físicos, psicológicos e individuais para dores no pescoço/ombros com sensibilidade à pressão nos músculos em trabalhadores que executam trabalhos monótonos e repetitivos. Spine (Phila Pa 1976) 2002;27(6):660-667.

58. Hickey D, Solvig V, Cavalheri V, Harrold M, Mckenna L. A discinesia escapular aumenta o risco de dor futura no ombro em 43% em atletas assintomáticos: uma revisão sistemática e meta-análise. Br J SportsMed 2018;52:1-10.

59. Struyf F, Geraets, Noten S, Meeus M, Nijs J. Um modelo de previsão multivariável para a cronificação da dor no ombro não traumática: uma revisão sistemática. Pain Physician 2016;19(2):1-10.

60. Weinstein SI, Yelin EH, Watkins-Castillo SI. Dor articular crónica. In: Burden of Musculo-skeletal Diseases in the United States: Prevalence, Societal and Economic Costs. 3ª ed., Rosemont, IL. Rosemont, IL: United States Bone and Joint Initiative; 2015.

61. Silverstein B, Welp E, Nelson N, Kalat J. Incidência de queixas de doenças relacionadas com o trabalho
das extremidades superiores; Estado de Washington 1987 a 1995. Am J Public Health 1998;88(12):1827-1833.

62. Perruccio AV, Gandhi R, Rampersaud YR; Programa de Artrite, Rede de Saúde da Universidade. Heterogeneidade no estado de saúde e a influência do doente
caraterísticas dos pacientes que procuram cuidados ortopédicos e músculo-esqueléticos - um estudo transversal. BMC Musculoskelet Disord 2013;14:83.

63. Myrtveit SM, Sivertsen B, Skogen JC, Frostholm L, Stormark KM, Hysing M. Adolescent neck and shoulder pain-the association with depression, physical activity,

screen-based activities, and use of healthcare services. J Adolesc Health 2014;55(3):366-372.

64. Virta L, Joranger P, Iver Brox J, Eriksson R. Custos da dor no ombro e utilização de recursos nos cuidados primários: um estudo sobre o custo da doença na Suécia. BMC Musculoskelet Disord 2012;13;17.

65. Arias-Buria JL, Martin-Saborido C, Cleland J, Koppenhaver SL, Plaza- Manzano G, Fernandez-de-Las-Penas C. Avaliação da relação custo-eficácia da inclusão do agulhamento seco num programa de exercícios para a síndrome da dor subacromial: Evidências de um ensaio clínico randomizado. Pain Med 2018;19(12):2336-2347.

66. Calvo Lobo C, Romero Morales C, Rodríguez Sanz D, Sanz Corbalán I, Sánchez Romero EA, Fernández Carnero J, et al. Comparação da força de preensão manual e do limiar de dor de pressão do membro superior entre adultos mais velhos com ou sem dor no ombro não específica. Peer J 2017;5:e2995.

67. Skootsky SA, Jaeger B, Oye RK. Prevalence of Myofascial pain in general internal medicine practice (Prevalência de dor miofascial na prática de medicina interna geral). West J Med 1989;151(2):157-160.

68. Travel JG, Simons DG, Simons LS. Dor e disfunção miofascial: pontos de gatilho manual - metade superior do corpo. Baltimore, Md: Williams and Wilkins;1999.

69. Sergienko S, Kalichman L. Origem miofascial da dor no ombro: uma revisão da literatura. J Bodyw Mov Ther 2015;19(1):91-101.

70. Simons D. Revisão dos MTrPs enigmáticos como causa comum de dor e disfunção músculo-esquelética enigmática. J Electromyogr Kinesiol 2004;14:95 -107.

71. Bron C, Dommerholt J. Etiologia dos pontos de gatilho miofasciais. Curr Pain Headache Rep 2012;16:439-444.

72. Gissel H, Clausen T, influxo de Ca induzido por excitação^{2+} e danos nas células do músculo esquelético.
Ata Physiol Scand 2001;171:327-334

73. Gerwin RD. Classification, epidemiology, and natural history of myofascialpain syndrome. Curr Pain Headache Reports 2001; 5:412-420.

74. Shah JP, Danoff JV, Desai M, Parikh S, Nakamura LY, Phillips TM, et al. Os produtos bioquímicos associados à dor e à inflamação estão elevados em locais próximos e distantes dos pontos de gatilho miofasciais activos. Arch Phys Med Rehabil 2008; 89:16-23.

75. Fleckenstein J, Zaps D, Lukas R, Lehmeyer L, Freiberg F, Lang PM, et al. Discrepância entre a prevalência e a perceção da eficácia dos métodos de tratamento na síndrome da dor miofascial: resultados de um inquérito transversal a nível nacional. BMC Musculoskelet Disord 2010;11:32.

76. Gerwin R, Shannon S. Interexaminer reliability and myofascial trigger points (Fiabilidade interexaminadores e pontos de gatilho miofasciais). Arch Phys Med Rehabil 2000;81:1257-1258.

77. Gerber LH, Sikdar S, Armstrong K, Diao G, Heimur J, Kopecky J, et al. Uma comparação sistemática entre indivíduos sem dor e dor associada a pontos de gatilho miofasciais ativos. PM R 2013;5(11):931- 938.

78. Fernandez-Perez AM, Villaverde-Gutierrez C, Mora-Sanchez A, Alonso-Blanco C, Fernandez de las Penas C. Pontos de gatilho musculares, limiar de dor por pressão e

amplitude de movimento cervical em pacientes com elevado nível de incapacidade relacionada com a lesão aguda por efeito de chicotada. J Orthop Sports Phys Ther2012;42(7):634-641.

79. Fernandez de las Penas C, Grobli C, Ortenga-Santiago R, Fischer CS, Boesch D, Froidevaux P, et al. A dor referida de pontos de gatilho miofasciais nos músculos da cabeça, pescoço, ombro e braço produz sintomas de dor em trabalhadores de colarinho azul (manual) e colarinho branco (escritório). Clin J Pain 2012;28(6):511-518.

80. Suputtitada A. Síndrome de dor miofascial e sensibilização. Phys MedRehabil Res 2016;1(4):71-79.

81. Myburgh C, Hartvigsen J, Aagaard P, Holsgaard-Larsen A. Contractilidade do músculo esquelético, dor auto-relatada e sensibilidade tecidual em mulheres com dor no pescoço / ombro e pontos de gatilho miofascial do trapézio superior - um estudo de intervenção randomizado. Chiropr Man Therap 2012;20(1):36.

82. Shah JP, Gilliams EA. Descobrir o meio bioquímico dos pontos de gatilho miofasciais utilizando a microdiálise in vivo: Uma aplicação dos conceitos de dor muscular à síndrome da dor miofascial. J Bodyw Mov Ther 2008;12:371- 384.

83. Ge HY, Fernández-de-las-Peñas C, Arendt-Nielsen L. Sympathetic facilitation of hyperalgesia evoked from myofascial tender and trigger-points in patients with unilateral shoulder pain. Clinical Neurophysiology 2006;117(7):1545-1550.

84. Edwards, J. A importância dos hábitos posturais na perpetuação da dor miofascial nos pontos de gatilho. Acupunct Med 2005; 23 (2):77-82.

85. Niddam DM, Chan RC, Lee SH, Yeh TC, Hsieh JC. Central modulationof pain evoked from myofascial trigger point. Clin J Pain 2007;23(5):440- 448.

86. Fernandez-De-Las-Penas C, Dommerholt J. Pontos-gatilho miofasciais: periféricos ou fenómeno central? Curr Rheumatol Rep 2014;16:395

87. Ge HY, Arendt-Nielsen L. Pontos-gatilho miofasciais latentes. Curr Pain Headache Reports 2011;15:386-392.

88. Perez-Palomares S, Olivan-Blazquez B, Arnel-Burro AM, Mayoral-Del Moral O, Gaspar-Calvo, De- La Torre-Beldarrain Ml, et al. Contribuição da dor miofascial no diagnóstico e tratamento da dor no ombro. BMC Musculoskelet Disord 2009;10:92.

89. Ho CC, Sole G, Munn J. The effectiveness of manual therapy in themanagement of musculoskeletal disorders of the shoulder: a systematic review Man Ther 2009;14:463-474.

90. Johansson K, Bergstrom A, Schroder K, Foldevi M. Subacromial cortico-steroid injection or acupuncture with home exercises when treating patients with subacromial impingement in primary care-a randomized controlled trial. Fam Pract 2011;4:355-365.

91. Seo HG, Bang MS, Chung SG, Jung SH, Lee SU. Efeito da estimulação eléctrica na terapia com toxina botulínica em pacientes com síndrome de dor miofascial crónica: um estudo aleatório duplamente cego de 16 semanas. Arch Phys Med Rehabil 2003;94(3):412- 418.

92. Singh JA, Fitzgerald PM. Toxina botulínica para dor no ombro. Cochrane Database Syst Rev 2010;(9):CD008271.

93. Saltychev M, Aarimaa V, Virolainen P, Laimi K. Conservative treatment or surgery for shoulder impingement: Revisão sistemática e meta-análise. Disabil Rehabil 2015;37(1):1-8.

94. Holmogren T, Hallgren BH, Oberg B, Adolfsson L, Johansson K. Efeito de uma estratégia de exercício específica na necessidade de cirurgia em doentes com doença subacromial
síndrome do impacto: estudo controlado randomizado. BMJ 2012;344: e787.
95. Saylor-Pavkovich E. Exercícios de força combinados com agulhamento seco com estimulação eléctrica melhoram a dor e a função em pacientes com tendinopatia crónica da coifa dos rotadores: uma série de casos retrospectivos Int J Sports PhysTher 2016;11(3):409- 422.
96. De Meulemeester KE, Castelein B, Coppieters I, Barbe T, Cools A, Cagnie B. Comparando o agulhamento seco do ponto de gatilho e a técnica de pressão manual para o manejo da dor miofascial no pescoço / ombro: um ensaio clínico randomizado. J Manipulative Physiol Ther 2017;40(1):11-20.
97. Bron C. Tratamento de pontos de gatilho miofasciais em distúrbios comuns do ombro através de fisioterapia: A randomized controlled trial. BMC Musculoskelet Disord.2007;8:107.
98. Rayegani SM, Bayat M, Bahrami MH, Raeissadat SA, Kargozar E. Comparação de agulhamento seco e fisioterapia no tratamento da síndrome da dor miofascial. Clin Rheumatol 2013;33(6):859-864.
99. Cox J, Varatharajan S, Côté P, Colaboração Optima. Eficácia das terapias de acupunctura para gerir distúrbios músculo-esqueléticos das extremidades. J Orthop Sports Phys Ther 2016;46(6): 409-429.
100. Liu HR, Fang XY, Wu HG, Wu LY, Li J, Weng ZJ. Efeitos da electroacupunctura na hormona libertadora de corticotropina em ratos com hipersensibilidade visceral crónica. World J Gastroenterol 2015; 21(23): 7181-7190.
101. Dunning J, Butts R, Mourad F, Young I, Flannagan S, Perreault T. Dry needling: a literature review with implication for clinical practice guidelines. Phys Ther Rev 2014;19(40):252-265.
102. Hsieh YL, Chou LW, Joe YS, Hong CZ. Mecanismo da medula espinal que envolve os efeitos remotos do agulhamento seco na irritabilidade dos pontos de gatilho miofasciais no músculo esquelético de coelho. Arch Phys Med Rehabil 2011;92:1098-1105.
103. Gerber LH, Shah J, Rosenberger W, Armstrong K, Turo D, Otto P, et al.dry needling altera os pontos de gatilho no músculo trapézio superior e reduz a dor em indivíduos com dor miofascial crónica. PM R 2015;7(7): 711-718.
104. Liu L, Huang QM, Liu QG, Ye G, Bo CZ, Chen MJ, Li P. Eficácia do agulhamento a seco para pontos-gatilho miofasciais associados à dor no pescoço e no ombro: uma revisão sistemática e meta-análise. Arch Phys Med Rehabil 2015;96(5):944-955.
105. Liu L, Huang QM, Wang LB. Se a lidocaína ou o agulhamento seco devem ser o tratamento preferido após meta-análise. J Bodyw Mov Ther 2014;18 (4): 517-8.
106. Passigli S, Plebani G, Poser A. Efeitos agudos do agulhamento a seco no aperto posterior do ombro: um relato de caso. Int J Sports Phys Ther 2016;11(2):254- 263.
107. Koppenhaver S, Embry R, Ciccarello J, Waltrip J, Pike R, Walker M, et al. Efeitos do agulhamento seco no ombro sintomático versus ombro de controlo em doentes com síndrome de dor subacromial unilateral. Man Ther 2016;26:62- 69.

108. Kalichman L, Vufsons S. Dry needling in the management of musculo- skeletal pain (Agulhamento seco no tratamento da dor músculo-esquelética). J Am Board Fam Med 2010;23(5):640-646.

109. Hong CZ. Injeção de lidocaína versus agulhamento seco no ponto de gatilho miofascial. A importância da resposta local de contração. Am J Phys Med Rehabil 1994;73(4):256-263.

110. Cagnie B, Dewitte V, Barbe T, Timmermans F, Delrue N, Meeus M. Efeitos fisiológicos do agulhamento seco. Curr Pain Headache Rep 2013;17:348

111. Departamento de Prática da Associação Americana de Fisioterapia (APTA) e Assuntos Governamentais do Estado da Associação Americana de Fisioterapia. Physical Therapists and the Performance of Dry Needling - An Educational Resource Paper (US) Associação Americana de Fisioterapia 2012 Jan. Disponível: http://www.apta.org/stateissues/dryneedling/

112. Wang G, Gao Q, Hou J, Li J. Efeitos da temperatura na síndrome da dor miofascial crónica do trapézio durante a terapia de agulhamento seco. Evid Based Complement Alternat Med 2014;2014:63826815.

113. Arias-Buria JL, Fernandez-de-La-Penas C, Palacios-Cena M, Koppen- haver SL, Salom-Moreno J. Exercícios e agulhamento seco para a síndrome da dor subacromial: um ensaio de grupo paralelo randomizado. J Pain 2017;18(1):11-18.

114. Ga H, Choi JH, Park CH, Yoon HJ. Agulhamento seco de pontos de gatilho com e sem agulhamento paraespinhal em síndromes de dor miofascial em pacientes idosos. J Altern Complement Med 2007; 13:617-624.

115. Couto C, de Souza IC, Torres IL, Fregni F, Caumo W. Estimulação paraespinhal combinada com agulhamento de pontos-gatilho e rotação de agulhas para o tratamento da dor miofascial: um ensaio clínico randomizado controlado por sham. Clin J Pain 2014;30(3):214-223.

116. Gunn C C. A abordagem de Gunn para o tratamento da dor crónica. 2ª ed. Londres: Churchill Livingstone; 1996.

117. Ge HY, Serrao M, Andersen OK, Graven-Nielsen T, Arendt-Nielsen L. Aumento da resposta do reflexo H induzido pela estimulação eléctrica intramuscular de pontos de gatilho miofasciais latentes. Acupunct Med 2009;27(4):150-154.

118. Renzenbrink GJ, Ijzerman MJ. Estimulação eléctrica neuromuscular percutânea (EENM-P) para o tratamento da dor no ombro em hemiplegia crónica. Efeitos sobre a dor no ombro e a qualidade de vida. Clin Rehabil 2004;18(4):359- 365.

119. Douceta BM, Lamb A, Griffinb L. Estimulação eléctrica neuromuscular para a função do músculo esquelético. Yale J Biology Med 2012;85:201-215.

120. Ma D, Han JS, Diao QH, Deng GF, Ping XJ Estimulação elétrica transcutânea de pontos de acupuntura para o tratamento da síndrome de abstinência em viciados em heroína. Pain Med 2015;16(5):839-848...

121. Gladwell PW, Badlar K, Cramp F, Palmer S. Benefícios diretos e indirectos relatados pelos utilizadores da estimulação eléctrica nervosa trans-cutânea para a dor musculoesquelética crónica. Phys Ther 2015;95(11):1518-1528.

122. Ga II, Kob HJ, Choi JH, Kim CH, Estimulação intramuscular e de raízes nervosas vs. injeção de lidocaína em pontos de gatilho na síndrome de dor miofascial. J Rehabil Med 2007;39(5):374-378.

123. Chu J, Schwartz I. O método Etoims de alívio de contracções na dor miofascial crónica refractária (CRMP). Electromyogr Clin Neurophysiol 2008;48(6-7): 311-320.

124. Chu J. Observações iniciais no controlo da dor radiculopática utilizando novas técnicas de tratamento derivadas do eletrodiagnóstico: estimulação eléctrica intramuscular de obtenção de contracções automatizada (ATOIMS) e estimulação eléctrica intramuscular de obtenção de contracções (ETOMS). Electromyogr Clin Neurophysiol 2000;40(4):195- 204.

125. Rainey CE. Os usos de agulhamento seco de ponto de gatilho e estimulação elétrica intramuscular para um sujeito com dor lombar crônica: um relato de caso. Int J Sports Phys Ther 2013;8(2):145-161.

126. Taylor P. Revisão da posição do elétrodo. Artigo do boletim informativo: artigo do boletim informativo de junho de 2010, n.º 1. Wiltshire, Odstock Medical Limited. 2011.

127. Woolf CJ. Sensibilização central: implicações para o diagnóstico e tratamento da dor. Pain 2011;152:S2-S15.

128. Dailey DL, Rakel BA, Vance CG, Liebano RE, Amrit AS, Bush HM, et al. A estimulação elétrica nervosa transcutânea reduz a dor, a fadiga e a hiperalgesia enquanto restaura a inibição central na fibromialgia primária. Pain 2013;154:2554-2562.

129. Hazime FA, de Freitas DG, Monteiro RL, Maretto RL, Carvalho NA, Hasue RH, et al. Eficácia analgésica da estimulação elétrica cerebral e periférica na dor lombar crônica inespecífica: um ensaio clínico randomizado, duplo-cego e fatorial. BMC Musculoskelet Disord 2015;16:7.

130. Chu J, Tekehara I, Li TC, Schwartz I. Estimulação eléctrica intra-muscular com contração elétrica (ETOIMS) para a síndrome da dor miofascial num jogador de futebol. Br J Sports Med 2004;38(5):E25.

131. Simons LE, Elman I, Borsook D. Processamento psicológico na dor crónica: uma abordagem de sistemas neurais. Neurosci Biobehav Rev 2014;39:61-78.

132. Jaesche R, Singer J, Guyatt GH. Medição do estado de saúde. Determinação da diferença mínima clinicamente importante. Control Clin Trials 1989;10(4):407-415.

133. Tashjian RZ, Deloach J, Porucznik CA, Powell AP. Diferença mínima clinicamente importante (MCID) e estado sintomático aceitável pelo paciente (PASS) para escalas visuais analógicas (VAS) que medem a dor em pacientes tratados para a doença da coifa dos rotadores. J Shoulder Elbow Surg 2009;18(6):927-932.

134. Franchignoni F, Vercelli S, Giordano A, Sartorio F, Bravini E, Ferriero G. Diferença mínima clinicamente importante da medida de incapacidade do braço, ombro e mão (DASH) e da sua versão abreviada (QuickDASH). J orthop sports phys ther 2014;44(1):30-39.

135. Simovitch R, Pierre-Henri F, Wright T, Zuckerman, Roche CP, Quantificação do sucesso após artroplastia total do ombro: a diferença mínima clinicamente importante. J Shoulder Elbow Surg 2018;27:298-305.

136. Muir SW, Corea CL, Beaupre L. Avaliação da alteração do estado clínico: fiabilidade e medidas de concordância para a avaliação da amplitude de movimento glenoumeral. Am J Sports Phys Ther 2010;5(3):98-110.

137. Kolber MJ, Hanney WJ. A fiabilidade, a alteração mínima detetável e a validade de construção de uma medida clínica para identificar a tensão posterior do ombro. North

Am J Sports Phys Ther 2010;5(4):208
138. Lugo LH, Garcia HI, Roger HL, Plata JA. Tratamento da síndrome da dor miofascial com injeção de lidocaína e fisioterapia, isoladamente ou em combinação: um único ensaio clínico randomizado cego. BMC Musculoskelet Disord 2016;17:101.
139. Verhagen AP, Karels C, Bierma-Zeinstra MA, Feleus A, Dahaghin S, Burdorf A, et al. Intervenções ergonómicas e fisioterapêuticas para o tratamento de queixas relacionadas com o trabalho no braço, pescoço ou ombro em adultos: A Cochrane Systematic Review. Eura Medicophys 2007;43(3):391-405.
140. Green S, Buchbinder R, Hetrick S. Physiotherapy-interventions forshoulder-pain. Base de dados Cochrane de revisões sistemáticas2003;2:CD004258.
141. Struyf F, Meeus M. Evidências actuais sobre fisioterapia em pacientes com capsulite adesiva: o que nos falta? Clin Rheumatol 2013;32(12): 593-600.
142. Hadizadeh A, Tajali SB, Moghadam BA, Jalaie S, Bazzaz M. Efeitos da estimulação eléctrica intramuscular nos sintomas após o desencadeamento de uma crise. Pontos; um estudo piloto controlado. J Modern Rehabilitation 2017;11(1):31-36.
143. Mehlum IS, Veierted KB, Waersted M, Wergeland E, Kjuus H. Auto-relato versus avaliação por peritos da dor no pescoço, ombro e braço relacionada com o trabalho. Scand J Work Environ Health 2009;35(3):222-232.
144. Devereux JJ, Vlachonikolis IG, Buckle PW. Estudo epidemiológico para investigar a potencial interação entre a saúde física e psicossocial factores no trabalho podem aumentar o risco de sintomas de perturbações músculo-esqueléticas do pescoço e do membro superior. Occup Environ Med 2002;59(4):269- 277.
145. Han SC, Harrison P. Myofascial pain syndrome and trigger point management (Síndrome de dor miofascial e gestão de pontos de gatilho). Reg Anesth 1997;22(1):89-101.
146. Chou LW, Kao MJ, Lin JG. Mecanismos prováveis de terapias de agulhamento para controlo da dor miofascial. Medicina Complementar e Alternativa Baseada em Evidências 2012; Artigo ID 705327.
147. Cerezo-Téllez E, Torres-Lacomba M, Mayoral-Del Moral O, Sánchez-Sanchez B, Dommerholt J, Gutiérrez-Ortega C. Prevalência da síndrome da dor miofascial na dor cervical crónica não específica: um estudo descritivo transversal de base populacional. Pain Med 2016;17(12):2369-2377.
148. Kalichman L, Bulanov N, Friedman A. Efeito do período de exames na prevalência de pontos de gatilho miofasciais e postura da cabeça em estudantes universitários: estudo de medição repetida. J Bodyw Mov Ther 2017;21(1):11-18.
149. Eng-Ching Y. Dor miofascial - uma visão geral. Ann Acad Med Singapore 2007;36:43-48.
150. Ge HY, Fernandez-de-las-Penas C, Madeleine P, Arendt-Nielsen L. Topographical mapping and mechanical pain sensitivity of myofascial trigger points in the infraspinatus muscle. Eur J Pain 2008;12(7):859-865.
151. Turo D, Otto P, Shah JP, Heimur J, Gebreab T, Zaazhoa M, et al. Caracterização ultra-sônica do músculo trapézio superior em pacientes com dor crônica no pescoço Ultrason Imaging. 2013;35(2):173-187.
152. Poveda-Pagan EJ, Lozano-Quijada C, Segura-Heras JV, Peal-Berna M, Lumbreras

B. Padrão de dor referida do músculo infra-espinhal provocado por agulhamento profundo e palpação manual. J Altern Complement Med 2017;

153. 23(11):890-896.

154. Moposoba O. Caraterísticas da disfunção autonómica nas síndromes de dor miofascial de localização cervicobraquial. Wiad Lek 2015;68(3 pt 2):335-340.

155. Sikdar S, Ortiz R, Gebreab T, Gerber LH, Shah JP. Compreender o ambiente vascular dos pontos de gatilho miofasciais utilizando imagens ultra-sónicas e modelação computacional. Conf Proc IEEE Eng Med Biol Soc 2010;5302-5305.

156. Fernández-de-las-Peñas C. Interação entre pontos de gatilho e hipomobilidade articular
: Uma Perspetiva Clínica. J Man Manip Ther 2009;17(2):74-77.

157. Zale EL, Lange KL, Fields SA, Ditre JW. A relação entre medo relacionado à dor e incapacidade: uma meta-análise. J Pain 2013;14(10):1019-1030.

158. van Eijsden MD, Gerhards SA, de Bie RA, Severens JL. Custo-eficácia da terapia de exercícios posturais versus fisioterapia em trabalhadores com distúrbios inespecíficos dos membros superiores relacionados com o trabalho (WRULD); um ensaio controlado aleatório. Trials 2009;10:103.

159. Geraets J, Goossens M, de Groot I, de Bruijn C, de Bie R, Geert R, et al. Eficácia de um programa de terapia de exercício graduado para pacientes com queixas crónicas do ombro. Australian Journal of Physiotherapy 2005; 51;87-94.

160. Delaney JP, Leong KS, Watkins A, Brodie D. The short-term effects of myofascial trigger-point massage therapy on cardiac autonomic tone in healthy subjects. J Adv Nurs 2002;37(4):364-371.

161. Kietrys DM, Palombaro KM, Mannheimer JS. Dryneedling para o tratamento da dor no quarto superior e na região craniofascial. Curr Pain Headache Rep 2014;18:437.

162. Ong J, Claydon LS. O efeito do agulhamento seco para pontos-gatilho miofasciais no pescoço e ombros: uma revisão sistemática e meta-análise. J Bodyw Mov Ther 2014;18(3):390-398.

163. Lin SY, Neoh CA, Huang YT, Wang KY, Ng HF, Shi HY. Programa educacional para a síndrome da dor miofascial. J Altern Complement Med 2010;16(6):633-640.

164. Settergren R. Tratamento da tendinopatia supraespinal com agulhamento seco guiado por ultrassom. J Chiropr Med 2013;12(1):26-29.

165. Isabel de-la-Llave-Rincón A, Puentedura EJ, Fernández-de-Las-Peñas C. Apresentação clínica e terapia manual para condições músculo-esqueléticas do quadrante superior. J Man Manip Ther 2011;19(4):201-211.

166. Pérez-Palomares S, Oliván-Blázquez B, Pérez-Palomares A, Gaspar-Calvo E, Pérez-Benito M, López-Lapeña E, et al. Contribuição do agulhamento seco para o tratamento fisioterapêutico individualizado da dor no ombro: um ensaio clínico randomizado. J Orthop Sports Phys Ther 2017;47(1):11-20.

167. Baldry P. Gestão da dor do ponto de gatilho miofascial. Acupunct Med 2002;20(1):2-10.

168. Kosek E, Hansson P. Percetual integration of intramuscular electrical stimulation in the focal and the referred pain area in healthy humans. Pain 2003;105:125-131.

169. Sumen A, Sarsan A, Alkan H, Yildiz N, Ardic F. Eficácia da terapia laser de baixa intensidade e da estimulação eléctrica intramuscular na síndrome da dor miofascial. J

Musculoskelet Rehabil 2015;;23(1):153-158.

170. Lewis J, Sim J, Barlas P. Acupunctura e electroacupunctura para pessoas diagnosticadas com síndrome de dor subacromial: um ensaio aleatório multicêntrico. Eur J Pain 2017;21(6):1007-1019.

171. Bijjur PE, Silver W, Gallangher EJ. Fiabilidade da escala visual analógica para medição da dor aguda. Acad Emerg Med 2001;8(12):1153-1157.

172. Hawker GA, Mian S, Kendzerska T, French M. Medidas da dor no adulto: Escala visual analógica da dor (EVA Dor), Escala de classificação numérica da dor (NRS Dor), McGill Pain-Questionnaire (MPQ), Short-Form McGill Pain Questionnaire (SF- MPQ), Chronic Pain Grade Scale (CPGS), Short Form-
36 Bodily Pain Scale (SF-36 BPS), e Measure of Intermittent and Constant Osteoarthritis Pain (ICOAP). Arthritis Care Res (Hoboken) 2011;63 Suppl 11:S240-252.

173. Beaton DE, Bombardier C, Katz JN, Wright JG, Wells G, Boers M, et al. Procurar alterações/diferenças importantes em estudos de reatividade. Grupo de Trabalho OMERACT MCID. Medidas de resultados em Reumatologia. Minimal Clinically Important Difference (diferença mínima clinicamente importante). J Rheumatol 2001;28(2):400-405.

174. Veehof MM, Sleegers EJ, van Veldhoven NH, Schuurman AH, van Meeteren NL. Qualidades psicométricas da versão neerlandesa do
Questionário de incapacidades do braço, ombro e mão (DASH-DLV). J Hand Ther 2002;15(4):347-354.

175. Offenbacher M, Ewert T, Sangha O, Stucki G. Validação de uma versão alemã do questionário 'Disabilities of Arm, Shoulder and Hand' (DASH-G). J Rheumatol 2003;62(2):168-177.

176. Woby SR, Roach NK, Urmston M, Watson PJ. Propriedades psicométricas do TSK-11: uma versão abreviada da Escala de Tampa para Cinesiofobia. Pain 2005;117(1-2):137-144.

177. Roelofs J, Goubert L, Peters ML, Vlaeyen JW, Crombez. The Tampa- Scale for Kinesiophobia: further examination of psycho-metric properties in patients with chronic low back pain and fibromyalgia. Eur J Pain 2004;8(5):495-502.

178. Mullaney MJ, McHugh MP, Johnson CP, Tyler TF. Fiabilidade da amplitude de movimento do ombro comparando um goniómetro com um nível digital. Physiother Theory Pract 2010;26(5):327-333.

179. Lee SH, Yoon C, Chung SG, Kim HC, Kwak Y, Park HW. Medição da amplitude de movimento do ombro em pacientes com capsulite adesiva usando um Kinect. Plos One 2015;10(6):e0129398.

180. Nascimento JD, Alburquerque-Sendin F, Vigolvino LP, Oliveiro WF, Sousa CO. Confiabilidade inter e intraexaminador na identificação e classificação do gatilho miofascial
pontos nos músculos do ombro. Arch Phys Med Rehabil 2018;99(1):49-56.

181. Bron C, Franssen J, Wensing M, Oostendorp RA. Interrater reliability of palpation of myofascial trigger-points in three shoulder muscles (Fiabilidade inter-avaliadores da palpação de pontos de gatilho miofasciais em três músculos do ombro). J Man Manipulative Ther 2007;15:203-215.

182. Declaração de Helsínquia da Associação Médica Mundial. Princípios éticos para a

investigação médica envolvendo seres humanos. Boletim da Organização Mundial de Saúde, 2001; 79 (4):373-374.

183. Kelly AM. A diferença mínima clinicamente significativa nas pontuações de dor da escala visual analógica não difere com a gravidade da dor. Emerg Med J 2001;18:205-207.

184. Noordzij M, Dekker FW, Zoccali C, Jager KJ. Cálculo do tamanho da amostra. Nephron Clin Pract 2011;118:c319-c323

185. O Colégio Real de Radiologistas. iRefer: Fazendo o melhor uso da radiologia clínica. 7ª ed. Londres: The Royal College of Radiologists 2012; M18- M19.

186. Wise JN, Daffner RH, Weissman BN. Critérios de Adequação do ACR® Dor aguda no ombro. Colégio Americano de Radiologia. Acedido em abril de 2017

6. Disponível em https://acsearch.acr.org/docs/69433/Narrative/.

187. Maggie DJ, Orthopedic Physical Assessment (Avaliação Física Ortopédica). Santners. Elsevier Ltd.; 2014.

188. Dommerholt J, Fernández-de-las-Peñas C. Trigger Point Dry Needling An Evidence and Clinical-Based Approach. Londres, Inglaterra: Churchill Livingstone Elsevier Ltd.; 2013.

189. Kisner C, Colby LA. Therapeutic exercise; foundation and techniques. 6th ed. Cap; 4: pp- 7 - 118. Philadelphia: F A company; 2012.

190. Shivakumar H B, Chanappa T S, Swathi K R. Um estudo comparativo entre a eficácia da mobilização de alto grau com exercícios activos versus
alongamento capsular com exercícios activos em doentes com capsulite adesiva. J Eval Med

Dent Sci 2014;14:3831-3843.

191. Rodrigues C. Ferimentos com agulhas e o profissional de saúde - o momento de agir é agora. Indian J Med Res 2010;131:384-386.

192. ASAP Sociedade Australiana de Fisioterapeutas de Acupunctura www.acupuncturephysio.org. Paula Raymond-Yacoub e Leigh McCutcheon actualizaram e reviram este documento em abril de 2013.

193. Conselho Central de Controlo da Poluição. Revised Guidelines for Common Bio-medical Waste Treatment and Disposal Facilities. website: www.cpcb.nic.in. 21 de dezembro de 2016.

194. Mitchell C. Adebajo A, Hay E, Carr A. Shoulder pain: diagnosis and management in primary care. BMJ 2005;331:1124-1128.

195. Park JY, Hyun JK, Seo JB. A eficácia da imagem infravermográfica digital em pacientes com síndrome do impacto do ombro. J Shoulder Elb Surg. 2007;16(5):548-554.

196. Ay S, Evcik D, Tur BS. Comparação de métodos de injeção na síndrome da dor miofascial: um ensaio controlado aleatório. Clin Rheumatol 2010;29(1):19-23.

197. Ga H, Choi JH, Park CH, Yoon HJ. Agulhamento por acupunctura versus injeção de lidocaína em pontos de gatilho na síndrome da dor miofascial em pacientes idosos - um ensaio aleatório. Acupunct Med 2007;25(4):130-136.

198. Kamanli A, Kaya A, Ardicoglu O, Ozgocmen S, Zenginm FO, Bayik Y. Comparação entre injeção de lidocaína, injeção de toxina botulínica e agulhamento seco em pontos de gatilho na síndrome da dor miofascial. Rheumatol Int2005; 25(8): 604-611.

199. Tveita EK, Ekeberg OM, Juel NG, Bautz-Holter E. Amplitude de movimento do ombro em pacientes com capsulite adesiva; A reprodutibilidade intra-teste é

aceitável para comparações de grupos. BMC Musculoskeletal Disorders2008;9:49.

200.   Anwar S, Alghadir AH, Al-Eisa ES, Iqbal ZA. As relações entre dor no ombro, amplitude de movimento e incapacidade em pacientes com disfunção do ombro. J Back Musculoskelet Rehabil 2018;31(1):163- 167.

201.   Chae J, Yu DT, Walker ME, Kirsteins A, Elovic EP, Flanagan SR, et al. Estimulação eléctrica intramuscular para dor no ombro hemiplégica: seguimento de 12 meses de um ensaio clínico aleatório multicêntrico. Am J Phy Med Rehabil 2005;84(11):832-842.

202.   Chae J, Ng A, Yu DT, Walker ME, Kirsteins A, Elovic EP, et al. Estimulação eléctrica intramuscular para dor no ombro em hemiplegia: o tempo decorrido desde o início do AVC prevê o sucesso do tratamento? Neurorehabil neural repair 2007;21(6):561-567.

203.   Yu DT, Chae J, Walker ME, Kirsteins A, Elovic EP, Flanagan SR, et al. Estimulação eléctrica neuromuscular intramuscular para a dor no ombro pós-AVC: um ensaio clínico aleatório multicêntrico. Arch Phys Med Rehabil 2004; 85(5):695-704.

204.   Roy JS, MacDermid JC, Woodhouse LJ. Medir a função do ombro: uma revisão sistemática de quatro questionários. Arthritis Rheum 2009;61:623- 632.

205.   Tuzun EH, Gildir S, Angin E, Tecer BH, Dana KO, Malkoc M. Effectivenessof dry needling versus programa de fisioterapia clássica em pateinets com dor lombar crônica: um único ensaio cego, randomizado e controlado. J Phys Ther Sci 2017;29:1502-1509.

206.   Hall ML, Mackie AC, Ribeiro DC. Efeitos da terapia de pontos-gatilho com agulhamento seco na região do ombro em pacientes com dor e disfunção da extremidade superior: uma revisão sistemática com meta-análise. Physiotherapy2018;104(2):176- 177.

207.   Hollis S, McClure P. Estimulação eléctrica intramuscular para ativação muscular do tibial anterior após reparação cirúrgica: Um relato de caso. J Orthop Sports Phys Ther 2017;47(12):965-969.

208.   Kenney LW, Wilmore J, Costill D. Physiology of sport and exercise, delayed onset of muscle soreness, 5th edition. 2015.

209.   Martin-Pintado-Zugasti A, Roddriguez-Fernandez AL, Fernandez-Carnero J. Dor pós-agulhamento após agulhamento seco profundo de um ponto de gatilho miofascial latente no músculo trapézio superior: Caraterísticas, diferenças de sexo e factores associados. J Back Musculoskelet Rehabil 2016;29(2):301- 308.

210.   Martin-Pintado-Zugasti A, Roddriguez-Fernandez AL, Garcia-Muro F, Lopez-Lopez A, Mayoral O, Mesa-Jimenez J, et al. efeitos do spray e do estiramento na dor e sensibilidade pós-agulhamento após agulhamento seco de um ponto de gatilho miofascial latente. Arch Phys Med Rehabil 2014;95(10):1925- 1932.

211.   Martin-Pintado-Zugasti A, Pecos-Martin D, Roddriguez-Fernandez AL, Alguacil-Diego IM, Portillo-Aceituno A, Gallego-Izquierdo T, et al. A compressão isquémica após agulhamento seco de um ponto de gatilho miofascial latente reduz a intensidade e a duração da dor pós-agulhamento. PM R 2015;7(10):1026- 1034.

212.   Salom-Moreno J, Jimenez-Gomez L, Gomez-Ahufinger V, Palacios-Cena M, Arias-Buria JL, Koppenhaver SL, et al. Efeitos do exercício de baixa carga na dor induzida pós-agulhamento após agulhamento seco do ponto de gatilho ativo em indivíduos com síndrome da dor subacromial. PM R 2017;9(12):1208-1216.

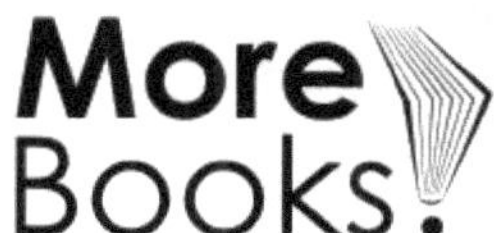
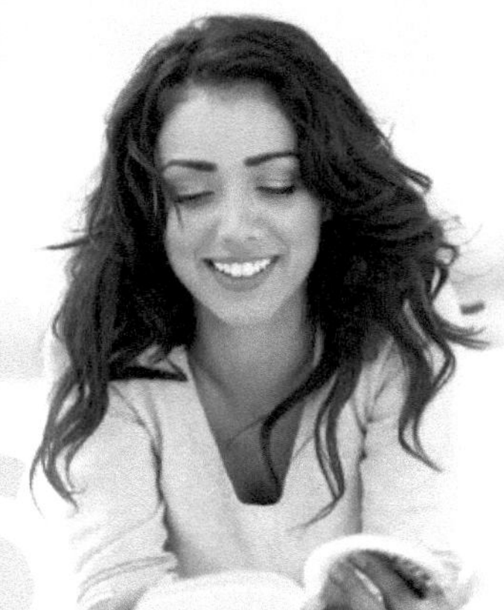

I want morebooks!

Buy your books fast and straightforward online - at one of world's fastest growing online book stores! Environmentally sound due to Print-on-Demand technologies.

Buy your books online at
www.morebooks.shop

Compre os seus livros mais rápido e diretamente na internet, em uma das livrarias on-line com o maior crescimento no mundo! Produção que protege o meio ambiente através das tecnologias de impressão sob demanda.

Compre os seus livros on-line em
www.morebooks.shop

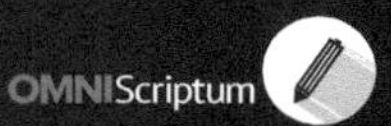